广州市科学技术协会 | 广州市合力科普基金会扶持出版

别急！只是个肺结节

乔医生的看病手记

乔贵宾 著

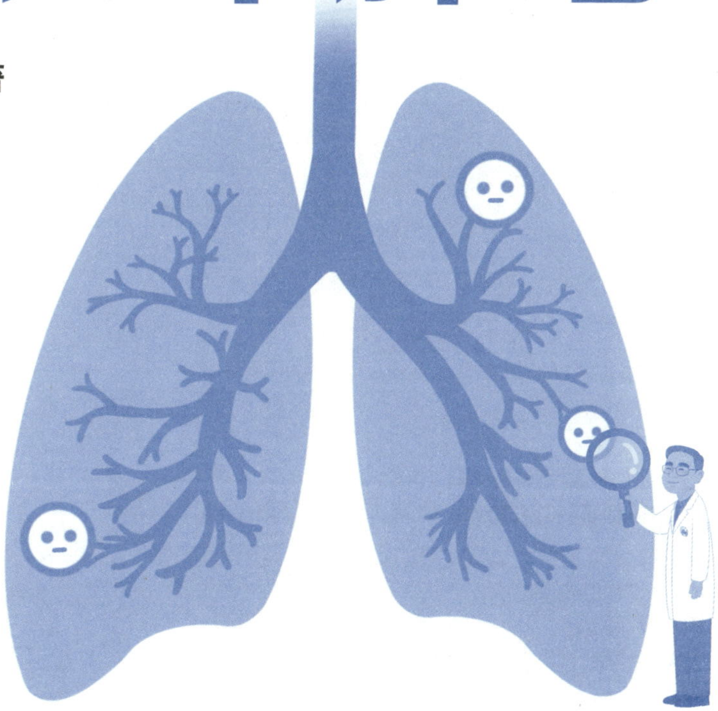

人民卫生出版社
·北 京·

图书在版编目（CIP）数据

别急！只是个肺结节 ：乔医生的看病手记 / 乔贵宾著. -- 北京 ：人民卫生出版社，2025. 7（2025. 11 重印）.
ISBN 978-7-117-37748-5

Ⅰ. R563

中国国家版本馆 CIP 数据核字第 2025EF2360 号

别急！只是个肺结节——乔医生的看病手记
Bieji! Zhishi Ge Feijiejie——Qiao Yisheng de Kanbing Shouji

著　　者：乔贵宾
出版发行：人民卫生出版社（中继线 010-59780011）
地　　址：北京市朝阳区潘家园南里 19 号
邮　　编：100021
E - mail：pmph @ pmph.com
购书热线：010-59787592　010-59787584　010-65264830
印　　刷：中煤（北京）印务有限公司
经　　销：新华书店
开　　本：710×1000　1/16　　印张：17
字　　数：244 千字
版　　次：2025 年 7 月第 1 版
印　　次：2025 年 11 月第 3 次印刷
标准书号：ISBN 978-7-117-37748-5
定　　价：59.00 元

打击盗版举报电话：010-59787491　　E- mail：WQ @ pmph.com
质量问题联系电话：010-59787234　　E- mail：zhiliang @ pmph.com
数字融合服务电话：4001118166　　E- mail：zengzhi @ pmph.com

前 言

病人的焦虑，医生的纠结，这是医疗领域中常见的情绪交织。

病人的焦虑源于对疾病未知的恐惧，担心病情恶化至无可挽回；而医生的纠结则在于如何在治疗决策中平衡利弊，与病人达成共识。

肺结节的处理正是这种矛盾的典型体现。手术切除固然能“排雷”，但对于那些长期稳定、不影响健康的惰性结节，手术可能带来不必要的伤害；而不手术，虽然避免了创伤，却让病人背负着心理负担，时刻担忧病情变化。因此，肺结节的治疗决策，不仅是医学问题，更是医患共同面对的心理挑战。

在健康问题上，医生与病人是命运共同体。除了充分的医患沟通，健康科普是最经济、高效的方式。通过科普，病人能够了解疾病真相，与医生共同决策，从而减轻焦虑，积极配合治疗。同时，科普也能优化医疗资源的分配，提升公共卫生水平。

自 2009 年起，我先后在好大夫网站、新浪微博、头条、百度和抖音等平台开展肺结节科普。十余年来，尽管困难重重，但看到患者因了解真相而放下焦虑，我深感欣慰。这不仅让我作为医生的角色得到了升华，也让“医者仁心”的理念在互联网时代得以传播。

我认为，健康科普与科学翻译一样，需做到“信、达、雅”。

“信”是根基——以专业为刀，剖开谣言与误解；

“达”是核心——以真相为药，治愈焦虑与迷茫；

“雅”是升华——以温度缝合，让知识如春风化雨。

好的科普是临床的延伸，它倒逼医生用最直白的语言解释复杂问题。这本书以“让大众看得懂、喜欢看”为目标，回顾了近五年我发布的近万例图文和视频案例，以15个有代表性的诊疗手记为主线，每个手记都附有影像图解、决策和答疑，希望能帮助读者系统了解肺结节的真相，找到适合自己的答案。

“做有温度的科普，当有情怀的医生”是我的信条。

“工作即科普，科普即工作”是我的方法。

然而，疾病永远是复杂的，医生也有未知的领域。面对病人的疑问，我时常感到自身的局限，这促使我不断学习，紧跟医学前沿，以满足病人的需求。

本书从构思到完稿，历时两年有余，几经修改仍觉不尽如人意。可见，写一部“说人话、懂人情”的科普作品并非易事。在此，我要感谢吴一龙老师和钟文昭教授的宝贵建议与帮助，感谢我的学生吴俊翰、庄伟涛、李煜和李梓杰等在科学检索、科普内容整理、图片收集和插图绘制方面的辛勤付出，感谢医联媒体的邹莲、姚婷和黄敏柔在案例素材收集和整理中的贡献，感谢小林老师提供温暖又有趣的漫画贯穿全书，感谢高川雁、严斯瀛及广东省文联的王瑾妤为本书的整体策划和语言修饰提供的支持。

明朝裴一中在《言医·序》中写道：“德不近佛者不可为医，才不近仙者不可为医。”这句话深刻揭示了医者的双重使命：既要以慈悲之心广济众生，也要以精湛的医术挽救生命。而这不仅是对医者的要求，也是我撰写此书的初衷。

昨天是历史，明天是希望，今天是礼物。近年来，越来越多的医务工作者走进直播间，利用业余时间为病人科普健康知识。未来，我将继续与他们同行，以绵薄之力，为肺部健康的科普事业贡献力量。

最后，写给正在读这段话的您：

“肺结节不是生命的倒计时，而是健康的提示卡。愿这本书能成为穿透您心中迷雾的一缕微光——它或许不够耀眼炽烈，但能陪您静待云开月明，照亮前行的路。”

乔贵宾
2025 年 6 月

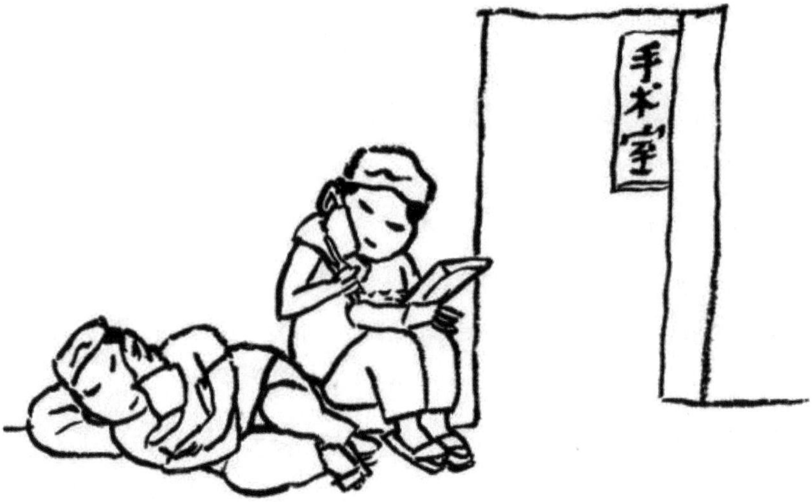

医生们熬过的通宵
吃过的冷饭
受过的委屈
最后都会变成
人们最想要的健康

目 录

第一篇

很多时候，问题会在等待中迎刃而解

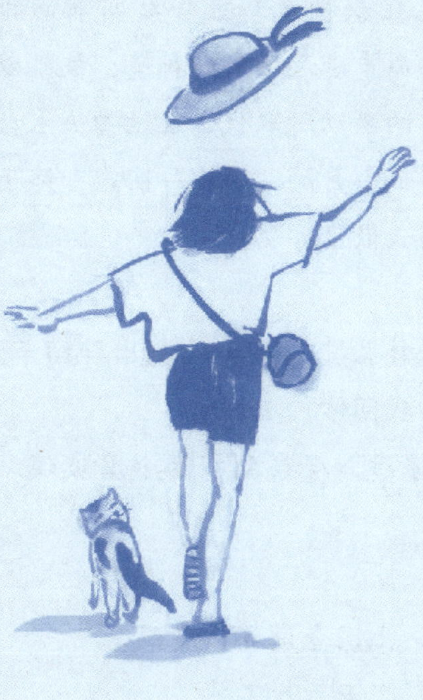

第一章
仅需观察的肺结节

看病手记
——以静制动，化险为夷

“乔医生，你确定吗？我肺上那两个结节真的都消失了？”

“这怎么可能呢？我还没有开始治疗，没吃过一颗药啊！”小周一遍遍地向我求证。

随后，小周“咻”地站起身，目光在我和诊断报告之间来回徘徊，原本忐忑不安的神情，被难以置信的激动所取代。在她心头上盘踞了三个月的“癌症”阴霾，终于烟消云散了。

小周是一位23岁的年轻姑娘，在一次体检中，她被检测出肺结节，这在年轻人中并不多见。于是，她在线上向我问诊。

我在仔细查看了她提供的胸部CT影像后，观察到有两个磨玻璃结节，边界不清，大约有五六毫米。

“乔医生，我体检发现了肺磨玻璃结节，上网查说是肺癌。”

“我已经一个礼拜没怎么睡着了，人都瘦了五六斤了。”

“太可怕了！”

小周不停地倾诉她的焦虑。

“别急，我看了你的胸部CT，这种体检发现的肺小结节大多数是良性的，别紧张。”

小周反驳：“我上网查了，磨玻璃结节就是肺癌啊，那不就是恶性吗?”

我耐心地解释：“结节其实只是一个‘影像学概念’，引起肺结节的原因有很多，首次发现的肺结节大多是良性病变，只有小部分考虑是恶性病变。一般情况下，体积越小、密度越低，肺结节良性的可能性就越大。**在常规体检过程中，我们有时会发现一些肺小结节，但不必过于担心，这类结节在多数情况下是良性的。**”

小周的低剂量胸部CT报告提示这个结节属于Lung RADs分类标准中的3类结节，意味着良性的可能性更大。这一分析，一定程度上缓解了小周的焦虑情绪。

我继续回复她：“你的结节是磨玻璃结节，边缘模糊，而且比较小，所以考虑良性的炎症可能性大。当然，不能完全排除癌前病变或极早期肺癌的可能性，所以还需要观察确认。”

“那万一是癌症不就完了？医生，你还是帮我做手术吧，不管是什么，切了最安心。”小周紧张地追问。

“别急，只是个肺结节！”

“第一次发现的肺结节尤其是磨玻璃结节，不要急着手术，至少要给自己一次机会，等三个月复查后再定。如果是急性炎症引起的肺结节，三个月后可能会消失，你就可以避免‘白挨一刀’。”

“即使是原位癌，三个月内也不会有明显变化，不会突然生长，快速进展。”

小周稍微缓和了一些，“好吧，我相信你，医生。但我需不需要吃点药或者什么偏方、补品?”

“我不建议你吃药，你年轻又没有感染症状，一切正常就好。平时加强营养，多锻炼身体，保持充足的睡眠和良好的心情，免疫力提高了，什么都不怕！请耐心等待三个月后复查吧。”

一番劝说之下，小周终于同意了我的方案。

三个月后，我反复比对前后检查的胸部CT，小周的结节确实全部消失了（图1-1）。“恭喜你，可以不用担心它，尽情享受生活了。”因为有些肺结节具有自愈的能力，不经历手术、不依赖药物，也能自行消退。

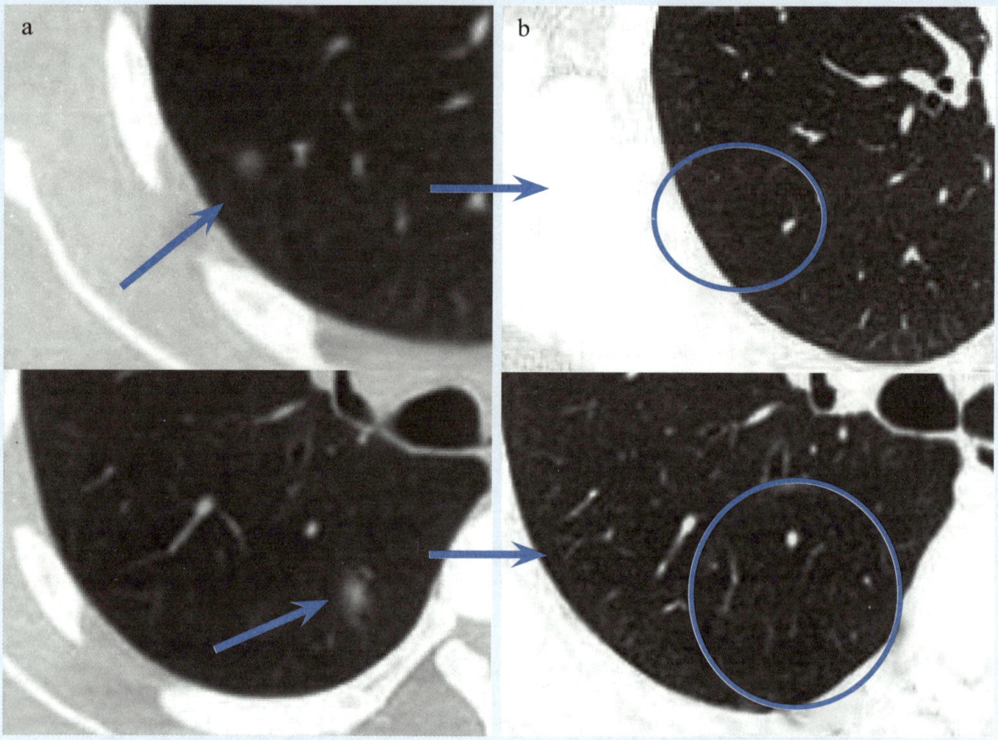

图1-1　病人肺结节消失前（a）与消失后（b）CT影像对比

面对这个好消息，小周表情有些恍惚。旁边陪她前来复诊的母亲，内心仍存有忧虑，轻声向我求证：“乔医生，既然结节已经消失了，那应该不会影响我女儿将来的生小孩吧?”

“这是当然，结节消失了，自然就正常了。”

这位母亲还是不放心，“以后都没事了吗?”

我笑着回答：“你女儿虽然肺上长了结节，但严格来说不能算病，况且现在还消失了，你别担心了。”

“乔医生，麻烦你再帮我仔细看看。肺结节怎么会消失呢?”

“别人都说肺结节就是肺癌，我就这么一个女儿，如果她得了肺癌，我们一家人可就全完了。”

我明白母亲的担忧，这回作了更为详尽的解释。

从严格意义上讲述，肺结节并非特指某种具体的“疾病”，而是一种“影像学异常”，表现为肺内出现的、直径小于 3 厘米的类圆形或不规则病灶。其中，小于 1 厘米的肺结节叫肺小结节，而小于 5 毫米的叫肺微小结节。大多数肺小结节和肺微小结节是良性的，其中相当一部分是由急性的隐性感染所引发，这就是有些肺结节会在一段时间内自行消失的原因。

“太谢谢你了。这段时间，我们跑了好多医院。有的医生说不排除肺癌，有的建议继续观察。我有位远房亲戚也是医生，不过是泌尿科的，他建议我们找肿瘤科医生会诊……可是这么一说，我们心里更没底了。”

“还有网友建议我们通过人工智能、循环肿瘤细胞检测、基因检测这些高科技手段来判断是不是肺癌。虽然这些检测都很贵，但我想着，只要为孩子好，这钱不能省。幸好孩子比我冷静，坚持听你的建议，观察了三个月，真是幸运啊！”

小周的妈妈激动地讲述她们的就诊经历。

我点头表示理解，“是的，这就是为什么我不建议大家去做附加的鉴别肺小结节良恶性的检测。一是因为这些检测费用比较高昂；二是因为这些检测大多还在研究阶段，尚未成熟；三是这类检测结果并不足以作为临床决策的依据。譬如对于一个 6 毫米的磨玻璃结节，即使检测结果考虑恶性的可能性大，医生也会因病情可控，建议继续定期观察，不会立即手术。”

对于初次发现的肺结节，我总对病人说：“要给自己一次机会，最少要观察三个月后复查。”

小周母亲问：“乔医生，你经常在科普时提到‘面对肺磨玻璃结节，即便是诊断为原位癌或者微浸润性腺癌等极早期肺癌，只要观察确认它并无变化，那么都可以看作是安全的’。我不太理解这个观点。”

我笑着解释：“打个比方，我们察觉到了一个人可能是坏人，担心他会犯罪。但这人只是整日在房间里睡大觉，并没有出来作案。**在这种情况下，我们大可不必惊慌失措，只需在门外严密监视，保持警惕，待他踏出房门，显露出真实的犯罪意图时，再采取行动也不迟。反之，如果他没做坏事，我们因莫须有的猜测大动干戈，岂非得不偿失？**”

“而且我还有一个疑问，为什么没有吃药没有打针，肺结节会自动消失呢？太神奇了！”小周母亲继续追问。

“因为体检等常规原因偶然发现的肺小结节超过90%都是良性结节，其中有一部分可以自行消失，又叫做‘暂时性肺结节’。你女儿**非常年轻，靠自身强大的免疫力就能杀灭感染的细菌等病原体**，所以没有用药，她肺上的结节也能消失。”

“如果结节在形态上考虑急性炎症的可能性大，病人又有发热、咳嗽或者咳痰的感染表现，我们才会使用抗菌药物治疗。你女儿没有症状，我就没有给她开药了。”

经过耐心细致的解释，这对母女了解了更多的肺结节知识，露出劫后余生的表情，安心地离开了。

这件事让我回想起一项大规模人群调查，统计人生最幸福的事情。其中，得票第一的是：被诊断出患有癌症，结果却是医生误诊。尽管听起来颇具戏剧性，但这反映了病人对癌症难以摆脱的恐惧。

近年来，随着人们的健康意识不断增强，CT等影像设备的精度和分辨率不断提高，以及呼吸道传染病流行导致肺部检查需求增加，越来越多的肺结节被发现，其中有少数肺结节被确诊为早期肺癌，导致“肺结节”不仅是个人健康问题，更成为引起民众广泛关注、集体焦虑的社会问题。

事实上，**大量的科学数据显示，绝大多数肺结节是良性的，甚至有些可以自行消失。**

看到小周和她的母亲已经释然，我很高兴，也很感慨，人生如棋，沉心静气，才能下好每一步。**对于医生来说，要听古罗马医师盖伦的：疾病的进程自有其节奏，医者的智慧在于分辨何时该介入，何时需静候；对于病人来说，人在遇到选择和考验，特别是和生命安全相关的选择时，切忌自乱阵脚，才能做出合理的决策。**

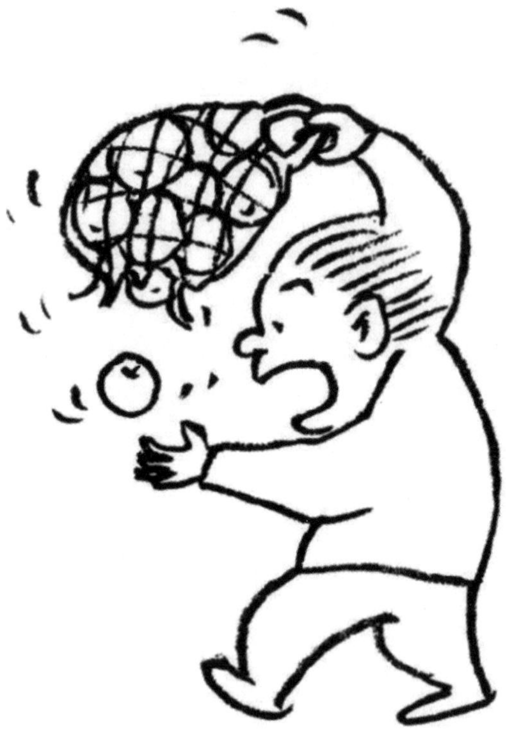

当你觉得为时已晚
恰恰是最早的时候

一、肺的结构和功能是什么？

肺脏位于胸腔两侧，负责将氧气从空气中吸入，并将二氧化碳排出体外，结构示意图见图 1-2。肺是一个锥形的结构，上尖下宽。右肺比左肺稍大，而且分成三个部分，即右肺上叶、右肺中叶和右肺下叶；左肺则分成上下两叶。两肺中间是心脏大血管和食管等纵隔结构。肺的表面覆盖着一层称为胸膜的薄膜，胸膜实际上由两层组成：覆盖肺表面的脏层胸膜和贴附在胸壁内侧的壁层胸膜。这两层胸膜之间的空间称为胸膜腔，内含少量液体，有助于减少肺在呼吸时与胸壁之间的摩擦。

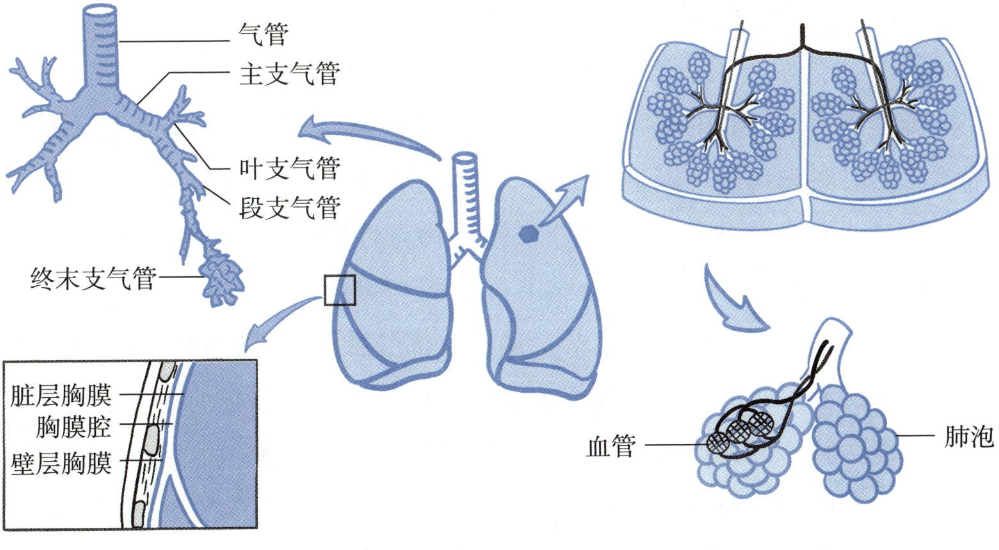

图 1-2　肺脏结构示意图

当我们吸气时，空气通过鼻子或口腔进入气管后，依次经过主支气管、叶支气管、段支气管等逐级分支。这些支气管像树枝一样不断细分，最终止于肺泡。肺泡是肺的最小功能单元，形状像小气球，数目庞大。氧气在肺泡中进入血液，同时二氧化碳从血液中进入肺泡，然后在呼气时排出体外。

二、肺结节是肺癌吗?

肺结节并不等同于肺癌。肺结节是一个影像学的概念，指在胸部CT或者胸部X线检查时发现的小于或等于3厘米的异常密度增高影[1]。通俗地说，肺结节是正常的肺里长了个“疙瘩”。CT等影像显示正常的肺部组织多数是黑色的，如果在肺部组织区域（即黑影区）内出现异常白色区域，那就是肺结节。肺结节的形成原因多样，并不仅限于肺癌，只有少部分肺结节是癌症。

三、肺结节是怎么形成的?

肺是与空气互通的呼吸器官，空气中的气体、粉尘，以及细菌、病毒等微生物时时刻刻都可以进入肺部。肺结节最常见的原因是由感染引发的炎症。当人体免疫力低下或者外来微生物毒性较强时，肺内就会出现炎症，炎症活动时可能会表现为结节样，而当炎症消退后，可能会留下瘢痕，就会形成陈旧性的炎症结节。还有一部分肺结节是肿瘤性的，就是由正常的肺泡上皮、细支气管或者支气管上皮发生异变引起的，包括良性和恶性肿瘤。肺结节其他常见的成因还包括长期暴露于粉尘油烟环境，长期吸入颗粒物质会导致肺内沉积，从而形成结节[2]。较为少见的形成原因包括由过敏引发的组织渗出，以及肺出血导致的结节形成等。肺结节形成原因汇总见图1-3。

---

[1] 中华医学会呼吸病学分会，中国肺癌防治联盟专家组. 肺结节诊治中国专家共识（2024年版）[J]. 中华结核和呼吸杂志，2024，47（08）：716-29.

[2] MACMAHON H, NAIDICH D P, GOO J M, et al. Guidelines for Management of Incidental Pulmonary Nodules Detected on CT Images: From the Fleischner Society 2017[J]. Radiology, 2017, 284(1): 228-43.

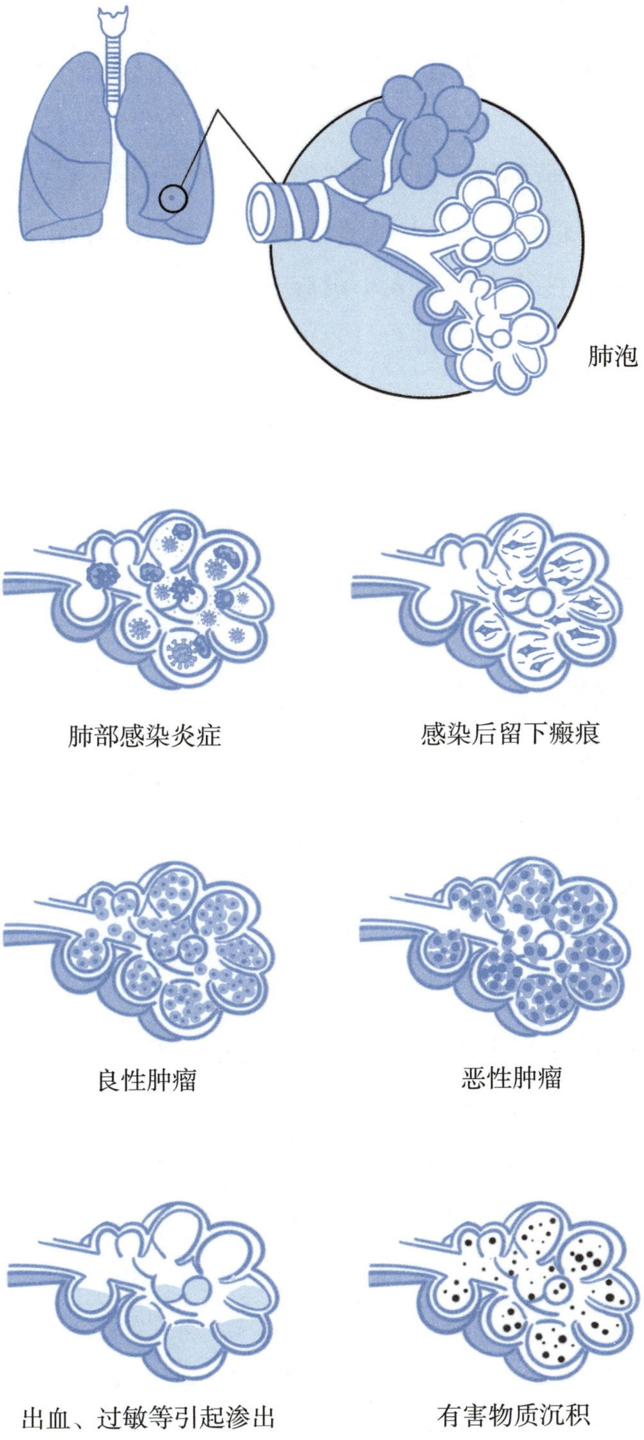

图 1-3　肺结节常见形成原因

四、肺结节、肺小结节和肺微小结节是如何划分的?

小于 3 厘米的肺部异常病灶称为结节，大于 3 厘米的病灶称为肿物；小于 1 厘米的肺结节称为肺小结节；小于 5 毫米的肺结节称为肺微小结节[1]。然而，人们往往对结节大小没有一个很直观的感受。因此，建议参照图 1-4。

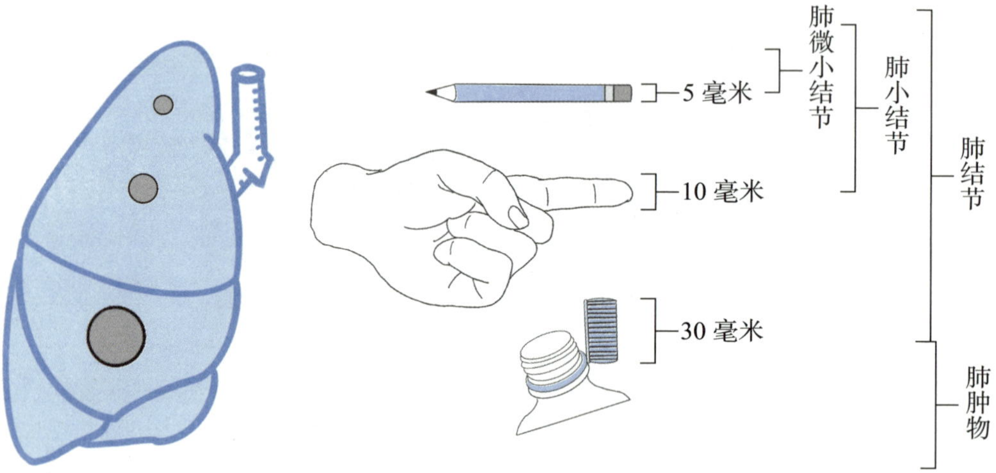

图 1-4　肺结节大小示意图

虽然有 95% 左右的肺结节考虑是良性的[1]，但大量研究表明，结节大小与结节恶性概率是高度相关的[2]，结节越大，恶性可能性越高。

---

[1] MAZZONE P J, LAM L. Evaluating the Patient With a Pulmonary Nodule: A Review[J]. JAMA, 2022, 327(3): 264-73.

[2] SWENSEN S J, JETT J R, HARTMAN T E, et al. CT screening for lung cancer: five-year prospective experience[J]. Radiology, 2005, 235(1): 259-65.

五、纯磨玻璃结节、混合磨玻璃结节、实性结节是什么意思？

根据结节的密度，将肺结节分为三大类型[1]：纯磨玻璃结节、混合磨玻璃结节（部分实性结节）和实性结节（图 1-5）。这些类型是根据肺结节在 CT 影像上相对于其他组织的密度高低划分的。通俗地讲，肺相当于气球，通气时肺内主要被气体充满，所以正常肺组织密度是低的，在 CT 上表现为黑色。磨玻璃结节就是结节密度较正常肺组织轻度升高，表现为淡淡的、半透明的磨玻璃样。而实性结节的密度很大，和正常肺组织截然相反，所以在 CT 影像学表现也是相反的，完全呈现白色。混合磨玻璃结节则为前两者的综合，既有低密度的磨玻璃成分，又有高密度的实性成分。

常常会有病人问：到底是实性结节危险还是磨玻璃结节危险？首先，实性结节往往是两极分化的，一部分实性结节是陈旧性炎症结节（良性），另一部分则可能是肿瘤，如果是考虑肿瘤性质的话，往往提示肿瘤细胞更

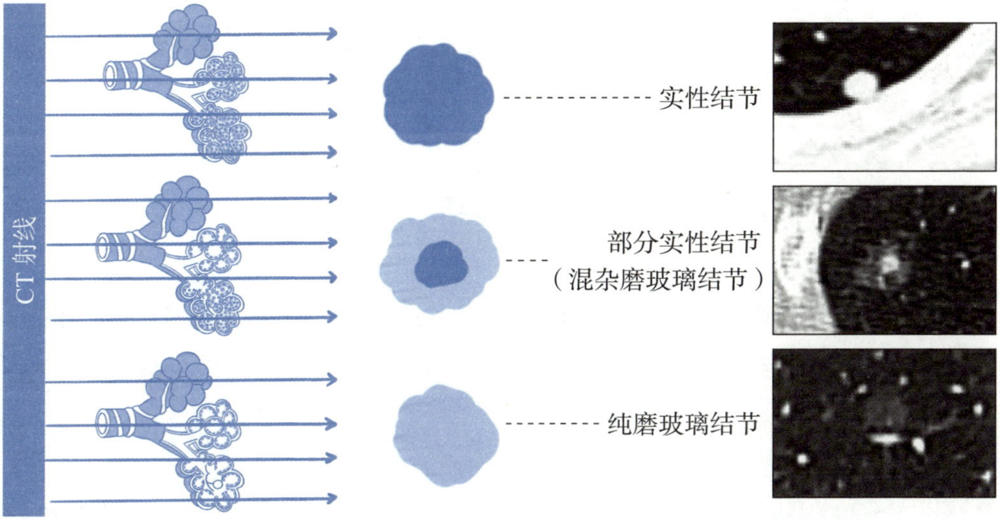

图 1-5　不同密度结节示意图

---

[1] MACMAHON H, NAIDICH D P, GOO J M, et al. Guidelines for Management of Incidental Pulmonary Nodules Detected on CT Images: From the Fleischner Society 2017[J]. Radiology, 2017, 284(1): 228-43.

多，恶性程度更高。磨玻璃结节同样有可能是炎症或者惰性的肿瘤，而惰性肿瘤往往意味着肿瘤细胞少，发展缓慢，一般密切观察没变化则表明是安全的。

六、肺结节会引起症状吗?

肺结节指的是直径小于或等于 3 厘米的肺部异常密度影。由于其体积较小，通常不会引起明显症状，包括许多病人提到的腰背痛等，基本不会由肺结节直接导致。

在我们团队对 1 633 名肺结节病人的调查中[1]，发现这些病人相较于正常人群更容易出现呼吸道症状，有 37.2% 的肺结节病人报告至少经历过一种呼吸道症状，其中 23.6% 的人有咳嗽症状，而在正常人群的研究中仅报道有 6% 的人有咳嗽症状[2]。调查还显示，这些肺结节病人在被动吸烟、空气污染、厨房油烟等危险因素的暴露更加普遍。因此，我们推测肺结节病人的症状可能与肺本身存在的慢性炎症等因素相关，而非直接由肺结节引起。

七、为什么我说“别急，只是个肺结节”？

《美年健康 2023 年度健康体检大数据蓝皮书》[3]显示，在参加体检的近两千万人，有 53.6% 的人检出了肺结节。近年来，随着人们健康意识的提

---

[1] ZHUANG W, XU H, WU J, et al. Patient-reported respiratory symptoms and relevant factors in patients with pulmonary nodules[J]. Journal of Thoracic Disease, 2024, 16(7): 4097-105.

[2] LIANG H, YE W, WANG Z, et al. Prevalence of chronic cough in China: a systematic review and meta-analysis[J]. BMC pulmonary medicine, 2022, 22(1): 62.

[3] 美年大健康产业控股股份有限公司，中关村美年健康产业研究院．美年健康 2023 年度健康体检大数据蓝皮书 [R]．北京：美年大健康产业控股股份有限公司，2024.

高和低剂量胸部 CT 的普及，肺结节的发现变得非常普遍。不过，通常来说，小于 1 厘米的肺小结节，多数都是良性的。有些结节可能会随着时间自然消失，也有些可能是肺部过去炎症反应留下的“瘢痕”，是免疫细胞与病原体作战后的“残骸”，不会再发生变化。形象地说，它们就像岁月在脸上留下的皱纹。当然，也有少数肺小结节可能是癌前病变或极早期的肿瘤，但因为体积小，只要定期复查，一般也不会耽误治疗时机。因此，对于首次发现的肺小结节，不要着急处理，应观察一段时间，了解这些肺小结节的变化，才能判断它们的良恶性，并且指导下一步的治疗选择。

八、发现肺结节应该看哪个科？

肺位于胸腔内，是呼吸系统的一部分，因此，在发现肺结节后，建议优先选择与呼吸系统相关的专科就诊，例如呼吸内科和胸外科。此外，病人最关心的是肺结节是否为恶性肿瘤，因此肿瘤科和影像科专家的意见也有重要参考意义。还有很多医院开设了“肺结节专科门诊”或者“肺结节多学科联合门诊”，也可以选择就诊。值得一提的是，胸外科医生在处理肺结节方面拥有丰富的经验，他们不仅熟悉结节的评估和诊断过程，还具备在必要情况下进行外科干预的专业技能，可以为病人提供全程化的管理。

就诊时，随身携带用物清单可以参照图 1-6。

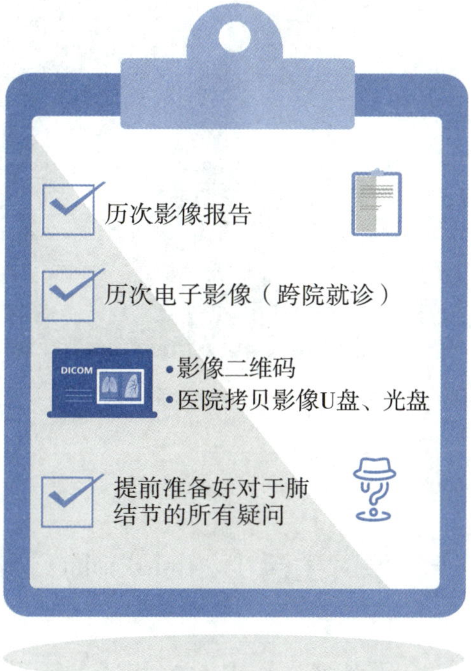

图 1-6　肺结节就诊清单

九、什么样的肺结节会消失?

首次发现的肺结节有可能会出现缩小或消失的情况。这些结节通常是由肺部局部炎症或积血引起的，随着时间的推移，这些结节可以逐渐消失。因此，对于初次发现肺结节的病人，一般建议至少进行一次随访，再决定是否干预。

从 CT 影像上，具备以下特征的肺结节有可能会消失：①结节形态不规则，呈斑片状、条索状或盘状；②结节近缘模糊不清，有炎症渗出的征象；③ CT 影像显示密度较低或新出现的混合磨玻璃结节。参见图 1-7。

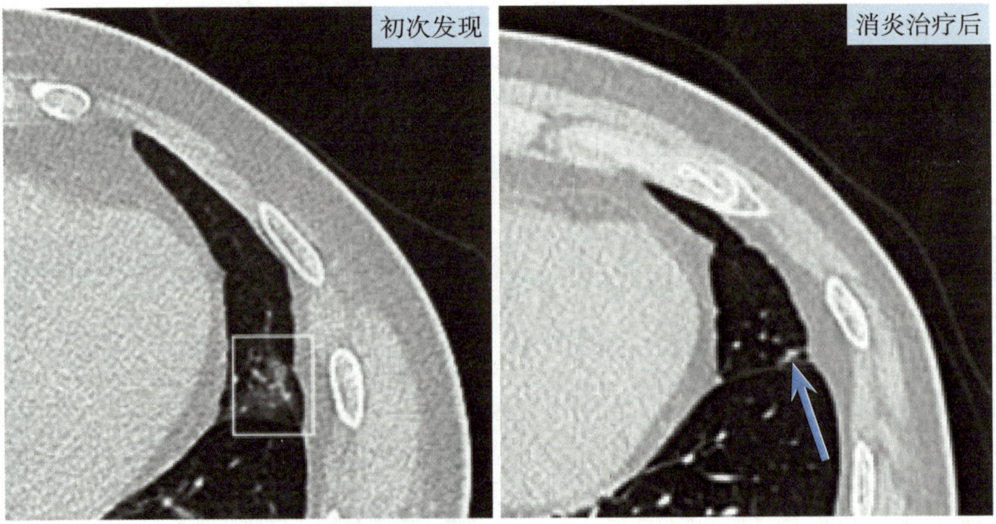

图 1-7　消炎治疗后肺结节吸收实例

十、平时生活中如何“呵护”我们的肺?

肺直接与外界空气相通，因此空气中的粉尘和细菌等微生物都时刻会对肺部产生影响。长期暴露在不良空气环境中，可能引发多种呼吸系统问题。因此，我们要远离烟草和二手烟，减少有害物质的暴露，尽量避开污染严重的区域，并在室内保持良好的空气质量。在人群密集的地方或发生流行性感冒时，应佩戴口罩，加强个人防护，注意个人卫生，以避免感染。反复感染不仅容易引发慢性肺病，还可能增加肺癌的风险。

此外，通过健康的生活方式也能有效“呵护”我们的肺部。坚持慢跑、太极拳或游泳等有氧运动，可以增强肺活量和免疫力。保持健康的饮食习惯，多摄入抗氧化剂丰富的蔬菜和水果，并确保充足的水分摄入，有助于清除体内毒素。定期体检同样重要，有助于及时了解肺部健康状况并采取相应的预防措施。这些良好的生活方式有助于保护肺部免受伤害。参见图 1-8。

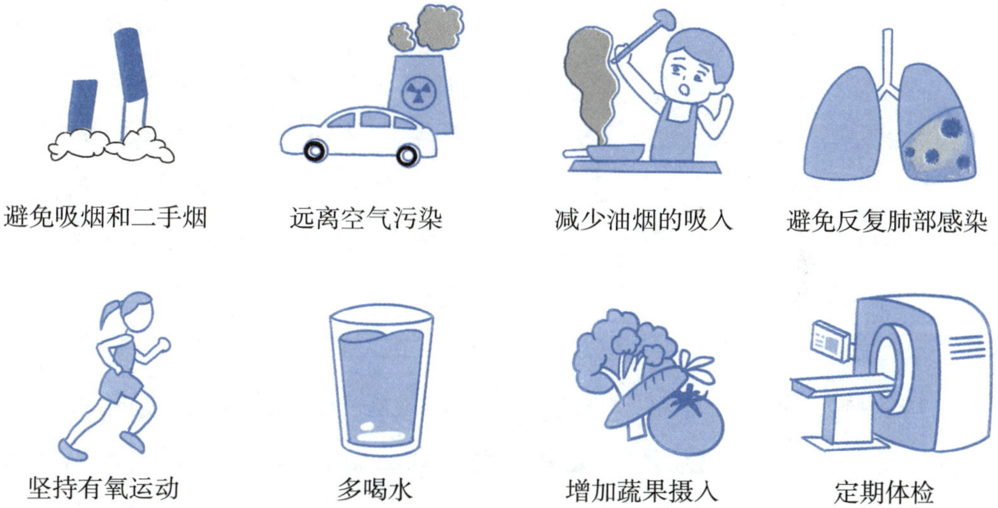
避免吸烟和二手烟
远离空气污染
减少油烟的吸入
避免反复肺部感染
坚持有氧运动
多喝水
增加蔬果摄入
定期体检

图 1-8　关于“呵护”肺的建议

第二章

可以随访观察的肺结节

看病手记
——静观其变，方为上策

“乔医生，这么多年了，你就是我的精神支柱。我现在完全不把它当回事了，每天去公园散散步，打打太极拳，还能照顾身体不好的老伴。”

不说还真看不出来，这位老人已经85岁了，18年前曾接受过左肺上叶切除术。老人是我的老前辈，退休前曾是医院检验科主任，为人谦和，学识渊博，是受人尊重的医学专家，退休后还被医院返聘。

19年前，老主任体检后发现左上肺前段有个1厘米左右的实性结节，边界清楚，有毛刺，形态学上看属于肺癌的典型表现，但肺门和纵隔淋巴结还很干净，我初步判断是早期肺癌。同时我也发现，他的右肺还有一个1厘米左右的纯磨玻璃结节，边界清楚，可以看到内部有血管穿过，有空泡形成（老主任的两处肺结节CT影像见图2-1）。

当我告诉他右肺还有一个结节后，老主任十分紧张：“右肺这个结节有血管？这是不是意味着肿瘤细胞容易通过血管转移？”

彼时，我正在做这方面的研究，以及撰写《细支气管肺泡癌》[1]，所以

[1] 乔贵宾，曾伟生，钟文昭．细支气管肺泡癌[M]．北京：人民卫生出版社．2009.

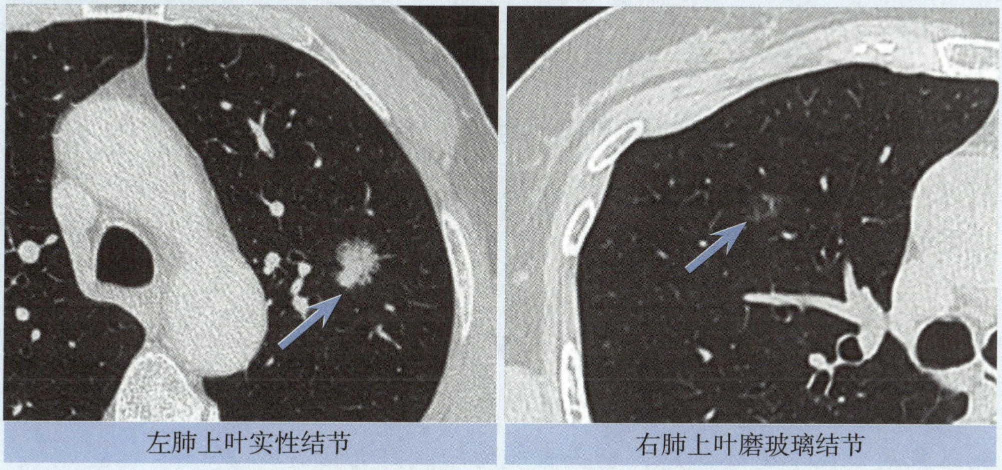

图 2-1　老主任的两处肺结节 CT 影像

对于判断这种性质的结节，还是比较有把握的。“不是的，肺内本来就充满了血管，因为磨玻璃结节密度低，所以可以看到结节内部的血管，这并不意味着容易转移，但也不能排除细支气管肺泡癌的可能。”

“右侧的结节也可能是肺癌？那一定是从左肺转移的，说不准都是晚期了。是我大意了，之前体检一直是做胸部 X 线，从没做过胸部 CT。”老主任情绪有点失控。

事实上，医生也是普通人，虽然平素里见惯了生死，但当得知自身得了恶性疾病，也会有焦虑、痛苦、恐惧或者自责的情绪。

“主任，您别着急，目前看不是转移，左肺是实性结节，应该是双原发，我建议您做个 PET/CT 检查，其他部位如果没有转移扩散的话，就尽快手术，能治好的。”

经过 PET/CT 和心肺功能排查，确认没有转移而且心肺功能可以耐受手术后，我给老人做了左上肺固有段切除手术。老人术后恢复很快，不到一个月就重新上班了。治疗效果好，老人家心情也不错，但曾朝我吐露他的疑惑：“我的老伴也是三年前确诊的肺癌，按医学常识，肿瘤是不会传染的，为什么会双双中招？这是巧合还是有别的原因？”

我向他解释：“夫妻癌现在确实越来越多见，但原因绝不是传染。肺癌的发生是内因和外因共同作用的结果，夫妻俩虽然没有共同的遗传背景，但身处相同的生活环境，又有相同的生活饮食习惯，如果其中存在致癌因素，就有可能导致共同患癌。”

术后三个月，老主任的复查结果显示：右上肺结节考虑肺癌可能性大，需排除转移；并且原本正常的肿瘤标志物，现在却升高了。老主任看到结果后，比术前还焦虑，垂头丧气地给我打电话。

我怕他着急，连忙赶去他办公室，宽慰道：“主任，您别急，手术前我就告诉您右侧还有个结节，而且也考虑危险性很小，不会影响健康的。”

“不是转移，那就是早期，还是帮我手术切除吧。”又看到了希望，老人眼里马上有了光芒。

“别急，只是个肺结节。”

“我不建议手术，我建议你继续观察，不变不动。”

老主任急了，像连珠炮般发问：“既然已经诊断是癌症了，为什么还不手术？不手术耽误了病情，岂不是错过了最佳的治疗时间？”

我向老主任解释：“这种肿瘤是癌前病变，一般不生长或者惰性生长，俗称‘懒癌’，可能很多年都不会发生变化，没有太大风险，定期观察即可。”

“再者，您刚刚接受了左肺手术，马上再做另一侧的手术，难免对肺功能造成影响，可能会降低您的生活质量。您先别急，现在只需要定期随访复查。将来要是复查期间发现变化，再做手术也不迟，跟现在马上手术效果完全一样，能治好。”

“结节变化是指什么变化？”他还是不放心。

临床上，结节变化主要是指大小和密度的变化，磨玻璃结节之所以密度低，在 CT 影像上能看到结节内部的血管和细支气管等重要结构，就是因为表现为磨玻璃结节的肿瘤细胞呈贴壁样，这些细胞紧贴着肺泡壁生长（图 2-2a）。

这种生长方式就像灯笼挂在屋檐下或钉子钉在墙上，肿瘤细胞很少、稀稀拉拉，呈现“钉头”样（图 2-2b），肺泡里充满空气，没有肿瘤。但肿瘤一旦生长，肿瘤细胞就会沿着肺泡扩散，CT 影像上结节就会长大；而肿瘤细胞堆积在一起，肺泡结构就会消失，在 CT 影像上就显示为实性成分。

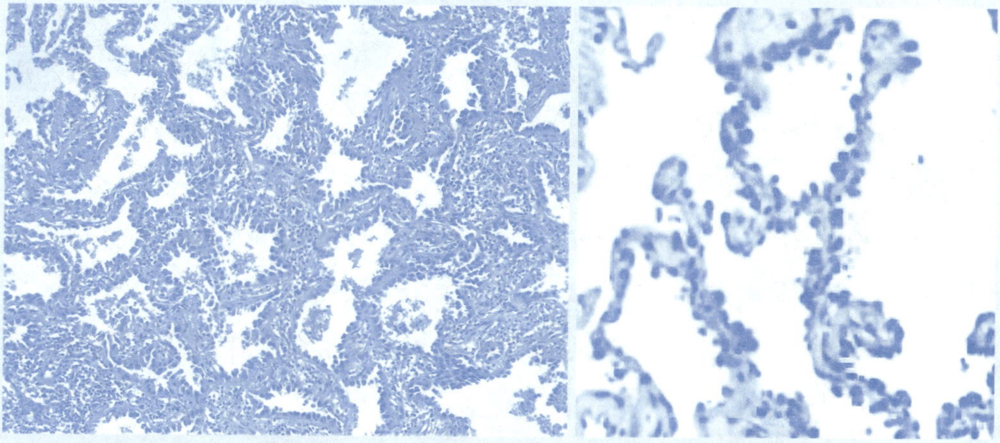
a 贴壁样　　b“钉头”样

图 2-2　肿瘤细胞呈贴壁样（a）和“钉头”样（b）示意图

因此，观察期间，一旦胸部 CT 显示结节变大或者实性成分增多，就意味着肿瘤从休眠状态进入活跃状态，需要积极干预。

有研究显示，**肺小结节（直径小于 1 厘米）观察期间，如果直径增大 25%，体积就会增加一倍。原位癌等惰性癌的倍增时间一般都在两年以上。**

经过反复劝解，老主任听从了我的建议，定期复查。

随着时间流逝，老人的心态逐渐平和，但每次定期复查后，他都会找我确认结节是否变化，也会问一些长期纠结于心的问题，诸如“结节大于8毫米，到手术标准了，为什么还不做手术?”“要不要做个穿刺，明确一下病理性质?”

我则一一回复：“并不是说，所有大于8毫米的结节都是恶性的[1]，而且即使是恶性的，磨玻璃结节有其惰性生长的特点，个头大一点也可以继续观察。在过往临床工作中，我也曾见过不少两三厘米的纯磨玻璃结节长期观察没有变化的病例。”

“至于穿刺活检，其目的是明确病理性质，只有在结节良恶性不能确定、不及时治疗又有病情加重的可能性时，才建议做穿刺活检。磨玻璃结节穿刺活检的准确性不高，一般不常规推荐。而且，即使穿刺结果是恶性，从临床决策的角度看，这种惰性的肿瘤也不需要急着做手术，因为穿刺有出现气胸等并发症的可能。”

时间是能治愈身心疾病的良药，老主任的心态也随着时间的推移逐渐平和。但10年前，老主任在外地疗养期间做了一次胸部CT，报告为：高危结节。老主任再次急了，认为高危就是会危及生命，深夜给我电话，要求尽快安排手术。

我仔细比对复查结果和CT影像，发现结节并没有任何变化。“主任，报告上这个‘高危’是肿瘤的可能性大的意思，但实际上结节并无变化，所以没有危险。”

“乔主任，你之前跟我说，不做手术是担心手术影响我的肺功能。我最近看了一些医学文献，这种早期肺癌可以做立体定向放疗或者消融治疗，效果非常好，要不我去做吧?”

我耐心解释：“立体定向放疗是一种精准放疗，而消融治疗是将穿刺

[1] YE W, FU W, LI C, et al. Diameter thresholds for pure ground-glass pulmonary nodules at low-dose CT screening: Chinese experience[J]. Thorax, 2025, 80(2): 76-85.

针穿刺进肿瘤内部，利用热能（如射频、微波、激光）、冷能（如冷冻消融）等能量形式，损毁肿瘤组织，达到杀灭肿瘤作用。**但无论是立体定向放疗还是消融治疗，对人体都有损伤，而且不能确保完全消灭肿瘤细胞，还会带来一些毒副反应，因此，对于不生长、不变化、处于休眠期的恶性结节，我并不建议主动进行治疗。**”

经过解释，老人的担心才放下。过了几个月，我主编的专著《2015 WHO、2011 IASLC/ATS/ERS 肺腺癌病理新分类及临床实践》[1]出版了，我连同之前出版的《细支气管肺泡癌》一并送给了老主任。

后来，老主任来找我的次数越来越少，只在每年复查后给我打一个电话：“今年复查还是没有变化，向你报个平安！”

他还向我分享过他的读书心得：“真正让我对肺结节释然的，是你写的这两本书。这两本书我仔细研读，反复研究了好几遍，现在还时常翻看。”

在《2015 WHO、2011 IASLC/ATS/ERS 肺腺癌病理新分类及临床实践》书中，我对“新的肺腺癌病理分类”做了详细解读。其中最重要的一个修改是，**用原位癌、微浸润性腺癌等新的名词代替了沿用数十年的细支气管肺泡癌这一名词。**

另外一个重要的修改则是，**将微乳头亚型、气道播散和脉管癌栓列为预后不良的高危因素；并且将不典型腺瘤样增生或者原位癌列为癌前病变，后来又进一步修订为浸润前病变，这些早期病变以及微浸润性腺癌术后五年或者十年生存率接近 100%，被称为能治得好的肺癌。**

这种“新的肺腺癌病理分类”，既方便医生临床决策和学术交流，更让广大病患在了解结节真相的同时，放下包袱，缓解焦虑。

---

[1] 乔贵宾，钟文昭. 2015 WHO、2011 IASLC/ATS/ERS 肺腺癌病理新分类及临床实践 [M]. 长沙：中南大学出版社，2016.

这么多年过去了，老主任右肺的磨玻璃结节没有出现变化。当年他信任我，选择了不手术，虽然身上带着“定时炸弹”，但他不再焦虑，“与癌共存”，免除了再次手术和其他有创治疗带来的伤害，保护了肺功能，过上了有质量、有尊严的晚年生活。

正如我一直主张的对付惰性结节的原则：**不变不动、静观其变。**在临床工作中，像老主任这样长期带癌生存的案例还有许多。然而，惰性结节仍然容易引起大众恐慌，这说明我们医学界对肿瘤的认识还不足，在知识科普上也做得不够。我曾多次在学术界倡导将原位癌的“癌”字去掉，改成类似于“原位腺瘤”的名称，更利于大众接受，减少“癌”字带来的恐慌和焦虑。

人吃五谷杂粮，总会生病。面对疾病时，我们首先要接受现实，积极解决问题，避免过载的负面情绪；其次是要积极配合医生，全面了解自己的身体和疾病，提高治疗的依从性；第三是保持心态平和，与疾病、与自己的命运和平共处。

很多时候，耐心等待本身就是解决问题的最好方式。在临床工作中，我们常常需要为某些病程留出时间的缓冲带，在干预的阈值与观察的窗口之间寻找平衡。有时，暂时悬停手中的柳叶刀，反而是对病人最大的负责。

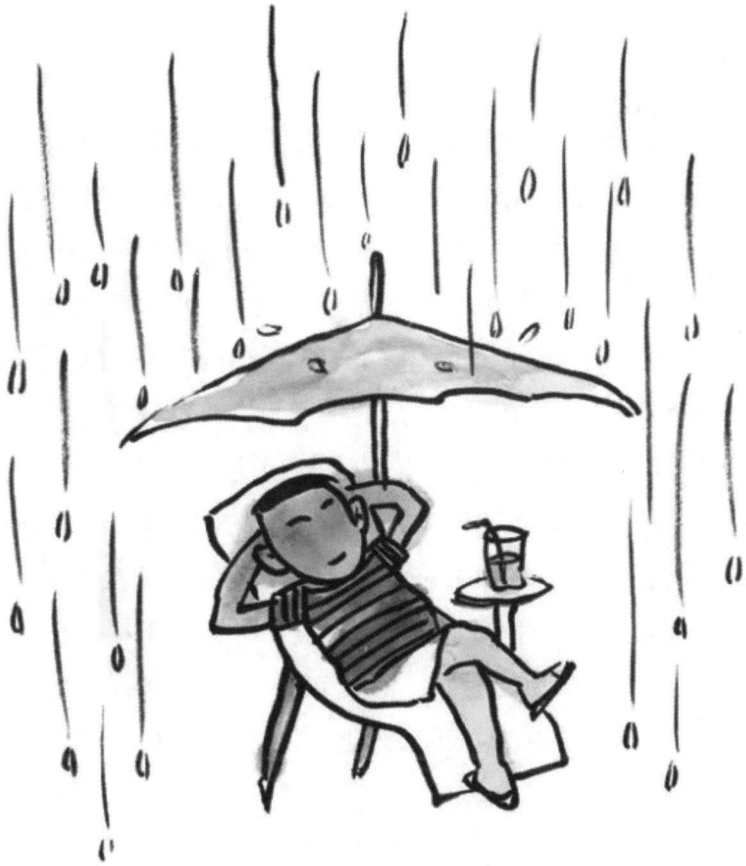

每次的人生不如意
都是上天给的长假
这时的你
应该好好享受假期

一、肺结节应该多久复查一次？

国内外医疗行业标准均是根据结节数量、大小、密度等综合评估结节的风险，并制订随访时间，这样才能既及时在随访期间捕捉到结节的变化，又不错失最佳的治疗时机。目前，关于肺结节随访的指南共识较多，但不同时期或地区发布的指南共识常常不完全一致。一般而言，欧美的指南要宽松些，而亚洲的指南要更谨慎些。以下主要介绍国外 Fleischner 学会对于偶然发现肺结节的管理指南（2017 年）[1]，见表 2-1；最新发布的《肺结节诊治中国专家共识（2024 年版）》[2]，见表 2-2。目前，指南建议的随访时间有一定的弹性，所以在具体实施中，每位医生的做法可能会有所不同。对于小于 1 厘米的肺小结节，如果是首次发现，我通常建议在 3 个月后进行复查，因为即便被确诊为肿瘤，这种肺小结节在 3 个月内也不会迅速进展。如果在这次复查中没有发现变化，之后可以每半年复查一次，持续随访 2 年后。如果 2 年内结节都没有明显变化，则可以调整为每年复查一次。

表 2-1　Fleischner 学会对于偶然发现肺结节管理指南（2017 年）

实性结节		<6 毫米	6~8 毫米	>8 毫米
单发	低危	无须随访	6~12 个月后复查 CT，若无变化随后可 18~24 个月后再复查	3 个月后复查 CT，也可以考虑 PET/CT 或活检
	高危	12 个月后复查 CT		
多发	低危	无须随访	3~6 个月后复查 CT，若无变化随后可 18~24 个月后再复查	
	高危	12 个月后复查 CT		

[1] MACMAHON H, NAIDICH D P, GOO J M, et al. Guidelines for Management of Incidental Pulmonary Nodules Detected on CT Images: From the Fleischner Society 2017[J]. Radiology, 2017, 284(1): 228-243.

[2] 中华医学会呼吸病学分会，中国肺癌防治联盟专家组．肺结节诊治中国专家共识（2024 年版）[J]. 中华结核和呼吸杂志，2024，47（08）：716-729.

续表

亚实性结节		<6 毫米	≥6 毫米
单发	纯磨玻璃结节	无须随访	6～12 个月后复查 CT，如稳定后续 5 年内每 2 年复查一次
	混合磨玻璃结节	无须随访	3～6 个月后复查 CT，如稳定或实性成分持续<6 毫米，5 年内每年复查
多发	纯磨或混合磨玻璃结节	3～6 个月后复查 CT，如稳定，2～4 年复查	3～6 个月后复查 CT，后续根据主要病灶制订随访策略

表 2-2　肺结节诊治中国专家共识（2024 年版）

实性结节		评估	描述
≥8 毫米实性结节	非常低危	CT 评估	3～6 个月、6～9 个月、9～12 个月随访
	中低危	PET/CT 评估	• 若 PET/CT 无或轻度摄取，可在 3～6 个月、6～9 个月、9～12 个月期间分别随访一次，CT 检查或活检 • 若 PET/CT 中等或高摄取，应考虑活检或手术，无法耐受手术者采用其他治疗
	高危		
实性结节		**无高危因素者**	**有高危因素者**
<8 毫米实性结节	<4 毫米	选择性随访	年度随访
	4～6 毫米	年度随访	分别在 6～12 个月、18～24 个月后影像随访，如稳定，其后年度随访
	6～8 毫米	在 6～12 个月期间随访一次，在第一次检查后的 12～18 个月再随访一次，若稳定可年度随访	分别在 3～6 个月、9～12 个月、24 个月后，如稳定，其后年度随访
亚实性结节		**处理推荐方案**	**注意事项**
孤立性纯磨玻璃结节	≤5 毫米	6 个月影像随访，随后行胸部 CT 年度随访	1 毫米薄层 CT 扫描可确认为纯玻璃结节

续表

亚实性结节		处理推荐方案	注意事项
孤立性纯磨玻璃结节	>5 毫米	3 个月后进行影像随访确认结节，如果无变化，则年度常规随访	如直径> 10 毫米，需考虑非手术活检和 / 或手术切除
孤立性部分实性结节	≤8 毫米	3、6、12、24 个月后进行影像随访，无变化者随后转为常规年度检查	随访期间结节增大或实性成分增多，通常提示为恶性，需考虑手术切除
	>8 毫米	3 个月后进行影像随访。若结节持续存在，随后建议使用 PET/CT，非手术活检和 / 或手术切除进一步评估	实性成分≤8 毫米的混杂性病灶不推荐 PET/CT 评估

二、为什么第一次发现肺结节建议 3 个月后复查?

首次发现肺结节后通常建议先观察 3 个月，这一考量基于表 2-3。

表 2-3 发现肺结节后 3 个月后复查的考量

要点	详细解释
观察目的	通过 3 个月的随访，观察结节的变化情况及鉴别其良恶性，以避免过度医疗或延误治疗
良性结节	良性结节多由炎症引起，如细菌等病原体感染，3 个月内可能因病原体被清除肺结节逐渐缩小或消散，陈旧性炎症结节则不会变化
恶性结节	在评估结节是否可能为恶性时，3 个月的观察期可以帮助进一步确认其恶性程度。如果结节的病理性质是原位癌等惰性肿瘤，通常不会有明显变化；相反，如果是恶性程度较高的恶性结节，则可能在这段时间内显示出某些进展的迹象，但 3 个月的观察期一般也是安全的，通常这类结节需要大约 180 天（6 个月）才能增长一倍，因此在较短的 3 个月内，其增长仍在可控范围内，不会耽误病情
特殊情况下的进一步检查	对于直径大于 1 厘米且具有明显的恶性特征的实性结节，往往就不建议 3 个月后复查，而需要更进一步的检查，如穿刺、PET/CT 等手段进行鉴别，以避免延误治疗

三、肺结节手术后还有残余结节应该怎么办？

部分病人在主要结节病灶手术后，仍残余同侧低风险结节或另一侧肺的结节。对于这类术后残余的结节，应遵循“不变不动”的原则，尽可能保护肺功能。虽然有研究表明[1]，在术后随访中，约40%病人的残余结节会出现不同程度的生长，但我们更应关注的是结节的生长速度和对健康和生命的威胁。如果病人术后随访5年才发现结节仅增大了2毫米，与半年增大5毫米相比，结节的恶性程度明显不同，后者提示更高的侵袭性。

因此，对于明显增大或高风险的结节，可能需要考虑再次手术或其他治疗干预，以尽可能减少其对病人健康的影响。而如果结节在随访过程中稍稍增大，但是结节体积小、密度低、风险低，可以保持密切监测，以避免二次手术给病人带来创伤。

值得强调的是，初次手术时应该对所有结节逐一分析，在确保可以切除有威胁的病灶前提下，尽可能同时解决同侧其他有隐患且手术切除对肺功能损失不大的结节。但是不管术后是否有残余肺结节，术后定期复查仍至关重要。

四、肺结节复查为什么选择CT而不选择胸部X线？

胸部X线是常见的体检项目之一，很多人每年胸部X线检查结果都是正常的，但CT检查提示有肺结节。这是因为两种检查的成像原理是不同的。胸部X线是从胸前发射固定的X射线，穿过身体，映射在背后的接收板上，把立体的胸部情况表现在一个平面中，而一个平面要包含胸

[1] LEE K, KIM H R, PARK S I, et al. Natural Progression of Ground-glass Nodules after Curative Resection for Non-small Cell Lung Cancer[J]. Journal of Korean Medical Science, 2021, 36(43): e266.

壁、肌肉、骨骼、心脏、血管、肺等信息，结果可想而知，X 线传递的信息是非常粗糙的，甚至人体组织间还可能前后遮挡。而 CT 检查是把人体分为多个切面，通过移动和旋转 X 射线来获取不同切面的信息，可以呈现每一层次的细节。参见图 2-3。

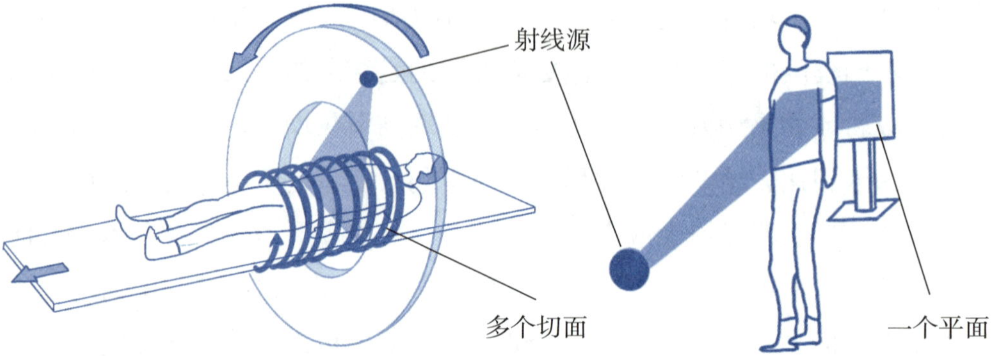

图 2-3　CT 和 X 线成像原理示意图

一般而言，<1 厘米的结节在胸部 X 线上是不能识别的，而且，有些 >1 厘米但密度较低的结节，或者受心脏等其他组织遮挡的结节，也都有可能不能识别。举一个例子：请看图 2-4，这个病人从侧面可以看到肿瘤很大，约 4 厘米，但是肿瘤在心脏后方；做胸部 X 线检查时，被心影所遮掩，无法识别，但是 CT 可以非常清楚地显示这个肿瘤。因此，在日常

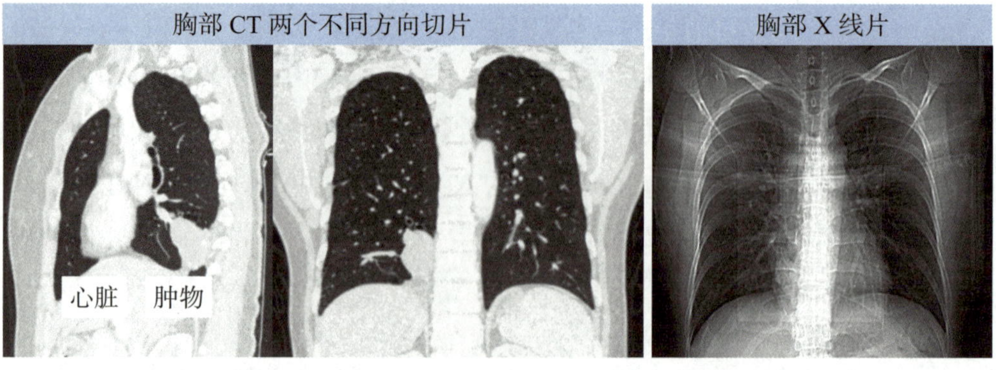

图 2-4　胸部 X 线未能发现肺肿物实例解析

体检中，胸部X线检查只适用于胸部问题的初筛，而肺癌高风险人群应定期进行胸部CT检查，以便尽早发现病变，及时处理。

五、CT检查有什么类型？应该如何选择？

CT的类型主要根据辐射剂量和层厚来区分。在辐射剂量方面，CT可以分为低剂量CT、常规剂量CT和增强CT；而根据层厚，可以分为薄层CT和厚层CT。

首先，根据辐射剂量的分类，低剂量CT由于辐射剂量较低，被广泛用于肺癌筛查，尤其在每年的常规体检中，因为其累积辐射对人体的影响较小。然而，对于那些已经确诊存在肺结节的病人来说，低剂量CT并不适用于复查，因为其图像清晰度可能不足以呈现所有细节。相比之下，常规剂量CT在图像质量和辐射安全之间找到了平衡，更适合于肺结节的复查。而增强CT则通过注射造影剂提高图像对比度，帮助评估病变的血流特征和强化效果。增强CT在区分炎性病变、恶性病变及识别纵隔内淋巴结的性质时非常有用。然而对于绝大多数肺结节，尤其是<2厘米且磨玻璃成分较多的，增强CT可能没有显著的优势。因为这类结节在增强扫描中强化不明显，做增强CT意义不大，其并不能比平扫CT提供更多的信息。

其次，根据层厚的分类，CT成像的原理好比切西瓜，切的刀数越多，分出来的西瓜便越多越薄，CT通过断层成像，每相隔一定距离便形成一张截面图，相隔的距离越短，所获得影像截面越多，获取的影像信息也越多（图2-5）。薄层CT通常为1毫米或更小，能够提供高分辨率的图像，因此也被称为高分辨率CT，非常适合检测小而细微的病变，是微小结节随访的首选。随着CT技术的进步，薄层CT逐渐成为主流，而厚层CT的应用逐渐减少，因为薄层CT能获取更详细的影像信息。

因此，不同类型的CT检查的区别见表2-4。

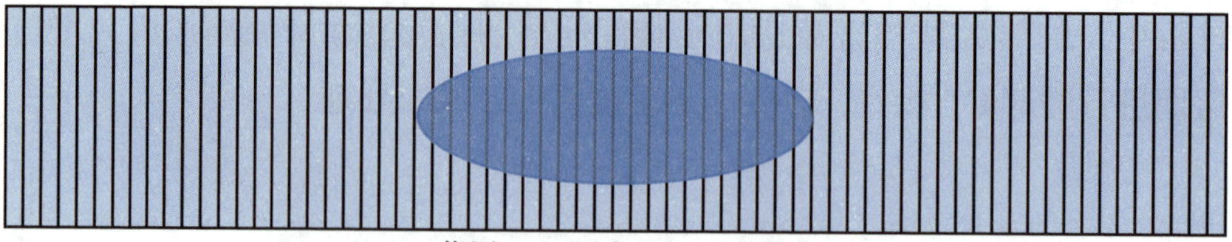
a 薄层CT：更多层面可以显示

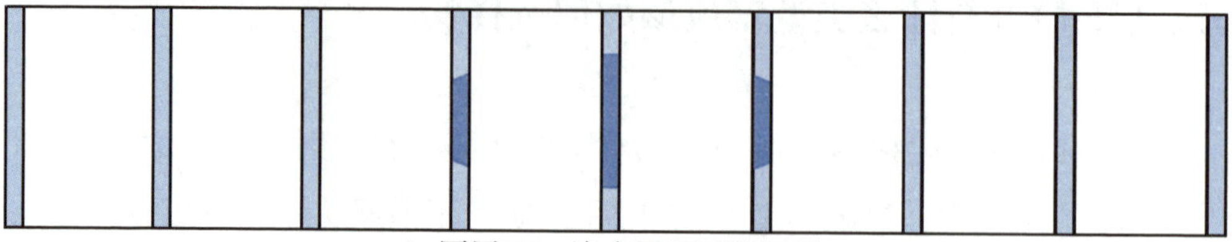
b 厚层CT：许多层面不能显示

图 2-5　薄层 CT（a）与厚层 CT（b）成像示意图

表 2-4　不同类型的 CT 检查的区别

分类方法	CT 类型	补充说明
按辐射剂量分类	增强 CT	需要注射造影剂，通过造影剂的使用可以更清晰地显示血管和病变部位，帮助医生通过评估病灶的血供情况来判断性质
	常规剂量 CT	适用于肺结节的随访复查
	低剂量 CT	主要特点是辐射剂量低，适用于高危人群的肺癌筛查
按 CT 成像原理分类	厚层 CT	通常指切片厚度在 5 毫米或更大
	薄层 CT	通常指的是切片厚度在 1 毫米或更小；切片厚度在 1 ~ 5 毫米之间通常被视为中等厚度的切片，少部分医院如果没有薄层 CT 也可选择 1 ~ 5 毫米区间的 CT

六、CT 报告上的结节大小都不一样？是结节进展了吗？

结节测量常常具有随机性和主观性。结节的测量一般是医生通过计算机使用鼠标进行标记。即使是同一位医生，或者不同医生之间，每次对同一结节的测量结果也可能会有所不同。首先，我们要理解结节并不是完全对称的。如图 2-6 所示，这是同一个结节的同一个截面，不同医生选择标注的方向不同，得到的大小便不同。因此，影像报告中不要太关注描述中的结节大小，而要重点看结论是否有“较前相仿”“无明显变化”等字眼。

图 2-6　同一结节同一层面不同测量角度导致结节大小不同示例

七、一年做几次 CT 检查是安全的?

如果人体每年接受的辐射量保持在安全值以内，通常认为其健康风险可被忽略。国际放射防护委员会报告称，当辐射量低于 100 毫西弗（mSv），尚未在流行病学研究中明确观察到肿瘤发生率升高。而目前众多辐射防护安全标准均规定一年内累计辐射量不应超过 50 毫西弗。如图 2-7 所示，做一次常规胸部 CT 的辐射量在 7 毫西弗左右，而低剂量胸部 CT 则更低，大约在 1.5 毫西弗。因此，每年 2～4 次常规剂量的 CT 检查是安全的。

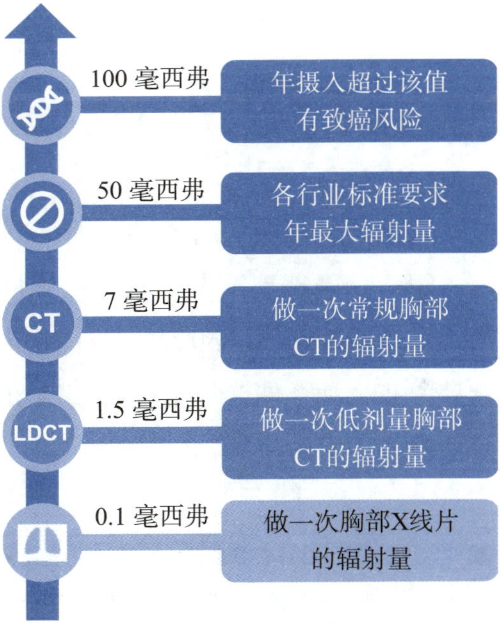

图 2-7　辐射剂量梯度示意图

八、为什么肺结节手术后肿瘤标志物反而升高了？

在门诊，常常会遇到术后复查的病人有这样的问题："明明肿瘤已经切掉了，手术前的肿瘤标志物原本正常，为什么术后反而升高了？""是不是手术没做好，导致肿瘤扩散了？"在大多数情况下，病人肿瘤标志物只是轻度升高，我们一般考虑这是病人身体对手术刺激或者炎症做出的反应。这种情况只需要再次复查，如果没有持续升高就不用太担心。除此之外，频繁抽烟或者喝酒也会引起肿瘤标志物的升高。

还有一则有意思的案例，此前我在门诊遇到的一位病人也是术后复查肿瘤标志物升高，可其他检查结果又都是正常的，最后发现他术后一直都在吃偏方，每次一吃就升高，不吃就降下来，这可能是某些药物的毒性作用引起的。

因此，遇到术后肿瘤标志物轻度升高的情况一般不需要惊慌，但如果出现标志物明显升高或者持续升高的情况就一定要引起重视。

九、为什么不建议对磨玻璃结节进行穿刺检查？

大量研究表明，对于磨玻璃结节做穿刺活检存在两个问题。

第一，磨玻璃结节穿刺的准确性较低，尤其是对<1 厘米的磨玻璃结节，穿刺准确性不足 50%[1]。目前指南对于≤2 厘米的磨玻璃结节仅推荐 CT 定期复查，而 2 厘米以上磨玻璃结节如果有明显增大或实性成分增多才建议活检或手术切除[2]。

---

[1] SHIMIZU K, IKEDA N, TSUBOI M, et al. Percutaneous CT-guided fine needle aspiration for lung cancer smaller than 2 cm and revealed by ground-glass opacity at CT[J]. Lung Cancer, 2006, 51(2): 173-179.

[2] LIN Y H, HSU H S. Ground glass opacity on chest CT scans from screening to treatment: A literature review [J]. Journal of the Chinese Medical Association : JCMA, 2020, 83(10): 887-890.

第二，穿刺有大概 10%～30% 的并发症发生率，也就是说 100 个人去做穿刺，大概有 10～30 个人会出现气胸、出血、感染等并发症[1]。

十、哪些肺结节病人需要精准放疗？

肺结节的精准放疗是一种高精度的放疗技术，通过外部精准照射，将高剂量放射线准确地聚焦到结节病灶，以消灭肿瘤细胞。目前临床上主要应用的是立体定向放疗技术，示意图见图 2-8。立体定向放疗能有效保护周围健康的肺组织，减少放疗引起的副作用。与传统的放疗相比，这种方法的疗程更短，通常可以在几天内完成[2]。

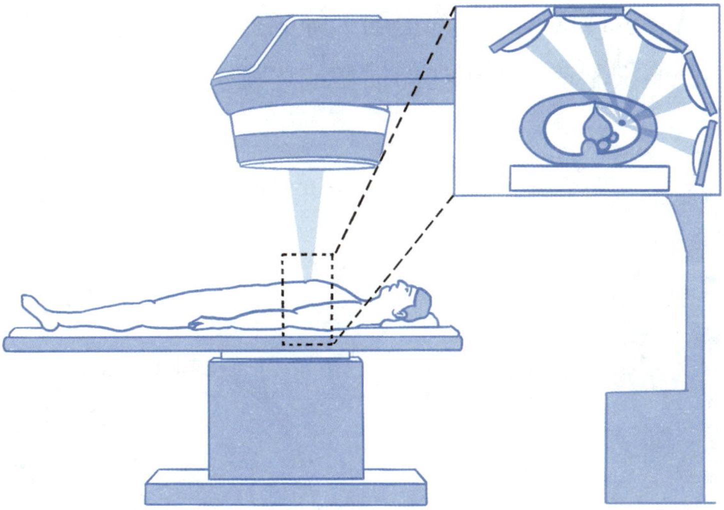

图 2-8　肺结节立体定向放疗示意图

---

[1] LORENZ J, BLUM M. Complications of percutaneous chest biopsy[J]. Seminars in Interventional Radiology, 2006, 23(2): 188-193.

[2] 中华医学会放射肿瘤治疗学分会，中国抗癌协会肿瘤放射治疗学专业委员会，中国医师协会放射治疗医师分会．早期非小细胞肺癌立体定向放疗中国专家共识（2019 版）[J]．中华肿瘤杂志，42（7）：9.

立体定向放疗用于治疗早期非小细胞肺癌，其病人 5 年局部复发率约为 10%，虽然略高于手术者，但近年来一些大型研究表明，对于心肺功能较差、无法耐受手术或年长病人而言，立体定向放疗可以取得与手术相近的效果。因此，这种治疗方式目前主要适用于两类非小细胞肺癌病人：一是因高龄或合并严重内科疾病无法耐受手术者；二是符合手术指征但拒绝手术治疗者。

十一、消融技术可以“消掉”肺结节吗?

近年来，穿刺消融技术也被广泛应用于肺结节治疗。该技术通过 CT 或 B 超定位后，用穿刺针精准穿刺到肺结节内，并通过热能（如射频、微波、超声波）或冷能（如冷冻消融）等能量对结节进行损毁，直接对病灶组织中的肿瘤细胞造成不可逆的损伤或坏死。示意图见图 2-9。

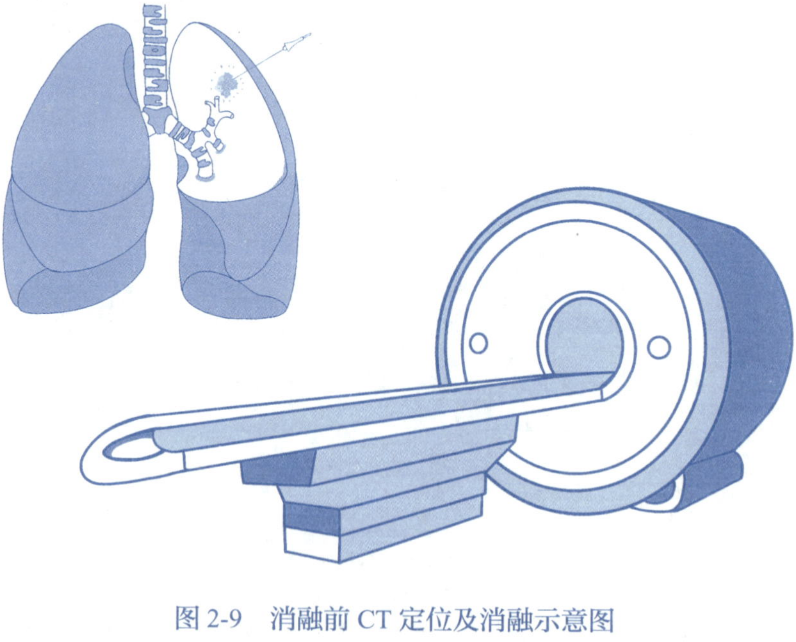

图 2-9　消融前 CT 定位及消融示意图

根据《热消融治疗肺部亚实性结节专家共识（2021 年版）》[1]，肺结节消融是一种适用于特定情况下磨玻璃结节病人的非手术治疗方法。首先，它适用于病理已经明确为早期恶性病变（不典型腺瘤样增生、原位癌、微浸润性腺癌、浸润性腺癌）且无远处转移的病人，因心肺功能差、高龄或者既往肺部手术且难以再手术者；也适用于多个磨玻璃结节的情况或因严重胸膜粘连、单侧肺缺如等复杂情况无法手术的病人。此外，对于拒绝活检和手术但在影像学上具有恶性征象（如较大的直径或恶性形态特征）的磨玻璃肺结节病人来说，这也是一个可以考虑的治疗选择。因此，肺结节消融为不能或不愿接受常规手术的病人提供了一种有效的替代方案。在晚期肺转移瘤病人的治疗中，消融技术也是其中一种姑息治疗手段。

虽然目前消融治疗肺结节越来越多，但其长期疗效还需要大型的研究进行证实。此外，相关研究报道表示，穿刺消融也可能存在一些并发症，包括气胸、胸腔积液、出血、空洞形成、消融不完全等。

十二、什么是“懒癌”？

“懒癌”是一个通俗的说法，在医学上称为“惰性肿瘤”[2]，临床上通过体积倍增的时间来进行区别，即肿瘤体积翻倍所需的时间。“懒癌”通常指体积倍增时间超过 600 天的肿瘤，这类肿瘤侵袭性较低，生长速度相对较慢。更简单来说，如果结节没有明显变化，但影像上具有早期肿瘤或

---

[1] 中国医师协会肿瘤消融治疗技术专家组，中国医师协会介入医师分会肿瘤消融专业委员会，中国抗癌协会肿瘤消融治疗专业委员会，中国临床肿瘤学会消融专家委员会．热消融治疗肺部亚实性结节专家共识（2021 年版）[J]．中国肺癌杂志，2021，24（5）：305-322.

[2] YANKELEVITV DF, KOSTIS W J, HENSCHKE C I, et al. Overdiagnosis in chest radiographic screening for lung carcinoma: frequency[J]. Cancer: Interdisciplinary International Journal of the American Cancer Society, 2003, 97(5): 1271-1275.

癌前病变相关的特征，可以认为是“懒癌”。经过 2 年的随访观察，若结节未呈现显著变化，则考虑该结节处于“休眠”状态。基于临床实践和循证医学证据，建议这类病人仅需每年定期复查，无需即刻干预。

十三、“夫妻癌”的说法是真的吗？

在临床实践中，常常会遇到夫妻患相同类型的癌，我们常称之为“夫妻癌”。而之所以夫妻容易患相同类型的癌，并非因为直接传染和遗传，而是两人长期共同生活的结果。这种现象通常是由夫妻双方相似的不良生活习惯所致，二人往往饮食或生活习惯相似，又生活在同一个环境中，或长期共同接触相同的致癌物，因此面临着相似的健康风险。这种情况下，他们很可能会患上同类型的癌症（图 2-10）。

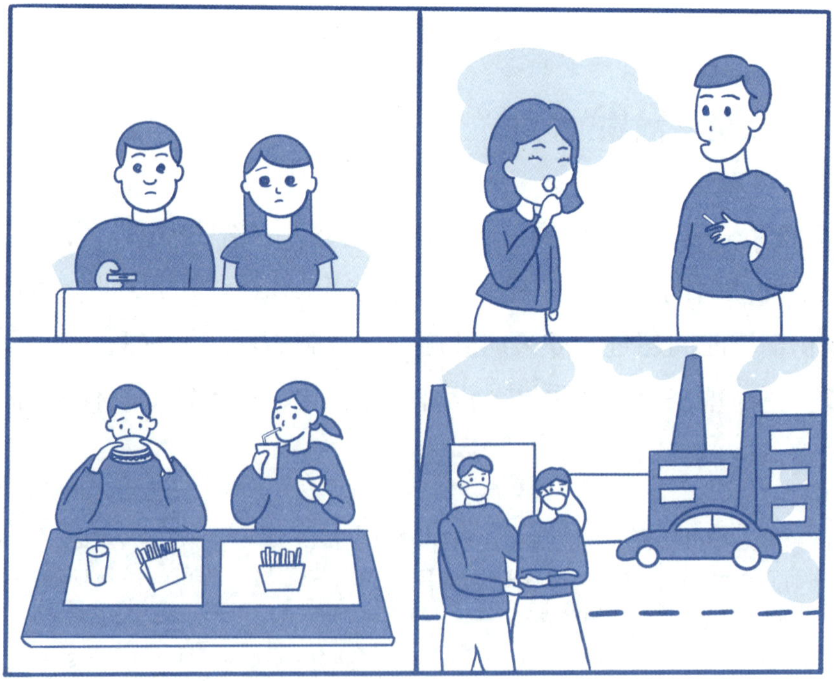

图 2-10　夫妻共同生活环境和相似生活习惯

此外，研究表明，一些癌症如鼻咽癌、口腔癌和结直肠癌等可能与夫妻双方感染某些病毒相关。这意味着，夫妻共同感染特定病毒也可能增加患相同类型癌症的风险[1]。

---

[1] RUSS J E, SCANLON E F. Identical cancers in husband and wife[J]. Surgery, Gynecology & Obstetrics, 1980, 150(5): 664-666.

第二篇

果断出击，方能破局

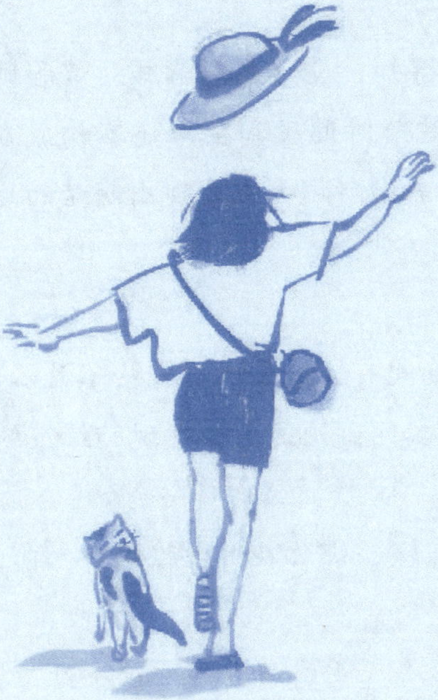

人生缓缓
自有答案

第三章

需要手术的肺结节

看病手记

——条件具备，当机立断

“我知道还是逃不过这一劫。但还是请你帮忙判断一下，这个结节是转移的，还是原发的？哪种可能性更大？”

吴女士向我提问时，显得十分镇定。

她是一位55岁的大学老师，从交谈中得知，她十分了解肺结节和肺癌的医学知识，清楚地知道自己身上的肺结节对健康和生命还不构成威胁，再加上丰富的阅历和良好的健康知识素养，所以并未表现出明显的焦虑和紧张。

“我是在做完乳腺癌手术后，因为化疗期间有轻微咳嗽，有些不放心，于是去做了胸部CT，才发现这个结节。”当我问到她是怎么发现肺结节的时候，她平静地回答我。

为了进一步估算结节出现的时间，我问道：“那你在做乳腺癌手术前，有没有做过肺部的相关检查？”

她回答道：“做过，术前做过PET/CT检查，当时就发现有这个结节，只是结节比较小，是磨玻璃结节，密度比较低，也没有代谢，所以报告上考虑炎症可能性大。”

“现在三个月过去了，我再次做了CT检查（图3-1）。医生说，这次的CT结果跟之前对比没有太大变化，我觉得即使不是炎症也不会很严重，只担心它是从乳腺癌转移来的。”

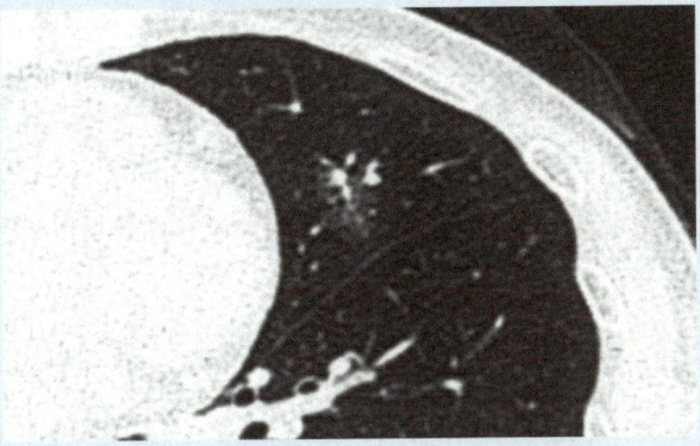

图 3-1　病人的肺结节 CT 影像

我细心解释："这种磨玻璃密度的结节是转移瘤的可能性非常小，大多数肺转移瘤的形态特征是边缘光滑、密度均匀的实性结节，常位于肺的外周部位。**但你有肿瘤病史，所以你肺结节恶性的可能性会大一些。**"

"是的，医生，我有乳腺癌病史，而且我父亲也是因为肺癌去世的，发现时就是晚期了。"

"难怪你对肺癌和肺结节的知识这么了解。"

"你说可能是恶性的，那你是如何判断我这个肺结节是肿瘤而不是炎症呢？报告描述的是密度不均匀的磨玻璃影，网上说这是炎症的特点呀！"她还是有些疑惑。

"你别急，即便是癌，也是极早期的肺癌，用微创手术切掉，一般就能治愈。"我宽慰道。

其实，肺结节良恶性的鉴别诊断是一个非常专业的事情。通过 CT 影像中结节的形态特征判断良恶性，需要医生有丰富的临床经验。

我曾和学生开玩笑：**"判断结节的好坏要像年轻人相亲一样，年轻人找对象一看颜值，二看身材，三看家世，四看发展。**判断结节的良恶性也基本是依据这四个方面。"

一看颜值。相亲看长相，看结节也类似，要看结节的形态。如果结节长得四棱八角、密度不均匀，有毛刺、有分叶、有空洞，内部有血管、有气道，长相越丑陋，恶性的可能性就越大。而边缘光滑、密度均匀的结节大多是良性的。

二看身材。相亲要看对方的高矮胖瘦，结节也一样。大量研究表明，结节越大，恶性的可能性就越高。小于 5 毫米的微小结节，绝大多数是良性的，而大于 1 厘米的肺结节就要特别小心。

三看家世。相亲要看对方家庭背景，而结节的良恶性判断也需要看家族肿瘤病史或者肺癌病史。如果有肿瘤家族史，结节恶性的可能性就大。

四看发展。相亲要看对方有没有发展潜力，而判断结节良恶性最准确的依据，也是看其是否会发展，动态观察结节的变化情况。如果结节基本不变化、不生长，那良性或者低度恶性的可能性就大。

综上所述，根据结节的形态特征、生长特点、遗传背景以及动态变化来观察，基本能判断结节的良恶性。

我接着分析她的情况："你肺部的混合磨玻璃结节边界清楚，内部有血管和空泡，这些都是恶性的形态特征。现在结节已有 1.5 厘米，通过两次 CT 影像对比，结节虽然变化不明显，但也稍微饱满了一些。鉴于你既往有肿瘤病史，还有肿瘤家族史背景，综合考虑这个结节恶性的可能性大，建议你安排一个合适的时间进行微创手术切除。"

"乔医生，我乳腺癌术后化疗还没有完成，能否过两三个月再做肺部手术"。吴女士一听要手术，没了先前的镇定。

"别急，只是个肺结节。"

"你的结节是磨玻璃结节，近三个月未发生明显变化，说明这个结节呈惰性生长，所以过几个月应该不会有问题。"

她追问："那如果没危险，是否能不做手术?"

"目前可以继续观察，但因为这个结节相对较大，内部又有实性成分，未来估计是会发生变化的。**结节变化说明肿瘤在生长，就有影响生命健康**

的风险，所以一定要及时处理，下定决心手术，不要纠结。”

“那术前还需要做一次CT检查吗，做多了会对身体造成新的伤害吗？如果需要再做，是否能只做低剂量的，不做薄层和增强？”

“CT影像对于术前检查是必需的，而且要求是一个月内的。剂量方面，不建议你做低剂量的，建议你做薄层扫描，这样才方便医生捕捉更多的形态特征信息。不用过于担心，常规剂量的CT检查都是安全的。”

一般来说，肺结节手术前参考的胸部CT影像要求在一个月内，超过一个月，就要重新复查。

而肺结节的复查，无论是手术前还是观察期间的动态跟踪随访，都建议做常规的普通剂量CT，不建议做低剂量CT或者增强CT。对已经明确存在的肺结节，低剂量CT的分辨率有限，会遗漏一些重要的形态细节，只适用于健康人群的体检或者肺癌高危人群的筛查。

而增强CT是通过对比剂可以观察结节内部和周围的血流动态变化，来判断结节的良恶性。然而，一般来说，磨玻璃结节在增强CT中强化不明显，复查时不需要使用。

至于薄层CT，其实现在大多数医院的肺部CT都是薄层的，薄层CT要求扫描的层厚为1毫米或更小，而厚层多为5~10毫米。

因此，肺结节的胸部CT检查都要求做薄层CT来获取更多的形态特征信息。

看着吴女士离开的背影，我打开笔记，落笔写道：“关于CT检查带来的辐射及其对人体的影响，是人们非常关心的问题。所有医疗手段都如双刃剑，有获益就会有风险。我们要让病人明白，既不能因为害怕检查带来的伤害而逃避检查，也不能因为担忧病情发展而过度检查。要让他们了解，医生给出的检查建议，是为了准确诊断病情，是权衡利弊后的科学选择。”

事实上，我们在日常生活中也会接触到电离辐射，哪怕什么都不做。

在自然环境中，每个人每年也会受到的辐射量为 2～3 毫西弗（mSv）。目前普遍认为，只要每年不超过 100 毫西弗，就不会出现肿瘤发生率明显增高的现象。而做一次低剂量 CT 大约是 1.5 毫西弗，一次常规剂量 CT 大约是 7 毫西弗，因此每年接受 2～4 次 CT 检查，在安全值之内。

三个月后，我为吴女士做了单孔胸腔镜下的左上肺叶部分切除术，示意图见图 3-2。

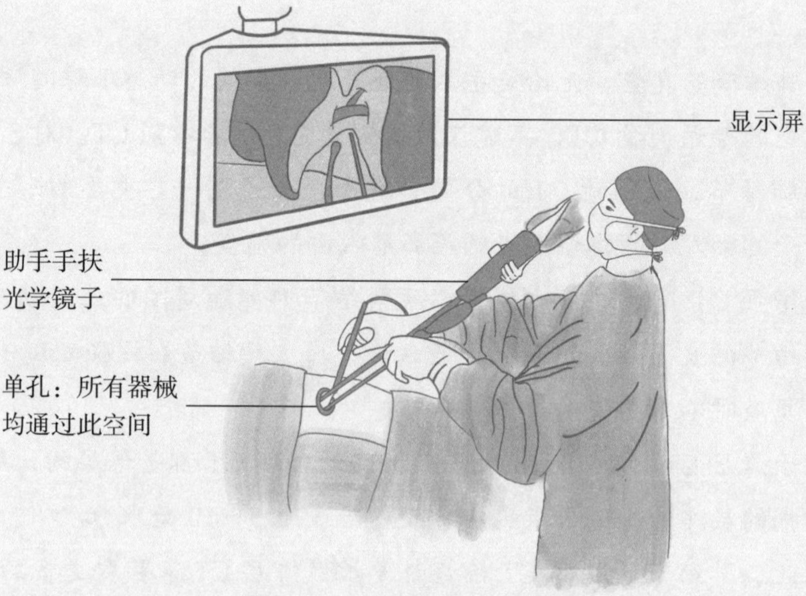

图 3-2　单孔胸腔镜示意图

注：单孔胸腔镜手术只需要一个切口，通常在胸部的侧面，创伤更小，恢复更快。

术后一个月，她来门诊复查时向我咨询："乔医生，手术后真的不用再做治疗了吗？我看有的病友还在做化疗和靶向治疗。"

"不用。你这种情况属于最早期，也就是ⅠA 期，术后无需辅助治疗，大多数人都能实现临床治愈。"

"可我术后病理显示是浸润性腺癌，并非术中病理的微浸润性腺癌，会不会是因为我拖了几个月，导致病情进展了？要是当初一发现就马上手术就好了，真后悔啊！现在既然是浸润性腺癌，我是不是还得再做手术，把肺叶切干净？”

“没有耽误，刚发现就是浸润性腺癌，只是我们通过影像学判断的病理并不十分准确。结节从发现到手术，形态变化并不大，说明这段时间结节的分期没有改变，这并不影响治疗效果。有时候，术中快速冰冻病理确实会和最终病理有一些出入，但是无论最终病理是浸润性腺癌还是微浸润性腺癌，治疗效果都很好。”

大量的临床研究和我们的临床经验表明，这种含有磨玻璃成分的肺结节，只要结节小、分期早，术后都能达到良好的治疗效果。

我们团队的研究结果也显示，含有磨玻璃成分的肺小结节，即使术后病理是浸润性腺癌，手术效果也与没有浸润成分的原位癌切除后的效果类似[1]。

“乔医生，我看病理报告有脉管癌栓、气道播散，这些都是高危因素，是不是很容易转移和复发？是否需要预防性做化疗和放疗？”

我很坚定地告诉她：“虽然有高危因素，但这么早期，我不建议术后放化疗。”

虽然高危因素的存在是术后复发转移的重要预测指标，但目前还没有证据表明，高危因素对ⅠA1 期肺癌的生存预后具有影响，也没有证据表明术后辅助治疗能预防早期肿瘤的复发转移。**只要结节小、分期早，加上及时手术，完全治愈的机会还是很高的。**

“我是ⅠA1 期吗？不是说结节大于 1 厘米就是ⅠA2 期？”

“肿瘤大于 1 厘米、小于 2 厘米，分期是ⅠA2 期没错。但你看病理报

---

[1] WU H, WU J, CHEN X, et al. Sublobectomy and lymph node sampling are adequate for patients with invasive lung adenocarcinoma presenting as pure ground glass nodules[J]. The Clinical Respiratory Journal, 2024, 18(5): e13766.

告，肿瘤内部贴壁成分为40%，贴壁成分就是原位癌的意思，不计入分期，浸润成分小于1厘米，就是ⅠA1期，没错的。”

“太好了，那我还要做基因检测和MRD检测吗？”

“这两项并非必要的检测。”

对于早期肺癌病人，由于无须术后辅助治疗，所以不推荐了解肿瘤的基因状态。此外，基因检测费用昂贵，临床一般不作常规推荐，除非病人自身具有较好的经济条件，希望提早掌握肿瘤的基因情况，以备将来复发转移时指导治疗。

至于MRD检测，这个英文是“分子残留病灶”的缩写。MRD检测是一种用于检测病人体内在治疗后残留的极少量肿瘤细胞的技术。虽然较影像检查能提前发现复发和转移迹象，但考虑其不菲的费用，且技术尚未成熟，通常也不作为常规手段推荐。

“术后不需要治疗，那我要做点什么预防复发转移？饮食上有忌口吗？”

“生活习惯越健康越好，饮食上没有特别要注意的。术后最重要的是定期复查。保持好的心态和免疫力，也是预防复发和转移的法宝。”

“定期复查该怎么做？要每3个月做一次CT检查吗？”

针对吴女士的这一问题，我早有准备，将一份术后复查指南递给了她，并叮嘱了注意事项。

早期肺癌术后，一般建议术后1个月做胸部X线检查，了解术后胸部康复的情况，及时发现术后并发症。

术后3个月要做胸部CT检查，了解肺部情况，也为以后复查留下参照。

术后2年内，每半年复查一次，包括胸部CT、腹部CT或B超。

每次复查都建议抽血做血常规、肝肾功能、电解质和肿瘤标志物等检查。需要提醒的是，早期肺癌术后，如果没有头痛、头晕和骨痛等症状，不建议常规做脑和骨的检查。

早期肺癌手术 2 年之后，每年做一次复查即可。

如今，几年过去了，吴女士健康状况良好，未见肺癌或乳腺癌复发迹象。

在临床工作中，我们常遇到就诊前已搜集相关资料的病人，这类病人通常比较谨慎，担心治疗过程中出现各种问题。其中也有不信任医生的，容易揣测医生开药和检查的动机。

实际上，病人走进医院那一刻，就自然成为“弱势方”，与医生被动形成命运共同体。由于医患之间信息不对称、知识差距大，“强势方”的医生在舆论场反而更容易处于不利地位，稍有不慎就会被误解。

因此，在医患沟通方面，医生有责任、有义务投入更多精力，站在病人角度思考问题，耐心倾听病人真实需求和想法，用通俗易懂的方式讲清病情，找到最适合病人的方案。这份健康所系、性命相托的尊重与信任，既是医生前行的动力，也是病人获得良好救治的必要条件。

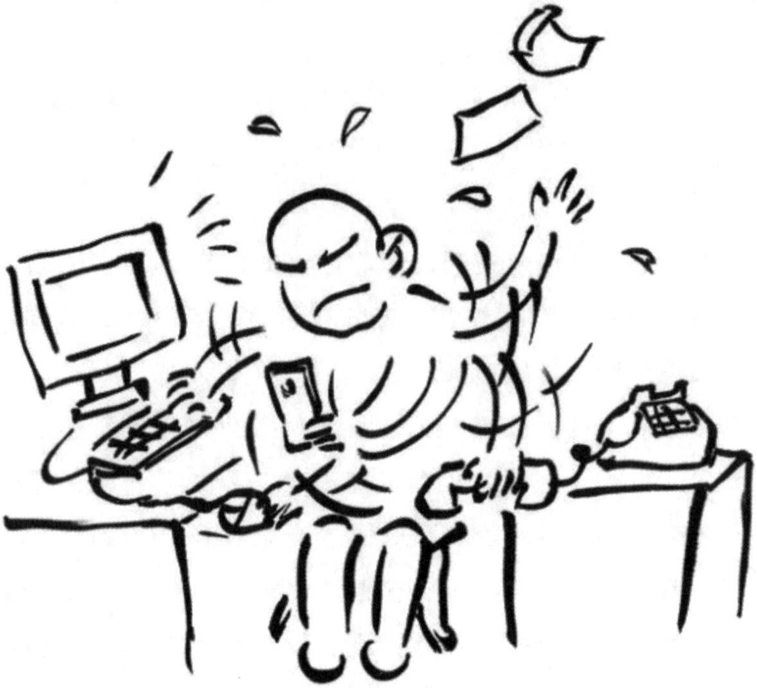

信息要秒看
留言要秒回
朋友圈要秒赞
不想等待的人生
真是忙碌哪可

一、肺结节什么时候需要做 PET/CT 检查？

PET/CT 是一种功能影像学检查，融合了解剖结构和功能代谢特点，CT 只能在解剖学上发现有无肿物存在，而 PET/CT 则通过恶性肿瘤代谢摄取能力高的特点判断肿物是否为恶性。

磨玻璃结节由于肿瘤细胞少，且生长不活跃，通常摄取葡萄糖的能力低，在 PET/CT 上也就显示不出高代谢病灶，所以无法通过该检查直接明确磨玻璃结节的良恶性，示意图见图 3-3a。

PET/CT 在诊断实性结节，尤其是大于 1 厘米的实性结节方面则具有较高的价值[1]。若实性结节是恶性肿瘤，由于肿瘤细胞密集、侵袭程度较高且代谢活跃，导致其对葡萄糖的摄取明显增加，所以在 PET/CT 图像上呈现为高代谢灶。相反，若实性结节是良性结节，如陈旧性炎症病灶或良性肿

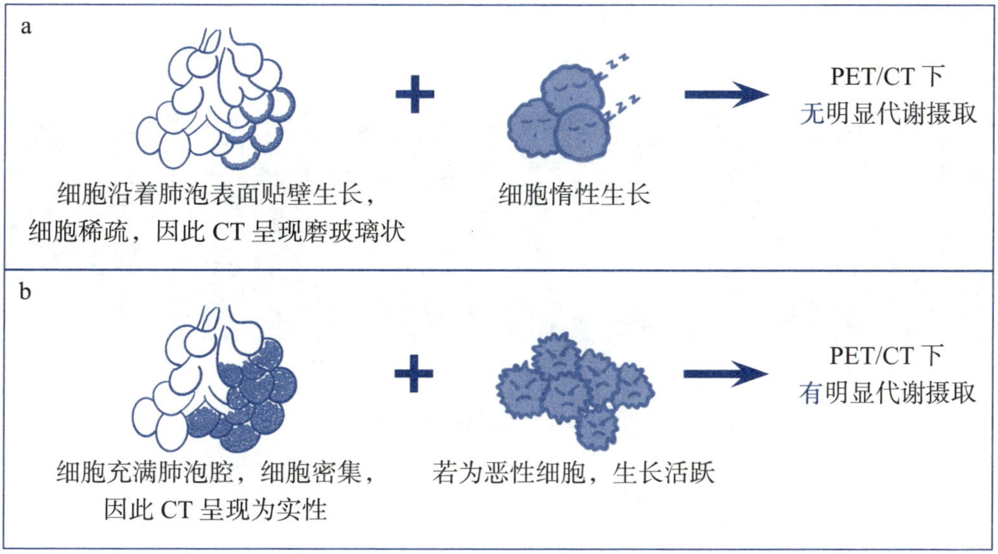

图 3-3　PET/CT 对实性结节和磨玻璃结节诊断价值

[1] MOSMANN M P, BORBA M A, DE MACEDO F P, et al. Solitary pulmonary nodule and (18)F-FDG PET/CT. Part 2: accuracy, cost-effectiveness, and current recommendations[J]. Radiologia Brasileira, 2016, 49(2): 104-111.

瘤，通常因为病灶不摄取葡萄糖或摄取能力低，所以 PET/CT 上不会呈现为高代谢灶，示意图见图 3-3b。值得注意的是，某些实性结节如果出现急性炎症或结核感染等情况，其葡萄糖摄取能力亦可能升高，导致假阳性结果的出现。这就需要临床医生进行周密的判断和鉴别。

此外，PET/CT 还可以用于评估肺恶性肿瘤的分期和是否存在远处转移，对于制订治疗方案和评估预后具有重要意义。

二、恶性肺结节有哪些影像形态特征？

如图 3-4 所示，恶性肺结节可能伴随“骷髅征”“分叶征”“毛刺征”“血管穿行征”等特征，通常情况下，这些表征对于判断结节良恶性风险有一定指导作用，因此具有重要的参考意义。然而，有这些特征并不一定代表危险，部分良性结节也会有这些特征，需要医生结合形态、大小、病史、结节随访情况等综合判断，再做出评估和建议。

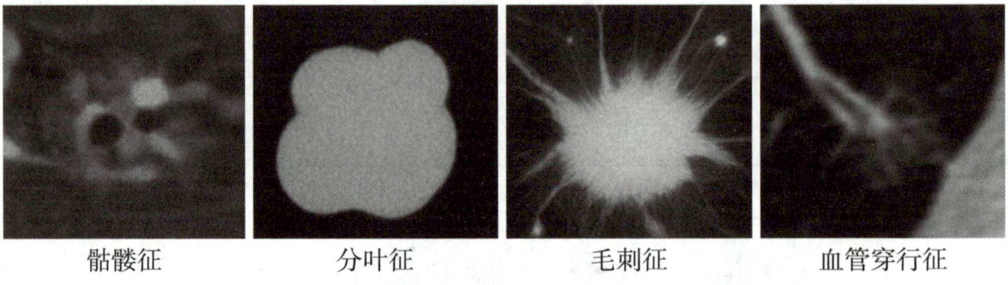

图 3-4　肺结节形态特征

三、CT 显示肺结节有血管穿过，是否意味着更容易通过血液扩散或转移？

“血管穿行征”通常是在磨玻璃结节中出现的特征，因为磨玻璃结节是一种在 CT 图像上表现为像磨砂玻璃样半透明密度的云雾状淡薄影，其病变密度较低，不足以掩盖其中走行的血管和支气管影，因此当磨玻璃结节中可见到血管穿过时，便形成我们所说的“血管穿行征”。

从原理上分析，肺是一个富含血管网络和毛细血管的器官。肺内血管主要分布在肺泡间隔和肺实质组织中。因此，当具有肿瘤性质的结节在 CT 上表现为磨玻璃样时，肿瘤细胞沿肺泡上皮贴壁生长且排列稀疏，从而在 CT 扫描中不会完全遮挡住背景的肺部结构。这种情况下，结节所在区域的肺泡间隔或肺实质内的血管可以在影像中清晰可见，参见图 3-5。

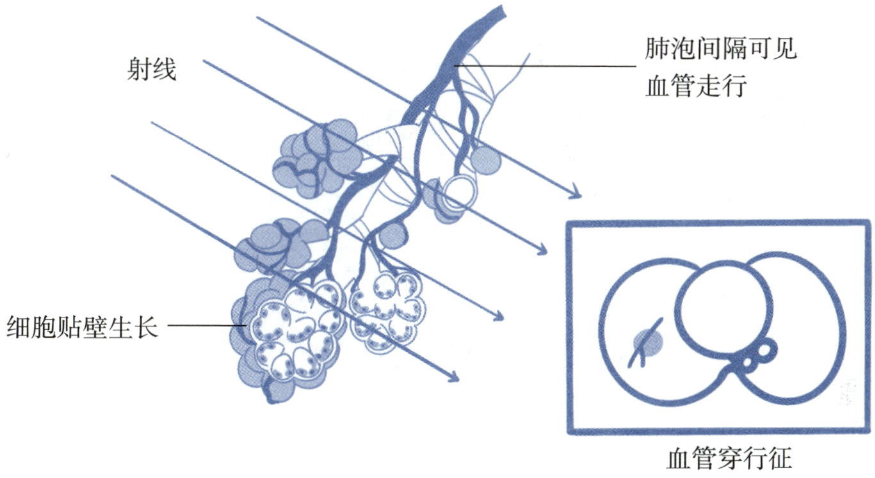

图 3-5 “血管穿行征”原理示意图

而肺结节的血管穿行并不代表肿瘤细胞更容易扩散转移。以磨玻璃形式存在的肺癌，其肿瘤细胞通常局限在肺泡内，尚未突破肺泡基质，难以侵入血管造成转移的现象，故不需要由于肺结节中有血管穿行而过度担忧。

四、肺结节越大，恶性的概率越高吗？

研究表明，在 CT 检查偶然发现的肺结节中，95% 的结节是良性的[1]，即偶然检查发现的肺结节仅 5% 左右是恶性的。结节大小是一个重要的参考因素，一般而言结节越大，恶性的概率就越高，见图 3-6。但是，结节大小只是一个参考指标，不能单纯根据其大小来评估结节的良恶性。为了准确评估结节的性质，还需要综合考虑其他因素。

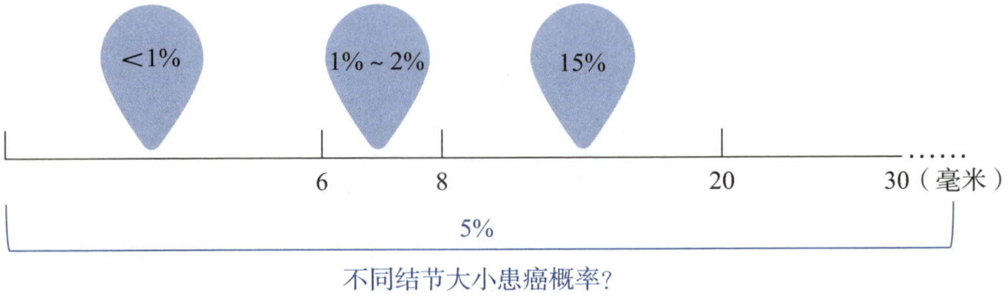

图 3-6　结节大小与恶性风险关系

五、肺结节随访复查过程中应该注意哪些变化？

在随访过程中，需要着重关注结节的大小和实性成分的变化，所以每次复查时都应有前一次的影像作为参照，在同一层面上进行比较，当出现图 3-7 所示的情况：结节大小明显增大、新增实性成分或实性成分明显增多，则考虑结节进展，往往需要及时干预处理[2]。

---

[1] MAZZONE P J, LAM L. Evaluating the Patient With a Pulmonary Nodule: A Review[J]. JAMA, 2022, 327(3): 264-273.

[2] ZHANG Z, ZHOU L, YANG F, et al. The natural growth history of persistent pulmonary subsolid nodules: Radiology, genetics, and clinical management[J]. Frontiers in Oncology, 2022, 12: 1011712.

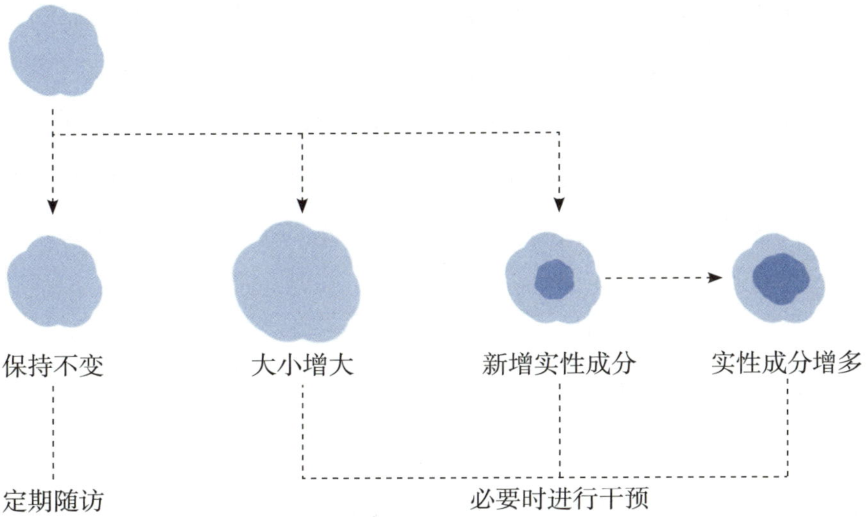

图 3-7　结节变化示意图

六、什么肺结节需要手术?

以下情况可能需要手术：

1. 在观察期间结节发生明显进展，可能对健康构成潜在威胁。

2. 结节显示出明显的恶性特征，或已通过病理确诊为早期恶性肿瘤。

3. 虽然随访观察期间结节没有明显变化，但考虑到其有较高的恶性风险。如果手术只需进行对心肺功能影响较小的局部切除，则手术是一个可行的选择。当然，对于这类病人，继续观察也是一个合理的选项。

另外，许多肺结节病人发现肺结节后会感到高度焦虑，纷纷想通过手术来缓解心理负担。《上海市肺科医院磨玻璃结节早期肺腺癌的诊疗共识（第一版）》[1] 也曾提过若病人存在明显的焦虑症状，影响生活质量，可作

---

[1] 姜格宁，陈昶，朱余明，等. 上海市肺科医院磨玻璃结节早期肺腺癌的诊疗共识（第一版）[J]. 中国肺癌杂志，2018，21（3）：13.

为辅助手术决策的指征之一。但我们最新的研究表明[1]，肺结节病人普遍存在焦虑等心理问题，但无论是接受手术还是随访观察，一年后病人的心理压力均会显著减轻，且随访病人与手术病人的心理负担缓解程度相当。因此，我们建议存在心理负担的病人不必急于手术，随着随访的进行和对结节认识的逐步加深，病人将能够更加从容地应对肺结节问题。

七、肺结节可以做微创手术吗?

肺结节可以通过微创手术来治疗。微创手术是一种现代先进的外科技术，与传统的开胸手术相比，它有着切口小、恢复快、并发症少的优势。微创手术主要通过小切口和内窥镜来进行，因此对身体的创伤较小。常见的微创手术类型有 2 种：胸腔镜手术和机器人辅助胸腔镜手术。

1．胸腔镜手术　医生通过肋骨之间的小切口，插入一根带有摄像头的细长管子，以便在显示屏上看到肺部的情况（图 3-8a）。手术器械同样通过这些小切口进行操作，从而有效减少手术带来的创伤和缩短恢复时间。这种技术的优势在于避免了传统开胸手术需要的大切口和大幅牵拉肋骨或肌肉，因而对身体的损伤较小，恢复也更快。此外，许多复杂的手术也可以通过胸腔镜技术来完成[2]。

2．机器人辅助胸腔镜手术　需要明确的是机器人辅助胸腔镜手术并不是由机器人独立完成的，而是由主刀医生操作机器人系统来进行手术。主刀医生通过控制台上的控制杆和脚踏板实时操控手术台上的机械臂进行手术操作。与常规胸腔镜手术不同，机器人辅助胸腔镜手术中的机械臂

---

[1] WU J, ZHUANG W, CHEN R, et al. Impact of surgery versus follow-up on psychological distress in patients with indeterminate pulmonary nodules: A prospective observational study[J]. Quality of Life Research, 2025: 1-11.

[2] MAGOULIOTIS D E, FERGADI M P, SPILIOPOULOS K, et al. Uniportal Versus Multiportal Video-Assisted Thoracoscopic Lobectomy for Lung Cancer: An Updated Meta-analysis[J]. Lung, 2021, 199(1): 43-53.

能够消除人手的生理性颤抖，从而提高手术的精度和稳定性[1]，见图3-8b。尽管机器人辅助手术具有显著的优势，但由于设备的高成本，手术费用通常比常规胸腔镜手术要高。

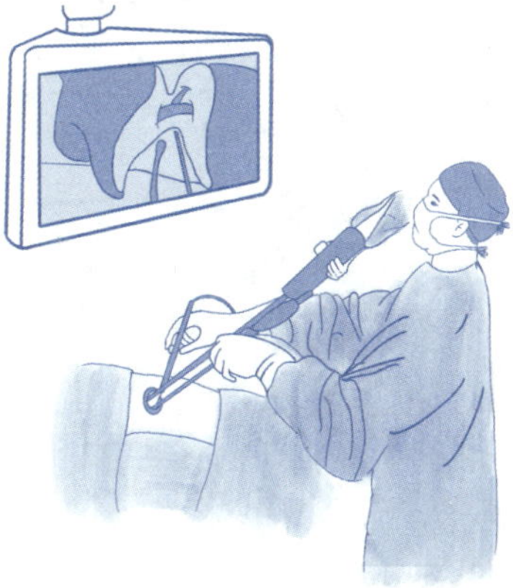

a 胸腔镜手术

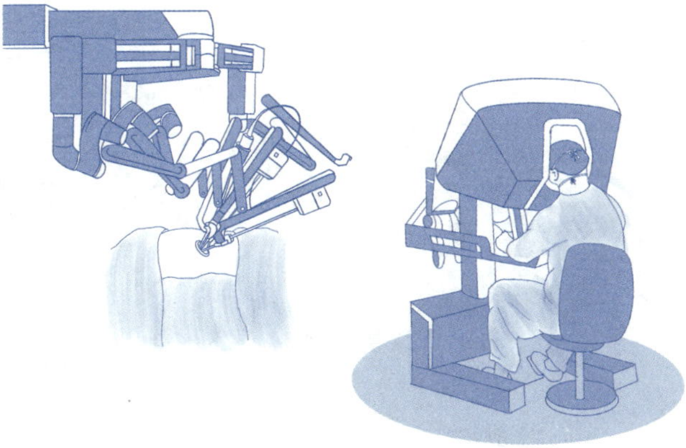

b 机器人辅助胸腔镜手术

图3-8 胸腔镜手术和机器人辅助胸腔镜手术示意图

八、肺微创手术应该选择单孔还是多孔?

切口数量的变化，展现了胸腔镜手术的技术演变过程。在技术初始阶段，主要应用的是三孔，一个孔用于放置胸腔镜，另外两个孔分别放置左右手操控的手术器械。后来，手术医生将两个手术器械放到一个孔里进行操作，也就是双孔（单操作孔）胸腔镜手术。而在单孔胸腔镜手术中，所有的器械包括胸腔镜都通过一个切口进行操作。

理论上，切口越少对肋间的影响就越小，可以减少术后的疼痛。因此，单孔技术变得越来越流行，同时它也提供了与开胸手术相似的视角。但是，单孔胸腔镜手术过程中如果遇到复杂情况，主刀医生也会中途改为

[1] JIN R, ZHENG Y, YUAN Y, et al. Robotic-assisted Versus Video-assisted Thoracoscopic Lobectomy: Short-term Results of a Randomized Clinical Trial (RVlob Trial)[J]. Annals of Surgery, 2022, 275(2): 295-302.

多孔术式，确保手术安全开展。因此，单孔胸腔镜和多孔胸腔镜各有优缺点，并且也和主刀的手术习惯相关，手术切口的选择最终也是为了能让手术顺利完成，让病人得到最大的获益。胸腔镜不同孔数示意图见图 3-9。

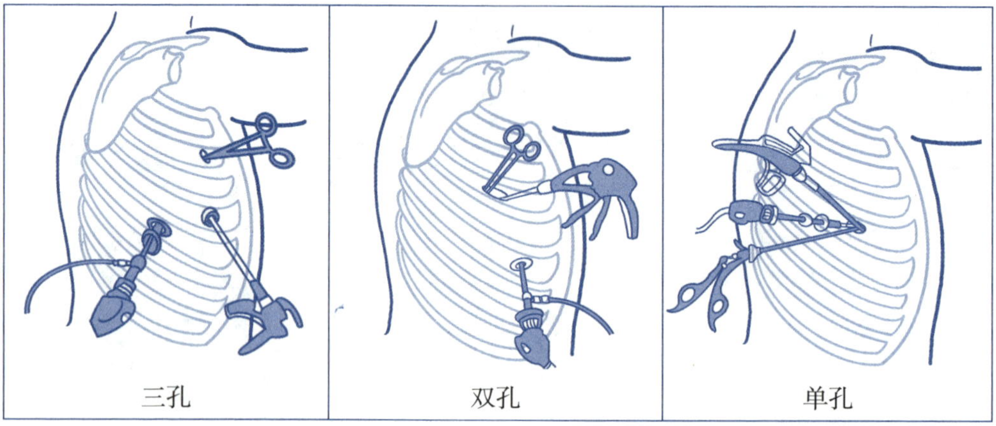

图 3-9　胸腔镜不同孔数示意图

九、为什么术前要停用一些药，主要有哪些药？

部分病人因为有冠心病、脑卒中等相关病史需要长期服用抗血小板药物，其中最常见的就是阿司匹林和氯吡格雷。而有些病人因为房颤或者做过心脏瓣膜手术需要口服抗凝药，如华法林。这些药物本是为了防止心脑血管堵塞和血栓形成，但因其不利于止血，如果手术前不停用这些药物，就很容易出现术中或术后大出血。所以当医生通知入院时，如果有服用这些药物，一定要及时告知。

那为什么阿司匹林术前要停药 7 天，而华法林和氯吡格雷只要 5 天？

这是因为不同的药物在体内被完全代谢的时间不同。

而有的病人也会问："停药后，原本靠药物控制的心脑血管疾病怎么办？"这时候医生会改用一些药物来替代。这些药物会很快起效，也会很快被代谢，所以一般可以用到术前 1 天，手术的时候药物已经被代谢了，不会影响手术。

此外，某些退热止痛的复方药剂可能含有抗凝药物成分。因此，当医生通知病人入院准备手术时，病人应详细告知医生所有正在口服的药物，包括药物名称、剂量及服用频率，以确保手术安全并避免潜在的药物相互作用。

十、肺结节手术前为什么要求戒烟?

吸烟对肺部的损害是多方面的，其不仅影响长期健康，还会显著增加围手术期风险。首先，吸烟是术后肺部感染的重要危险因素，会显著增加心肺并发症的发生率，并提高围手术期的死亡风险。所以，强烈建议病人在手术前至少戒烟 2 周，以降低相关风险。

吸烟会刺激肺部气道，引发炎症反应，导致分泌物增多和气道痉挛，这不仅增加了麻醉和肺部通气的难度，还可能影响手术操作。气道痉挛和肺持续膨胀会限制手术视野和操作空间，增加肺组织损伤和出血的风险。

此外，术后病人通常会出现痰液增多的情况。未戒烟的病人，其痰液可能更加黏稠，难以咳出，再加上术后伤口疼痛或身体虚弱，导致咳痰乏力，容易出现呼吸困难和缺氧。这些因素都会增加肺部感染和肺不张等并发症的风险。吸烟还会损害肺纤毛的功能，降低排痰能力，进一步加剧痰多而咳不出的情况[1]。

十一、肺结节手术前需要做哪些准备，手术后应该如何过渡?

经常有病人因为术前准备做不好，影响手术时间和术后恢复，因此，

[1] 支修益，刘伦旭．中国胸外科围手术期气道管理指南（2020 版）[J]．中国胸心血管外科临床杂志，2021，28（03）：251-262.

表 3-1 总结了术前最主要的注意事项，可作为参考。

表 3-1　肺结节手术前病人准备事项

病人类型	术前准备	术后恢复
普通病人	术前 12 小时禁食，术前 4 小时禁水，避免术中麻醉诱导时呕吐反流至气管出现窒息和吸入性肺炎	术后待肠道蠕动恢复，排气排便后可逐渐恢复饮食，从流质饮食过渡到普通饮食
吸烟者	术前 2 周戒烟，降低手术及术后并发症的发病风险	戒烟、健康宣教
高血压病人	控制血压，多数病人应在围手术期将血压控制在正常范围	继续控制血压，不能使用口服药物的病人，应给予相应的替代治疗
糖尿病病人	口服降糖药者服用至术前 1 天，使用长效胰岛素者提前 2～3 天停用，调整为短效胰岛素，并使用至手术当天早上	禁食病人可使用胰岛素调节控制血糖，可进食病人可恢复口服降糖药控制血糖
抗凝、抗血小板病人	术前根据医生建议及时停用这些药物，可桥接预防剂量的低分子量肝素皮下注射，降低围手术期出血风险	如病人术后没有活动性出血迹象，术后 48 小时可恢复服用这些药物

十二、肺结节手术住院一般需要几天?

住院过程包括术前、术中、术后。术前一般需要进行心肺功能等检查，评估麻醉和手术风险，这个过程一般是 1～3 天。术后住院时间一般会根据手术切除范围和术后恢复情况来判断，现今胸腔镜手术已经非常普及，对病人的创伤也较小，术后恢复较快，住院时间通常较短。

对于没有明显并发症的病人，术后住院时间普遍在 2～3 天，部分接受楔形切除的病人甚至可以在术后 1 天出院。而对于少数出现术后并发症的病人，如肺部感染、乳糜漏、肺复张不良等，则需要根据病人的恢复情况再决定具体出院时间。

十三、术中病理是原位癌，术后病理为微浸润性腺癌，类似这样的术后病理升级需要再次手术扩大切除吗？

在肺结节手术过程中，我们一般会进行术中冰冻切片分析，即快速病理检查。该项检查可以在约 30 分钟内提供初步的病理结果，其准确性约为 95%。在极少数情况下，术后的正式病理结果可能显示肿瘤的恶性程度高于术中冰冻病理报告。例如，术中病理诊断为原位癌，而术后病理诊断为微浸润腺癌；或者术中病理诊断为微浸润腺癌，而术后病理诊断为浸润性腺癌。这种情况被称为术后病理升级。然而一般来说术后病理结果升级不需要再次手术扩大切除，主要原因如下。

根据最新的研究证据，肺小结节手术切除范围更依赖术前的 CT 影像而非手术病理。我们团队也曾在这个领域做过一些探索[1]，研究结果表明对于在 CT 上表现为纯磨玻璃结节的早期浸润性腺癌，局部切除和肺叶切除术的治疗效果一致，并且前者创伤更小。而一些研究也表明，根据术前结节密度制订局部切除的手术方案，效果不劣于甚至可能优于肺叶切除术。因此，手术医生在术前通常已经对结节的切除范围有了明确计划。但术中冰冻病理仍然必要，它能提供即时的病理诊断，帮助外科医生确定结节的性质是良性还是恶性，这对于一些复杂或不典型的病例尤其重要。

十四、肺结节手术后如何复查？

大部分早期肺癌病人在手术后基本可以达到治愈的效果。若术后情况稳定，建议病人在术后 1 个月复查胸部 X 线评估肺部恢复情况，并进行

---

[1] WU J, ZHUANG W, CHEN R, et al. Impact of surgery versus follow-up on psychological distress in patients with indeterminate pulmonary nodules: A prospective observational study[J]. Quality of Life Research, 2025: 1-11.

一次体格检查以评估整体健康。此外，术后一个月的门诊随访也非常重要。在这次随访中，主诊医生将根据术后的病理结果来制订后续的随访或治疗方案。如果病人仍然存在疼痛、咳嗽、气短等症状，可以在门诊中得到及时处理。这对于促进病人术后康复和提高生活质量都具有重要意义。

在术后 3 个月，建议进行胸部平扫 CT，因为此时肺部已基本修复，CT 影像可以作为后续复查的参照标准。此外，体格检查应同步进行，以确保没有新的症状或并发症出现。

术后 2 年内，建议病人每半年进行一次复查。这包括胸部平扫 CT、腹部 CT 或 B 超，以及体格检查，以全面监测病情。术后 2 年后，通常调整为每年进行一次随访复查，包括胸部平扫 CT、腹部 CT 或 B 超和全面的体格检查，以确保长期健康。需要注意的是，术后复查的安排因人而异，对于特殊情况的病人需要采取更加个体化的复查方案，见图 3-10。

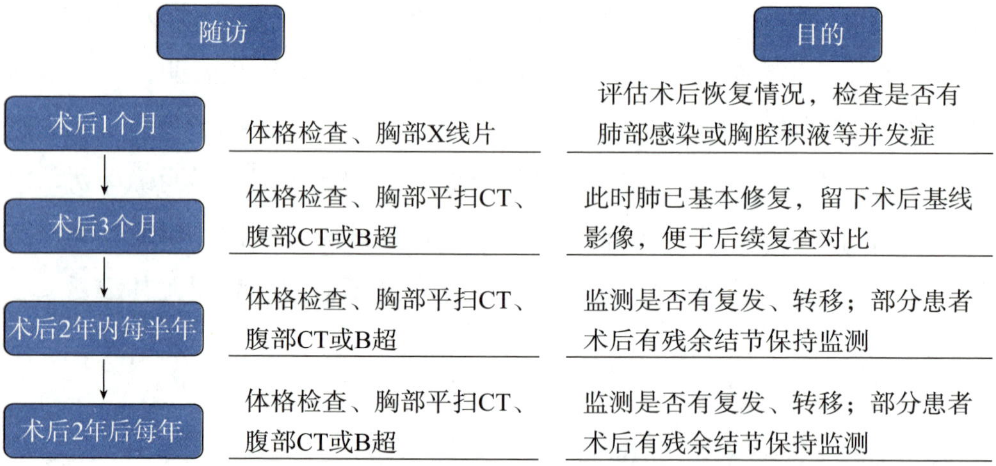

图 3-10　肺结节术后复查节点、项目及目的[1]

[1] 中国临床肿瘤学会指南工作委员会．中国临床肿瘤学会（CSCO）非小细胞肺癌诊疗指南 2023[M]．北京：人民卫生出版社．2023.

根据《中国临床肿瘤学会（CSCO）非小细胞肺癌诊疗指南 2023》[1]，对于Ⅰ～ⅢA 期非小细胞肺癌术后的病人，常规不建议进行头颅 CT 或 MRI、骨扫描或全身 PET/CT 检查，除非病人出现相应的症状。然而，在《非小细胞肺癌术后随访中国胸外科专家共识（2025 版）》中[2]，除了原位癌病人，Ⅰ～Ⅲ期非小细胞肺癌术后的病人，均推荐每年进行一次全身的检查，并且在随访时间有些许差别。具体来说，ⅠA 期术后前 3 年每 6 个月交替胸部 CT 检查和全身检查，第 4 年起改年度全身复查。而携带 *EGFR/ALK* 突变并接受术后辅助靶向治疗的ⅠB～Ⅲ期病人、及接受其余新辅助 / 辅助治疗的Ⅱ～Ⅲ期病人，同样需要每年一次全身检查，术后随访时间间隔则根据肿瘤分期、基因突变类型及治疗方式综合制订。

十五、肺结节手术后是否需要做基因检测？什么情况下需要？

基因检测最重要的目的是指导后续治疗方案。根据《非小细胞肺癌融合基因检测临床实践中国专家共识（2023 版）》[3]，需要检测的人群包括：

1. 初次确诊为晚期肺腺癌的病人。

2. 使用靶向药物治疗后出现耐药性的非小细胞肺癌病人。

3. 如果活检结果显示为非腺癌的晚期非小细胞肺癌，但不能排除是混合类型或含有腺癌成分的病人。

4. 术后分期为Ⅱ～Ⅲ期的浸润性腺癌病人应该进行基因检测，在这

---

[1] 中国临床肿瘤学会指南工作委员会．中国临床肿瘤学会（CSCO）非小细胞肺癌诊疗指南 2023[M]．北京：人民卫生出版社．2023.

[2] 刘伦旭，高树庚，何建行，等．非小细胞肺癌术后随访中国胸外科专家共识（2025 版）[J/OL]．中国胸心血管外科临床杂志，2025：1-10[2025-02-15]．http://kns.cnki.net/kcms/detail/51.1492.R.20250206.1646.004.html.

[3] 中国抗癌协会肿瘤病理专业委员会，中华医学会肿瘤学分会肺癌专家委员会，国家病理质控中心．非小细胞肺癌融合基因检测临床实践中国专家共识（2023 版）[J]．中华病理学杂志，2023，52（06）：565-573.

个共识中需要注意的是，原位癌、微浸润性腺癌，以及Ⅰ期的肺癌病人不常规推荐进行基因检测。

对于ⅠB期非小细胞肺癌病人，虽然目前术后是否辅助治疗尚存在争议，但研究表明，相较于传统化疗，靶向治疗具有毒性较低、缓解率较高的优势，若肿瘤直径较大或存在胸膜侵犯等高危因素，术后辅助靶向治疗可作为临床治疗选择之一。因此，临床实践中，我们也常推荐这类病人可以考虑进行基因检测。

十六、肺结节手术后是否有必要通过定期抽血监测肿瘤残留?

这种技术叫做分子残留病灶（molecular residual disease，MRD）检测，指的是经过治疗后，影像学或传统实验室方法不能发现，但通过抽血发现的肿瘤来源分子异常，代表着肿瘤的持续存在和临床进展可能，示意图见图3-11。《实体瘤分子残留病灶检测共识》[1]中提到：对于非小细胞肺癌，有

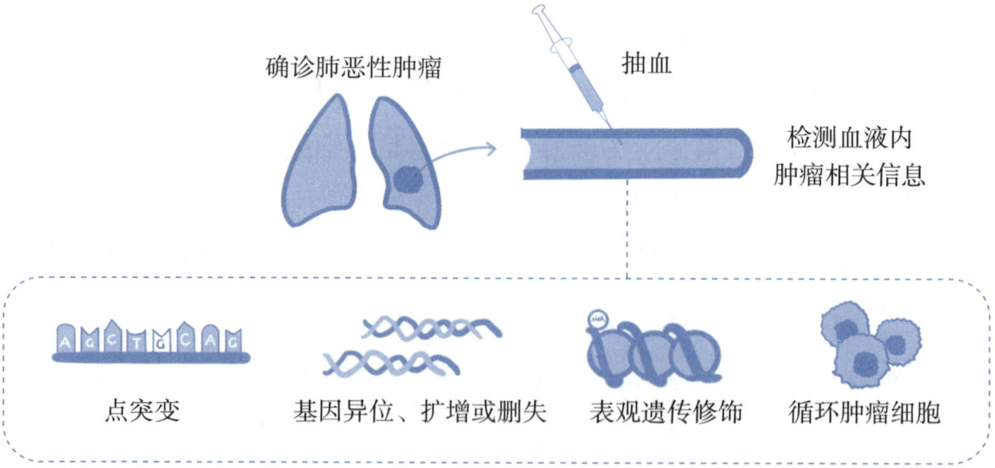

图3-11　微小残留病灶检测示意图

[1] 中华医学会病理学分会，国家病理质控中心．实体瘤分子残留病灶检测共识[J]．中华病理学杂志，2024，53（11）：1088-1096.

充分证据表明 MRD 具有预后分层作用，临床价值较明确。目前这种检测技术在中晚期肺癌的应用越来越广泛，医生也可以参考 MRD 检测结果是否阳性来辅助调整治疗策略。

在肺结节病人的术后管理中，病理结果对于后续的监测和治疗策略起着关键作用。当病理结果显示为良性、不典型腺瘤样增生、原位癌或微浸润性腺癌时，通常认为手术已经达到治愈效果，因此这类病人一般不推荐进行 MRD 检测。然而，对于早期肺癌病人，《非小细胞肺癌分子残留病灶专家共识》[1]指出，根治性切除术后可以考虑进行MRD检测，并建议基于 MRD 开展可手术非小细胞肺癌的围手术期临床试验，尽可能提供围手术期精准治疗方案。可以看出，目前 MRD 在早期肺癌中的应用还在探索阶段，并未常规应用于临床。因此，定期进行 MRD 检测是否必要，应根据专业医学建议，结合病人的具体情况来决定。

十七、肺转移瘤是什么？

在本章中，病人先前有过乳腺癌，所以担心现在的肺结节是肺转移瘤。那么要搞清楚是不是肺转移瘤，我们就要先知道肺转移瘤有什么特点。肺转移瘤是指原发于身体其他部位的恶性肿瘤细胞通过血液循环或淋巴系统转移到肺部，并在肺内形成新的肿瘤病灶。肺转移瘤主要表现为肺内单发或多发球形结节影，大小不一，边缘光滑，密度均匀，多分布于肺外周，也可出现两肺布满粟粒样的结节（图 3-12）。随访过程中可发现转移灶呈进行性增大。

肺部是癌症发生转移的常见部位，这是因为肺血管丰富，全身器官的血液都会经过肺循环，因此发生肺转移的概率更大。

---

[1] 吴一龙，陆舜，程颖，等. 非小细胞肺癌分子残留病灶专家共识 [J]. 循证医学，2021，21（3）：7.

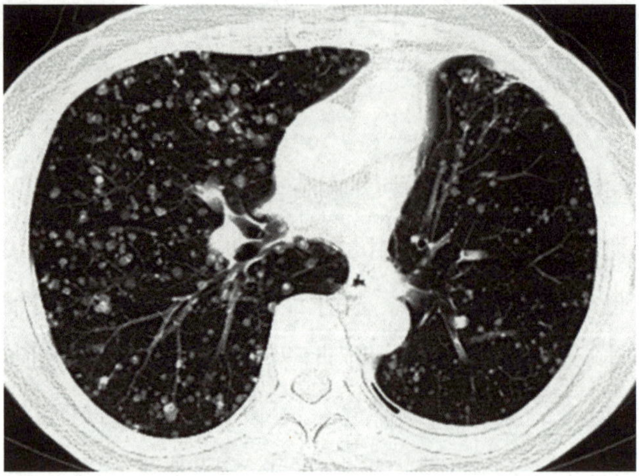

图 3-12　表现为双肺弥漫多发的肺转移瘤

第四章

有明显进展的肺结节

看病手记

——定期复查，防微杜渐

一天傍晚，结束了一台肺移植手术后，我拖着疲惫的身躯回办公室。刚踏出电梯，便看见一个瘦瘦高高的年轻男子，局促地站在办公室门口。小伙子神色紧张：“您是乔主任吧？我是前几天跟您联系过的小张，这是我妈的片子，麻烦您给看看。”

小张说，今年母亲节，他特意为母亲安排了一次全身体检，没想到发现母亲肺上有一个磨玻璃结节。他从网上了解到磨玻璃结节很可能是肺癌，十分着急。

我仔细查看小张带来的胸部 CT 影像和 CT 三维成像资料，片子显示，右肺上有个直径约 2.5 厘米的混合磨玻璃结节，密度不均，伴有毛刺与胸膜牵拉，形态上已呈现出肿瘤特征。

“这种厚层 CT 片，层厚最少 1 厘米，无法看清结节内部细节。要是在薄层 CT 下，估计密度更高。若真是肿瘤，很可能是浸润性腺癌。此外，这 CT 片上的纵隔淋巴结，短径大于 1 厘米，需要进一步检查排除转移。”

小张眼中闪现泪光：“什么？这么严重！我妈才 52 岁，平时身体很好，现在也没有什么不舒服。我从小便没了父亲，我妈把我拉扯长大很不容易。现在我刚刚工作，本想着能孝顺她，让她过几年好日子，没想到……”

"别急，只是个肺结节。"

我连忙安慰他，"即便情况不好，大概率也是早期恶性结节。"

"这种厚层CT的片子并不准确，只有薄层CT才能辨认结节内部的结构，更准确地鉴别良恶性。如果之前有做过胸部CT，找出来对比一下，判断起来就更准确了。"我极力安抚他。

小张似乎突然想起些事，说道："去年母亲感染病毒，曾经做过CT检查，报告描述过右上肺有个小结节。当时也抽血检查了肿瘤标志物、肺癌七项抗体，但都没太大问题，因此也没怎么放在心上，想着可能就是感染，用了消炎药，还找了偏方，后来发热、咳嗽等症状好转后就忘记复查了。"

随即，小张去上一家医院拷贝了去年和今年体检做的胸部CT影像资料，再来找我。我对比后发现仅一年多的时间，这个混合磨玻璃结节已经出现了明显变化，大小从1.2厘米变成了2.5厘米，实性成分也增多了，见图4-1。

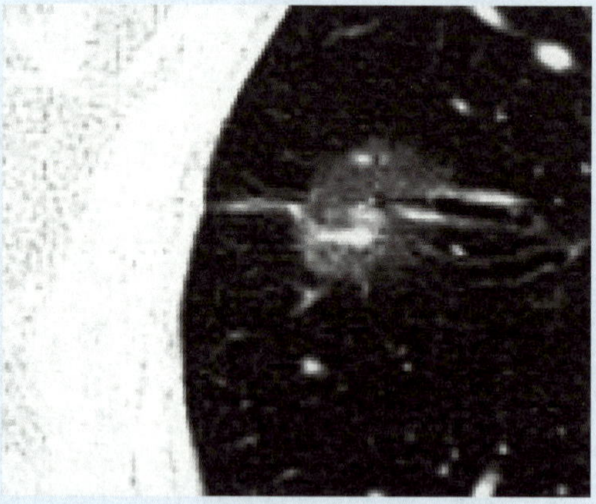

图4-1　病人肺结节CT影像

一般来说，肺结节在两年之内长大超过了一倍，意味其生长速度快，肿瘤恶性程度可能不低。方闻此言，眼前这个一米八几的小伙子忍不住哭了起来，他哽咽地说起了母亲的艰辛。母亲为了供他上学，在工厂打过工，当过保姆，端过盘子，平时生活也非常节俭，舍不得花钱，更舍不得看病，就这样一分一分地把钱攒起来。为了让他不受委屈，即使生活再难，母亲也没有选择再婚。

母亲在他的身上倾注了全部的精力，也寄托了全部的希望，希望他能通过学习改变命运。“不是绝症，现在结节还小，而且纵隔淋巴结虽然稍稍大一点，但边界清晰，很可能还是早期，能治好的。”我轻拍小张因抽泣而颤抖的肩膀，鼓励他要振作起来。

随后，我安排小张母亲做了 PET/CT 检查，结果显示最大标准摄取值（SUV_{max}）为 2.3，轻度升高，且纵隔淋巴结无代谢，考虑是最早期的腺癌。因此，我建议尽早安排手术治疗。

“现在正处于恶性结节萌芽和快速生长的窗口期，在发生扩散和转移前，通过手术把肿瘤切除，治愈的可能性很大。”我进一步向小张和他母亲解释，**这种混合磨玻璃结节如果复查发现大小、密度出现变化，说明肿瘤细胞正在生长，就有扩散和转移的可能，这也是发现肺小结节后，医生特别强调定期复查的原因。**按照医生的建议定期复查，即使是恶性结节，也能通过复查，及时发现变化，然后妥善处理，就不会耽误病情。

母亲听到要做手术却犹豫了：“医生，能不手术吗，儿子才开始工作，工资也不高，我家里还有很多农活要做，还是先给我开点药吃吧。”

我看着眼前这位 50 多岁的母亲，岁月已在她脸上刻下深深的痕迹，满脸沧桑，头发花白。她是无数中国父母的缩影，一辈子含辛茹苦，满心满眼都是儿女，只为孩子考虑，从来不考虑自己。即便到了此刻，她首先考虑的仍是不想花钱，怕给孩子增添负担。

我安慰她：“你有一个孝顺的儿子，一定要积极治疗，治好病才能过好日子。你要这么想，如果你病情更严重了，孩子更无心工作。最后耽误了治疗，会是你儿子一辈子的遗憾。再说，你儿子也大了，以后要结婚生娃，你快点把病治好，将来还能帮他带孩子呢。”

小张也在一旁劝说，母亲这才同意手术。

她的手术很顺利，整个住院过程也非常顺利，术后 2 天就拔管出院了。

术后一个月，小张按照出院小结上交代的复诊时间，来到我的门诊。病理报告显示：浸润性腺癌，贴壁成分 30%，腺泡型 60%，实体型 5%，微乳头型 5%，脉管癌栓（+）。

虽然已经解释过好多次，但小张还是忧心忡忡："有高危因素，是不是很容易复发转移呀，要不要做术后辅助治疗来预防？"

对于最早期的肺癌，国内外权威的指南共识和行业规范都不建议做术后治疗，因为证据表明早期肺癌病人用药没有明显获益，而且药都有副作用，会给身体带来伤害。更重要的是，研究也发现，即使不做术后治疗，绝大多数也不会复发转移（如本例早期肺癌的病人）。而且，**虽然高危因素代表了肿瘤恶性程度高，但只要早发现，处理及时，依然能够治愈。**

"病理报告中，很多免疫组化结果都是阳性的，是不是也是情况不好的标志？"

"说实话，对于这些免疫组化结果，大多数像我这样的临床医生，也不完全了解。但在肺癌的临床治疗中，这些指标主要是病理科医生用于区分肿瘤的细胞类型，一些指标阳性并不一定代表危险。"

"医生，报告最后还有一个染色结果，说弹力纤维染色阴性，网上说是用来判断有没有侵犯胸膜，这样应该就是没有侵犯的意思吧？"小张极力捕捉报告上的每一项数据，向我提问。

"是的，说明胸膜弹力层是完整的，并没有侵犯到胸膜的结构，放心吧。"

"那术后还需要别的治疗吗？比如食疗，或者打一些提高免疫力的针？"

“不需要，你妈妈年龄不大，身体素质好，术后恢复得不错，不需要任何治疗，正常健康地生活就可以了。但如果术后出现比较严重的咳嗽、胸痛、痰多等症状，或者免疫力弱，可以考虑用药缓解症状和提高免疫力。”

人生的过程周而复始。如果把母亲比成一棵树，那孩子就是树上长出的小枝丫。时光荏苒，岁月流逝，小树慢慢长成参天大树，为父母遮风挡雨，如同小时候他们对待我们那样。当父母老去，子女最大的牵挂就是他们的健康。我们努力奋斗的一个重要原因就是能在父母需要的时候提供支援，特别是在他们生病的时候，不让他们因为钱和观念不敢进医院。当我们为父母提供足够的陪伴和关怀，督促安排科学体检时，才能成为父母遮风挡雨的港湾和他们最坚实的后盾。

愿天下的父母都能健康长寿，喜乐平安。

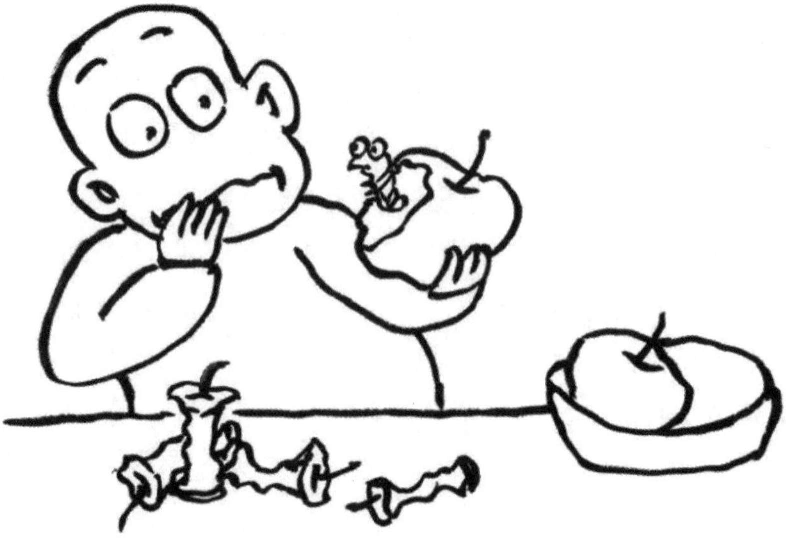

看不见的好运
比看得见的厄运
其实要多得多

一、恶性肺结节的不同病理类型有哪些?

恶性肺结节主要分为两大类：非小细胞肺癌和小细胞肺癌。在非小细胞肺癌中，许多肺小结节被诊断为肺腺癌。根据肺腺癌发展的不同阶段和恶性程度，病理类型可进一步分为不典型腺瘤样增生、原位癌、微浸润性腺癌、浸润性腺癌，不同病理类型特征可见图 4-2。关于不典型腺瘤样增生和原位癌的区别、原位癌于和微浸润性腺癌的区别，以及微浸润性腺癌和浸润性腺癌的区别见表 4-1。

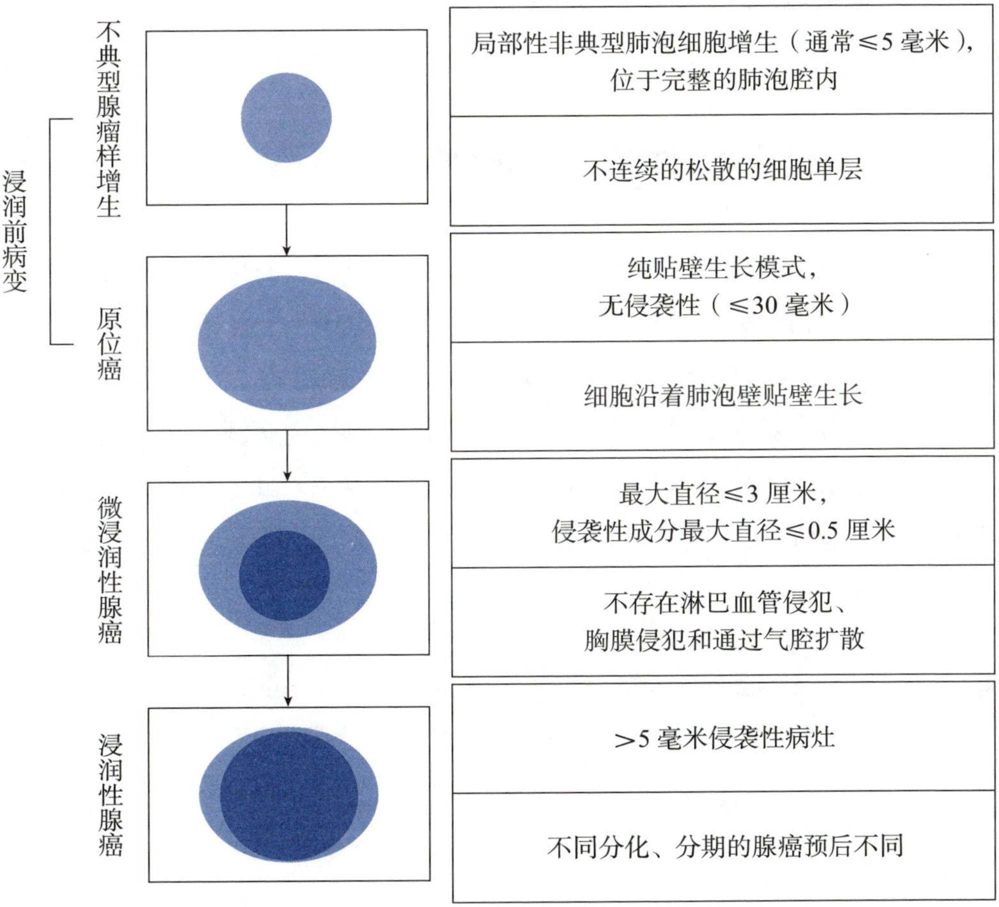

图 4-2　不同病理类型特征

表 4-1　不同病理类型的特征 ❶

不同病理类型的比对	不典型腺瘤样增生和原位癌	原位癌和微浸润性腺癌	微浸润性腺癌和浸润性腺癌
区别	两者均是位于肺泡上皮表面的局限性增生病灶，在CT上均表现为磨玻璃性质，病理学上一般以直径5毫米为界，5毫米及以下病灶认为是不典型腺瘤样增生，5毫米以上病灶则为原位癌，两者预后均极佳	原位癌仍然是局限于肺泡壁内，而微浸润性腺癌则出现了<5毫米的浸润成分（侵袭性成分），两者术后复发和生存情况是几乎一致的，虽然微浸润性腺癌有少量的浸润成分，但并不会造成更大的危险	主要区别在于其浸润成分的大小，通常以5毫米为界。当浸润成分超过5毫米时，便被归类为浸润性腺癌。对于浸润性腺癌，进一步明确其分期和分化情况是非常重要的。浸润性腺癌代表着癌症已经具备一定的侵袭能力，可能会向周围组织扩散或远处转移。然而，这并不意味着所有具备浸润成分的癌症都会发生转移。关键在于早期发现和及时干预，许多病人在这一阶段仍可以获得非常好的治疗效果

二、原位癌和微浸润性腺癌预后如何？

发表在《胸部肿瘤学杂志》的一项研究表明 ❷，原位癌和微浸润性腺癌在术后 10 年的复发率为 0，且 10 年的疾病特异性生存率也达到 100%。换句话说，所有被确诊为原位癌或微浸润性腺癌的病人在接受手术切除后，未出现复发病例，也未出现与该疾病相关的死亡病例。

而发表在《胸外科年鉴》的另一项研究表明 ❸，即便是浸润性腺癌，只要术前影像显示为纯磨玻璃结节，在术后 10 年内也未出现复发病例或该疾病相关的死亡病例。

❶ TRAVIS W D, BRAMBILLA E, NOGUCHI M, et al. International association for the study of lung cancer/american thoracic society/european respiratory society international multidisciplinary classification of lung adenocarcinoma[J]. Journal of Thoracic Oncology, 2011, 6(2): 244-285.

❷ YOTSUKURA M, ASAMURA H, MOTOI N, et al. Long-term prognosis of patients with resected adenocarcinoma in situ and minimally invasive adenocarcinoma of the lung[J]. Journal of Thoracic Oncology, 2021, 16(8): 1312-1320.

❸ LI D, DENG C, WANG S, et al. Ten-year follow-up results of pure ground-glass opacity-featured lung adenocarcinomas after surgery[J]. The Annals of Thoracic Surgery, 2023, 116(2): 230-237.

三、肺腺癌有哪些类型？预后如何？

肺腺癌的病理亚型主要包括：贴壁型、腺泡型、乳头型、微乳头型和实体型。这些不同的病理亚型代表着不同的恶性程度，通常可分为三类：高分化、中分化和低分化。在生物学中，“分化”是指胚胎干细胞逐渐发展为成熟细胞的过程。在这一过程中，随着细胞的不断分化，它们逐渐获得特定的结构和功能，并趋于专门化，比如转变为神经细胞、肌肉细胞或肠道细胞等。这些分化成熟的细胞一旦达到特定的状态，通常不会再转变为其他类型的细胞。因此，当我们谈到高分化的肿瘤细胞时，这意味着这些细胞在形态和功能上与正常成熟细胞相近，它们的恶性程度较低，也被称为“低级别”肿瘤细胞。相反，低分化的肿瘤细胞在结构和功能上与正常成熟细胞有很大差异，表现出类似胚胎干细胞的强大生长和分裂能力，因此其恶性程度高，被称为“高级别”肿瘤细胞。而中分化则介于低分化和高分化之间。肺腺癌不同分化程度的具体病理亚型见表 4-2。

表 4-2　肺腺癌不同分化程度的具体病理亚型[1]

分化程度	具体病理亚型
高分化（低级别）	贴壁型
中分化（中级别）	腺泡型、乳头型
低分化（高级别）	实性型、微乳头型、筛状和复杂腺体结构

在预后方面，高分化亚型（贴壁型）的预后较好，因为肿瘤恶性程度较低。而低分化亚型如实体型和微乳头型通常预后较差，因为肿瘤生长更

[1] RUSSELL P A, WAINER Z, WRIGHT G M, et al. Does lung adenocarcinoma subtype predict patient survival?: A clinicopathologic study based on the new International Association for the Study of Lung Cancer/American Thoracic Society/European Respiratory Society international multidisciplinary lung adenocarcinoma classification[J]. Journal of Thoracic Oncology, 2011, 6(9): 1496-1504.

为迅速且侵袭性更高。

而很多病人正如前文故事中提到的情况，其病理结果显示为贴壁成分30%，腺泡型 60%，实体型 5%，微乳头型 5%。其病理结果有着多种分化程度的病理亚型，那究竟是属于高分化、中分化还是低分化呢？按照国际肺癌研究协会（IASLC）的浸润性非黏液腺癌分级（表 4-3），这个病人应该是属于 2 级，也就是肿瘤还处于中分化的阶段。

表 4-3 浸润性非黏液腺癌分级[1]

分级	分化程度	病理亚型构成比例
1 级	高分化	贴壁生长为主，无高级别成分，或高级别成分<20%
2 级	中分化	腺泡或乳头状为主，无高级别成分，或高级别成分<20%
3 级	低分化	肺腺癌低分化（高级别）成分≥20%

注：低分化（高级别）成分包括实性型、微乳头型、筛状和复杂腺体结构。

四、为什么病理报告中的“贴壁成分”不算在肺癌的分期里？

贴壁成分是腺癌的一种病理亚型，它生长缓慢，实际上是一种原位癌，没有表现出转移扩散的潜能。从结构上看，它沿着肺泡结构缓慢惰性生长，不侵入血管、淋巴或胸膜等，因此贴壁成分不计入分期（图 4-3）。比如某位病人术后病理报告提示腺癌，贴壁成分 60%，腺泡成分 40%，大小为 20 毫米，这种情况下，肿瘤的侵袭成分仅 8 毫米（20 毫米 ×40%），属于最早期[2]。

---

[1] NICHOLSON A G, TSAO M S, BEASLEY M B, et al. The 2021 WHO classification of lung tumors: impact of advances since 2015[J]. Journal of Thoracic Oncology, 2022, 17(3): 362-387.

[2] YOSHIZAWA A, MOTOI N, RIELY G J, et al. Impact of proposed IASLC/ATS/ERS classification of lung adenocarcinoma: prognostic subgroups and implications for further revision of staging based on analysis of 514 stage I cases[J]. Modern Pathology, 2011, 24(5): 653-664.

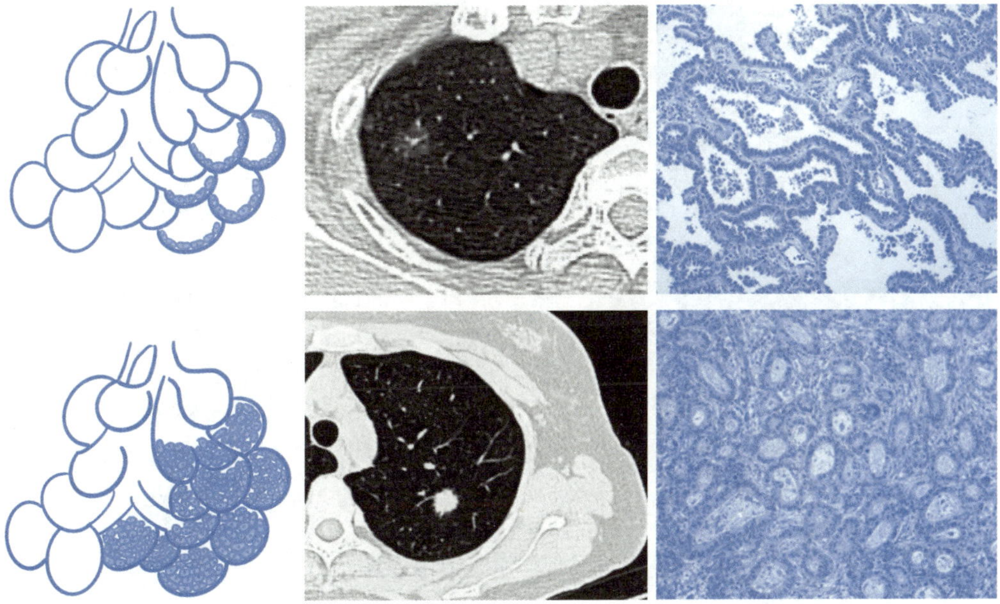

图 4-3 贴壁成分对应影像与病理解析图

五、怎么判断胸膜是否受肿瘤侵犯?

病理科医生会通过显微镜来判断肿瘤是否已经侵犯到胸膜，常常使用弹力纤维染色技术。如果看到胸膜弹力纤维连续，未见完全断裂，即说明肿瘤没有突破胸膜弹力层，即没有胸膜侵犯，用 PL_0 表示；若染色结果为阳性，则肿瘤已侵犯胸膜，评级至少为 PL_1。根据侵犯胸膜的程度，临床上将 PL_0、PL_1、PL_2、PL_3 分别定义为未突破胸膜弹力层、突破胸膜弹力层、肿瘤侵犯达到脏胸膜表面、肿瘤侵犯达到壁层胸膜。

需要注意的是，胸膜侵犯程度和肺癌病灶分期（T 分期）有关，T 代表英文中肿瘤的意思。若为 PL_1 和 PL_2，T 分期则达到 T_2，相当于肿瘤达到 3 ~ 5 厘米的大小；若为 PL_3，T 分期则达到 T_3，相当于肿瘤达到 5 ~ 7 厘米的大小（图 4-4）[1]。

[1] TRAVIS W D, BRAMBILLA E, RAMI-PORTA R, et al. Visceral pleural invasion: pathologic criteria and use of elastic stains: proposal for the 7th edition of the TNM classification for lung cancer[J]. Journal of Thoracic Oncology, 2008, 3(12): 1384-1390.

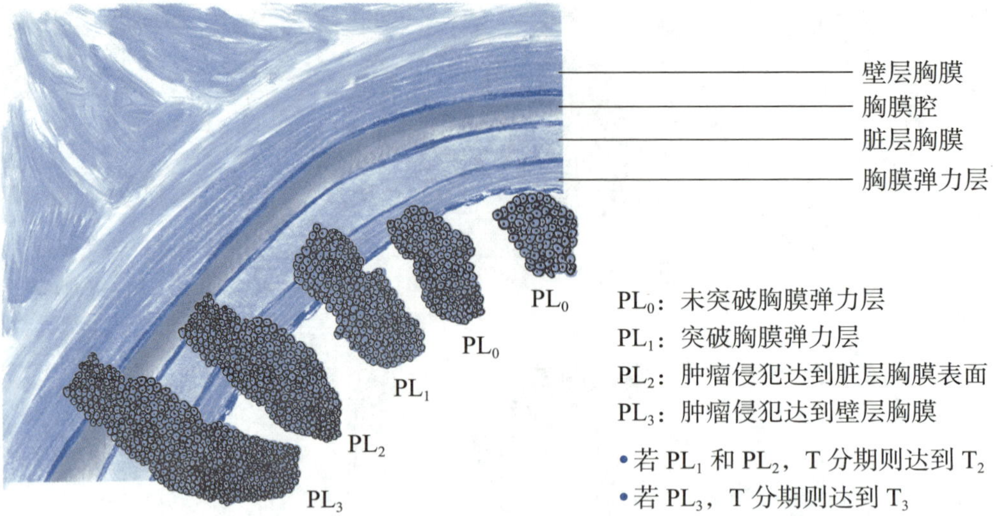

图 4-4　胸膜侵犯示意图

近年来，也有研究表明，PL_1 病人，即那些肿瘤已突破胸膜弹力层但尚未达到脏胸膜表面的病人，其预后与 PL_0 病人（未突破胸膜弹力层）相似[1]。因此，研究者认为不应将 PL_1 病人的分期提升至 T_2，也不建议在术后进行辅助治疗。

六、病理报告中的“气道播散”“脉管癌栓”是什么？需要术后治疗吗？

气道播散和脉管癌栓是病理学上的概念，示意图见图 4-5。其中，气道播散是指肿瘤细胞从原发病灶脱落后，通过支气管活肺泡腔等气道结构扩散至肺的其他部位。这种扩散方式使肿瘤不再局限于单一区域，而是像蒲公英一样在肺内播散。除了直接浸润、淋巴转移和血行转移外，气道播散作为第

[1] LIANG R B, LI P, LI B T, et al. Modification of Pathologic T Classification for Non-small Cell Lung Cancer With Visceral Pleural Invasion: Data From 1, 055 Cases of Cancers≤3cm[J]. Chest, 2021, 160(2): 754-764.

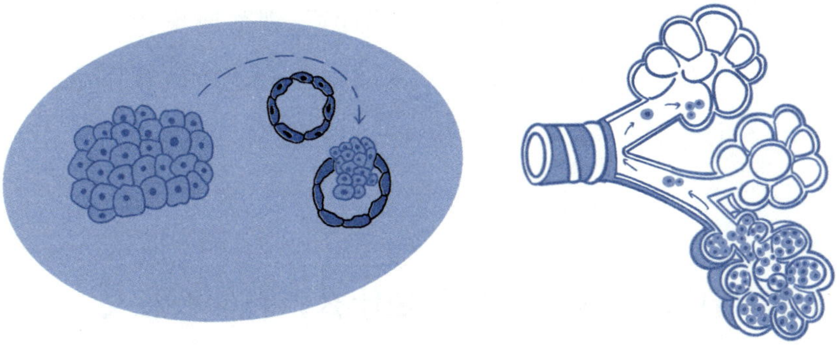

脉管癌栓　　　　气道播散

图 4-5　脉管癌栓、气道播散示意图

四种转移途径，是肺癌特有的扩散形式。然而，在病理诊断中需注意，该现象的判定可能受标本处理过程中器械钳夹等人工因素干扰，导致肿瘤细胞发生医源性移位，因此病理报告中需结合组织学特征进行综合判断。

“脉管癌栓”是指在病灶周围的小血管或淋巴管腔中观察到的肿瘤细胞。由于血管和淋巴管是体内液体传播的主要通道，肿瘤细胞通过这些通道传播可能导致癌症转移。

一项发表在《胸部肿瘤学杂志》的研究表明，气道播散可能是与预后不良相关的高危因素，但国际肺癌研究协会仍认为目前的证据尚不足以支持将其纳入现阶段的TNM分期中[1]。因此，气道播散不影响病理分期，也不作为术后治疗的指导依据。另一项针对脉管癌栓的《欧洲放射学》研究表明，脉管癌栓可能对表现为实性结节的肺癌预后有潜在影响，但对于有磨玻璃成分的肺癌没有影响[2]。目前，国际肺癌研究协会同样未将其纳入TNM 分期中。

---

❶ TRAVIS W D, EISELE M, NISHIMURA K K, et al. The International Association for the Study of Lung Cancer (IASLC) staging project for lung cancer: recommendation to introduce spread through air spaces as a histologic descriptor in the ninth edition of the TNM classification of lung cancer. Analysis of 4 061 pathologic stage I NSCLC[J]. Journal of Thoracic Oncology, 2024, 19(7): 1028-1051.

❷ CHOE J, LEE S M, PARK S, et al. The prognostic value of lymphovascular invasion for stage I lung adenocarcinoma based on the presence of ground-glass opacity[J]. European Radiology, 2024: 1-9.

值得注意的是，这些病理特征为显微镜下观察所见，并不代表肿瘤已发生远处转移，病变仍可能局限于原发部位。上述特征仅提示肿瘤具备转移潜能，若及时干预，病人预后仍可保持良好。

七、病理报告中的“免疫组化”是什么，有什么意义？

免疫组织化学染色检查（简称“免疫组化”）是病理诊断中常用的技术。它基于抗原与抗体的特异性反应，通过使用特异性抗体，检测肿瘤细胞及其周围组织中是否存在特定抗原，如肿瘤标志物和免疫细胞等。对肺癌而言，常用的免疫组化标志物包括 TTF-1、P63、P40（P63 基因编码的蛋白亚型）、Ki-67、Napsin A、CK5/6、C-MET、PD-L1 等。这些标志物有助于快速而准确地鉴别不同类型的肿瘤细胞和病变类型，进而提高病理诊断的准确性。例如，TTF-1 染色阳性通常提示腺癌，而 P40 染色阳性则提示鳞癌，参见图 4-6。

因此，免疫组化的主要作用是明确肿瘤类型，为病理科医生提供准确诊断的依据。对于免疫组化报告单上的阴性或阳性结果，不必过分解读或担忧，也无须为那些不熟悉的指标感到焦虑或盲目猜测。

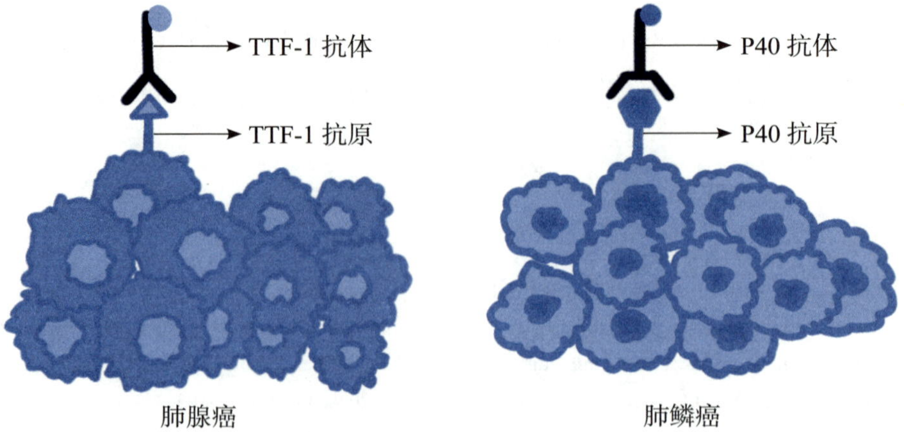

图 4-6　免疫组化示意图

八、为什么需要评估淋巴结的情况?

大多数肺结节为良性，并不需要考虑纵隔和肺门淋巴结的问题。但是对于>1 厘米、以实性成分为主并且伴有分叶征、毛刺征等征象的肺结节，如果考虑为肿瘤，出现淋巴结转移的概率会更高[1]。因此，对于这一类结节，需要在临床中仔细评估纵隔及肺门淋巴结的情况。

在影像上，淋巴结短径≥1 厘米被定义为淋巴结肿大，如果肺内本身有可疑恶性病灶，则需警惕肿大的淋巴结是否为转移淋巴结，但仅通过大小来判断并不准确。炎性淋巴结、淋巴转移、淋巴瘤等原因均可引起淋巴结肿大。对淋巴结肿大诊断需要结合进一步的检查来明确，检查包括PET/CT、超声支气管镜下淋巴结活检、手术切除病理检查等。

如图 4-7 所示，在评估肿瘤和淋巴结时，我们会测量肿瘤病灶的长径，以及淋巴结的短径。因为肿瘤病灶的形状和边界可能不规则，最长径可以更好帮助追踪肿瘤体积的变化，而淋巴结通常呈椭圆或豆状，沿着其长轴排列。这种形状使得短径的变化更加显著和容易测量。

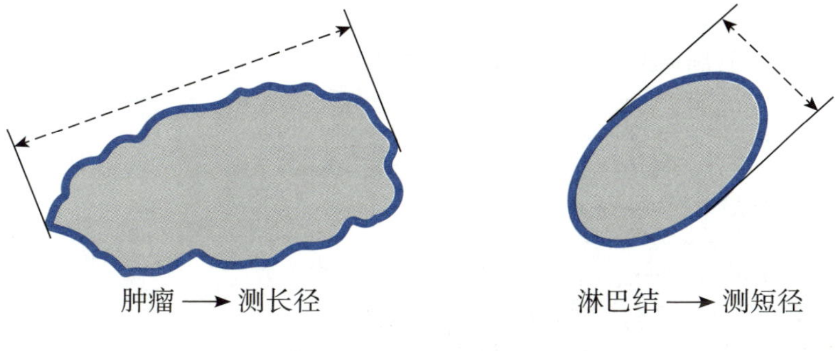

图 4-7　肿瘤原发灶和淋巴结测量方式

---

[1] CASIRAGHI M, TRAVAINI L L, MAISONNEUVE P, et al. Lymph node involvement in T1 non-small-cell lung cancer: could glucose uptake and maximal diameter be predictive criteria?[J]. European Journal of Cardio-Thoracic Surgery, 2011, 39(4): e38-e43.

九、肺癌是怎么分期的?

肺癌的精准治疗依赖于准确的肺癌 TNM 分期（表 4-4），T 代表原发肿瘤的特征，N 代表淋巴结转移情况，M 代表远处转移情况。以下介绍在 2017 年 1 月 1 日正式实施的第八版 TNM 分期[1]，分别介绍 T、N、M 分期各自如何确定（图 4-8），以及如何通过 T、N、M 分期汇总成总分期（表 4-5）。

表 4-4　肺癌 TNM 分期

分期	内容
T_1	肿瘤最大径≤3 厘米，周围包绕肺组织及脏胸膜，未侵及主支气管
	T_{1a}：肿瘤最大径≤1 厘米
	T_{1b}：肿瘤最大径>1 厘米，≤2 厘米
	T_{1c}：肿瘤最大径>2 厘米，≤3 厘米
T_2	肿瘤最大径>3 厘米，≤5 厘米，或有以下情况： 1. 侵犯主支气管，但未侵及隆突 2. 侵及脏胸膜 3. 有阻塞性肺炎或者部分或全肺的肺不张
	T_{2a}：肿瘤最大径>3 厘米，≤4 厘米
	T_{2b}：肿瘤最大径>4 厘米，≤5 厘米
T_3	肿瘤最大径>5 厘米，≤7 厘米或有以下情况： 1. 侵犯胸壁（包含肺上沟瘤）、心包或膈神经 2. 同一肺叶出现癌结节（单个或多个）

[1] GOLDSTRAW P, CHANSKY K, CROWLEY J, et al. The IASLC lung cancer staging project: proposals for revision of the TNM stage groupings in the forthcoming (eighth) edition of the TNM classification for lung cancer[J]. Journal of Thoracic Oncology, 2016, 11(1): 39-51.

续表

分期	内容
T_4	肿瘤最大径＞7 厘米，或有以下情况： 1. 侵及纵隔脂肪、膈肌、隆突、心脏、大血管、喉返神经、主气管、食管、脊柱 2. 同侧不同肺叶内出现癌结节（单个或多个）
N_0	无区域淋巴结转移
N_1	同侧支气管周围和 / 或同侧肺门淋巴结以及肺内淋巴结有转移
N_2	同侧纵隔内和 / 或隆突下淋巴结转移
N_3	对侧纵隔、对侧肺门、同侧或对侧前斜角肌及锁骨上淋巴结转移
M_0	没有远处转移
M_1	远处转移
	M_{1a}：对侧肺内癌结节，或胸膜、心包结节、恶性积液
	M_{1b}：远处器官单发转移灶
	M_{1c}：多个或单个器官多处转移

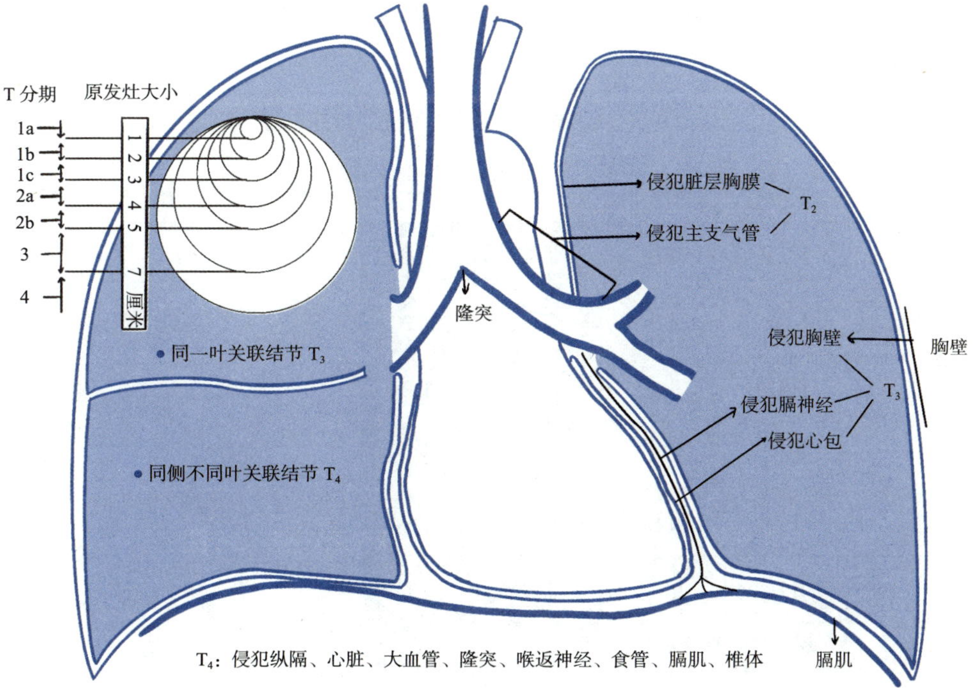

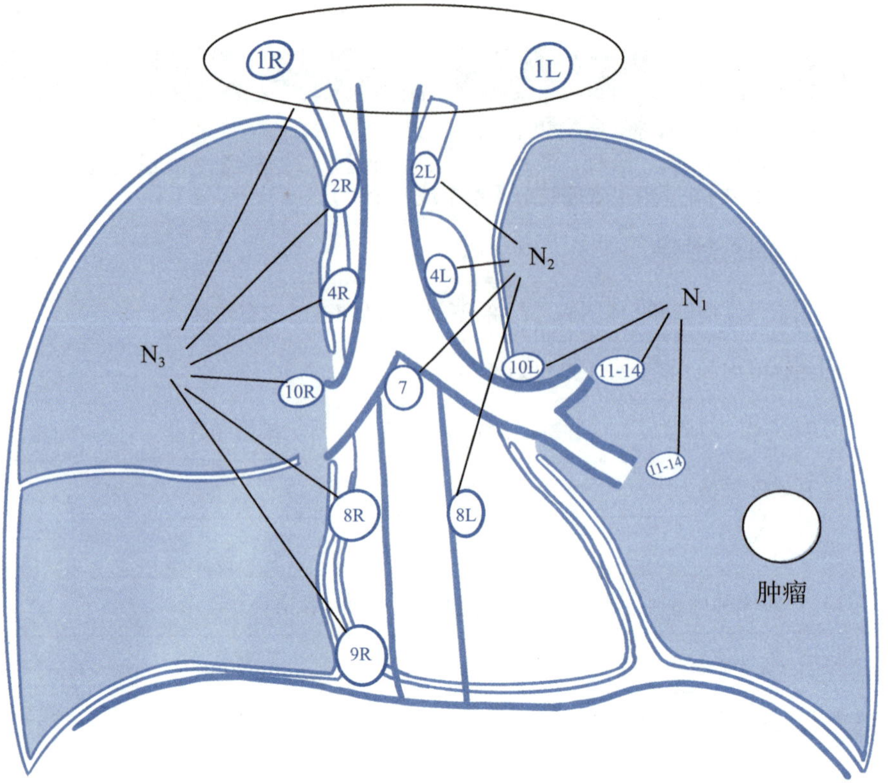

图 4-8　第八版 TNM 分期之 T、N 分期

表 4-5　肺癌第八版 TNM 总分期汇总

	N_0	N_1	N_2	N_3	M_{1a}	M_{1b}	M_{1c}
T_{1a}	ⅠA1	ⅡB	ⅢA	ⅢB			
T_{1b}	ⅠA2	ⅡB	ⅢA	ⅢB			
T_{1c}	ⅠA3	ⅡB	ⅢA	ⅢB			
T_{2a}	ⅠB	ⅡB	ⅢA	ⅢB	ⅣA		ⅣB
T_{2b}	ⅡA	ⅡB	ⅢA	ⅢB			
T_3	ⅡB	ⅢA	ⅢB	ⅢC			
T_4	ⅢA	ⅢA	ⅢB	ⅢC			

在最新的第九版 TNM 分期中主要对 N 分期和 M 分期进行了一些修改，T 分期则无改动，以下为本次改动的内容：

1．第九版 TNM 分期将 N_2 细分为 N_{2a}（单站淋巴结受累）和 N_{2b}（多站淋巴结受累）。

2．第九版 TNM 分期将 M_{1c} 细分为 M_{1c1}（单个器官系统中多发胸外转移）和 M_{1c2}（多器官系统的胸外多发转移）。

3．修改后的 TNM 总分期汇总见表 4-6，蓝色标注的为第九版 TNM 分期中相较于第八版改动的部分。

表 4-6　肺癌第九版 TNM 总分期汇总

<table>
<tr><th rowspan="2"></th><th rowspan="2">N_0</th><th rowspan="2">N_1</th><th colspan="2">N_2</th><th rowspan="2">N_3</th><th rowspan="2">M_{1a}</th><th rowspan="2">M_{1b}</th><th colspan="2">M_{1c}</th></tr>
<tr><th>N_{2a}</th><th>N_{2b}</th><th>M_{1c1}</th><th>M_{1c2}</th></tr>
<tr><td>T_{1a}</td><td>ⅠA1</td><td>ⅡA</td><td>ⅡB</td><td>ⅢA</td><td>ⅢB</td><td colspan="2" rowspan="7">ⅣA</td><td colspan="2" rowspan="7">ⅣB</td></tr>
<tr><td>T_{1b}</td><td>ⅠA2</td><td>ⅡA</td><td>ⅡB</td><td>ⅢA</td><td>ⅢB</td></tr>
<tr><td>T_{1c}</td><td>ⅠA3</td><td>ⅡA</td><td>ⅡB</td><td>ⅢA</td><td>ⅢB</td></tr>
<tr><td>T_{2a}</td><td>ⅠB</td><td>ⅡB</td><td>ⅢA</td><td>ⅢB</td><td>ⅢB</td></tr>
<tr><td>T_{2b}</td><td>ⅡA</td><td>ⅡB</td><td>ⅢA</td><td>ⅢB</td><td>ⅢB</td></tr>
<tr><td>T_3</td><td>ⅡB</td><td>ⅢA</td><td>ⅢA</td><td>ⅢB</td><td>ⅢC</td></tr>
<tr><td>T_4</td><td>ⅢA</td><td>ⅢA</td><td>ⅢB</td><td>ⅢB</td><td>ⅢC</td></tr>
</table>

十、分期为 $T_2N_0M_0$ ⅠB 期肺癌术后需要治疗吗，哪些肺癌需要术后治疗？

小于 3 厘米的结节病灶在术后病理分期中通常被归为ⅠA 期。在这一阶段，肺癌病人通常不建议接受术后辅助治疗。然而，当结节侵犯胸膜时，其病理分期应考虑为 $T_2N_0M_0$ Ⅰ B 期。在这一阶段，是否采用术后辅助治疗仍存在争议。根据中国专家共识，对于Ⅰ B 期且伴有高危因素的肺癌患者，例如低分化肿瘤（如实体型或微乳头型腺癌、神经内分泌癌、复杂腺体等），可以考虑进行术后辅助治疗[1]。目前，术后辅助治疗主要包括靶向治疗和化学治疗。因此，这类病人在术后一般建议进行基因检测，以明确是否存在靶向基因突变。如果病人携带某些驱动基因突变，由于靶向药物的副作用通常较小，靶向治疗在多数情况下是术后治疗的首选。然而，如果没有靶向基因突变，考虑到Ⅰ B 期肺腺癌术后辅助治疗的证据尚不充分且化疗副作用较大，应谨慎选择化疗方案。

值得注意的是，如果存在淋巴结转移，病理分期则会进一步升级，术后辅助治疗是必要的，治疗手段包括但不限于化疗、放疗、免疫治疗或靶向治疗等，以提高治疗效果和改善预后。

十一、肺结节三维重建成像是什么？有什么好处？

在本章手记中，提到了肺结节的三维重建成像。实际上，临床上经常有病人将肺结节三维重建成像与术前的三维重建混淆。肺结节三维重建成像是在高分辨率 CT 检查的基础上对肺结节进行三维重建，以此呈现结节的立体图像，作为辅助判断手段。需要注意的是，这与术前三维重建不同，前者是对结节本身的重建，而后者是要重建整个肺的肺段分布、血管支气管走行以及结节所在位置，两者示意图见图 4-9。

可以简单理解为，一个是做 CT 检查时的附带项目，对肺结节进行“3D 打印”，立体呈现肺结节；一个是手术前为了明确手术切除方式和范围，了解结节所在位置，对肺的解剖结构进行解析。

---

[1] 刘宝东，陈海泉，刘伦旭，等. 肺结节多学科微创诊疗中国专家共识 [J]. 中国胸心血管外科临床杂志，2023，30（8）：1061-1074.

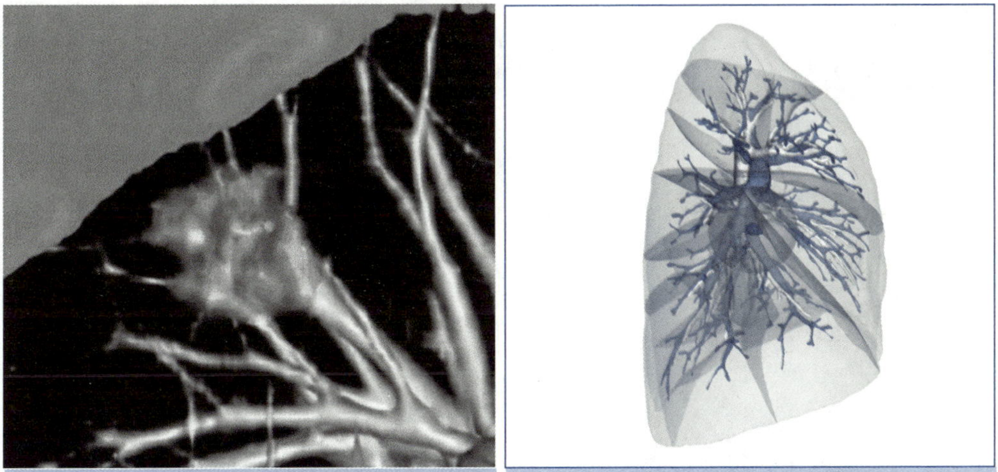

肺结节三维重建成像　　肺结节术前三维重建

图 4-9　肺结节三维重建成像与术前三维重建区别

第五章

高危人群的肺结节

看病手记

——主动出击，发现隐患

那天，诊室里走进一位病人，他的模样很特别——斜挎着一个双肩包，戴着大大的帽子和口罩，整张脸只能看到反光的近视眼镜和眼镜后面游移闪烁的目光。他进了诊室，却没有坐下，而是站在一旁，不停地打量正在整理资料的助理和坐在我旁边调阅电脑资料的年轻医生。

我正在看电脑上已经打开的CT影像，没来得及跟病人打招呼，他却突然凑到我耳边，压低声音问我："医生，其他人能看到我的胸部CT结果吗?"

我扭头看了他一眼，明显感觉到他的紧张，用手拍了一下他的上臂，让他坐下，示意他放松一些。

他的胸部CT影像（图5-1）显示肺部有个1厘米左右的部分实性结节，有浅分叶，局部放大后似乎还有很小的气管征，形态上符合肿瘤的特征。

我正琢磨着该如何与他沟通，舒缓他的紧张情绪，没想到他又凑近我，"乔医生，我的这些检查资料，千万不能让其他人知道!"

"嗯，病人的资料，在我们医院只有已授权的医生才可以看到。"

"不是这个意思，我是说医院外面的人，如果我单位有人想查看，是不是到医院调取就能看到?"

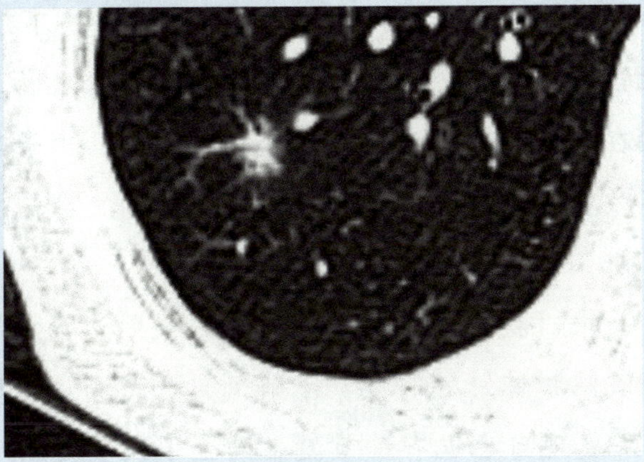

图 5-1　病人肺结节 CT 影像

我明白了他的意思："隐私保护是医院和医务人员最重要、最基本的职责，别说你们单位的人了，即使是我们医院的人，也只有参与为你诊疗的工作人员，才会被授权看到你的病情资料，别担心。"

病人姓黄，52 岁。据他讲，自己正处于晋升调岗的公示期，不希望在这期间出什么问题。"这个岗位很多人参与竞争，我也熬了很多年才有这个机会，没想到在这个关键时期，身体出了问题。"黄先生显得非常消沉。

我顺势说出了自己的口头禅："别急，只是个肺结节。"

"医生，跟您说实话，我这不是体检发现的，也不是第一次发现，我是发现肺结节后三个月来复查的。虽然看起来没有明显变化，但好几个医生都说像肺癌，您看能不能再等几个月，等我工作上的事情妥当了再手术？"

听他这么说，我一下子明白了，犹豫了一下，还是善意提醒他："其他人看不到医院的资料，但你作为公职人员，你们单位的相关负责人应该会知道你的体检结果。"

临床工作中，经常会遇到因为工作或其他原因，不想马上手术的病人，如果病情比较危急，我会尽全力劝病人抛弃身外之物、尽快手术，但对于黄先生这种在一段时间内没有明显变化的结节，**出于对病人的保护和利弊权衡，在不改变病人人生轨迹的大前提下，通常会选择继续观察。**

听我这么一讲，黄先生稍微放松了一些。

在随后的聊天中，我得知，他妹妹前些时候因为确诊早期肺癌已经做了手术。他在医院陪护妹妹的时候，了解到自己是高危人群，便去做了一次 CT 检查，结果发现自己也有结节。上网查了大量资料后，他自行服用消炎药两周，希望结节能自行消失，没想到复查后结节还在，而且医生都说像肺癌，又赶上升职公示期，所以他的情绪已接近崩溃。

“别担心，你的情况不严重，即使是肿瘤，也不是非得马上手术。可以等过了公示期，再找一个恰当的时机做手术。放心，这种肿瘤是完全能治好的，不会耽误你在新的岗位上继续工作。”

三个月后，黄先生来医院接受手术。经过手术组充分讨论，手术切除方式确定为单孔胸腔镜下肺段切除术。术后，黄先生康复顺利，第三天就出院回家了。

术后一个月，他来门诊复查，此时的他已神情自若，与我第一次见他时判若两人。

“恢复得非常好，胸部 X 线上没有发现积液积气，肺复张良好，血常规和其他抽血指标也正常。”我看完他的复查结果，把好消息告诉他。

“我也觉得恢复得不错，基本正常了。”

“咳……咳……”他话音未落，就开始咳嗽，“吃饭、睡觉，还有活动，一切都很好，基本跟手术前差不多，就是经常咳嗽，一咳就停不下来。”

他咳得有点上气不接下气。

我见状提问：“是不是白天厉害，越说话越咳嗽，晚上睡觉就不咳嗽了？”

“是啊，好奇怪，就是总觉得喉咙痒痒的，忍不住要咳，咳好久又没有痰，是不是肺部有炎症，需不需要消炎？”

“你这不是感染，是典型的肺术后刺激性咳嗽，可能跟手术刺激、术后肺复张气管树位置改变有关系。不要紧，大约有一半的病人在术后一年内会出现不同程度的咳嗽，一般术后第一个月症状最严重，之后会自行缓解。”

“原来是这样，我最近一周是有些好转。那需不需要吃点药？”

“不严重的情况是不需要吃药的，但如果已经影响到你开展工作和日常生活，可以考虑吃药，一般选止咳药。”

“医生，你之前说过，我的结节是实性的，如果病理结果是恶性的话，会比磨玻璃结节更严重、更危险。最近总是忍不住想，如果当时做肺叶切除术（该术式切除范围更大），会不会效果更好？更不容易复发和转移？”他很担忧。

“这种考量有一定道理。标准的肺癌手术是肺叶切除术 + 纵隔淋巴结清扫术，**但最新研究结果显示，对于小于2厘米的结节，尤其是含磨玻璃成分的结节，肺段切除术和楔形切除术可以取得同样的预后效果。**”

“你的结节虽然是部分实性结节，术后病理也明确是浸润性腺癌，但这个肿瘤在观察期间没有明显变化发展，说明它是惰性癌，恶性程度不高。另外，这个结节位于肺段中间，所以肺段切除术也能保证切缘干净，而且手术中我们也对肺门和纵隔淋巴结进行了采样，结果证明没有转移，综合所有情况，我认为肺段切除术就足够了，这样对你的肺功能损伤小，恢复快，不会有大问题的。”

他听后，接受了我的解释，“确实，我自己没有感觉到明显的气短，活动基本没有受影响。”

“医生，我还有一个问题一直想问你，肺癌是不是会遗传，为什么我和妹妹都得了呢？”

“肺癌是不会遗传的，它不是遗传病。”我非常坚定地对他说。

临床上经常有这种现象——直系亲属发现肺结节或者确诊肺癌，其他人去做检查也发现肺有问题，其实这称为“肿瘤的遗传倾向”，表现出来就是家族聚集现象，并不是一对一地直接遗传。

“你这是不幸中的万幸，得知自己是肺癌高危人群后，及时检查，及时发现问题，及时处理，解除了隐患。”

“医生，那我女儿也是高危人群，她要不要去做个胸部低剂量CT检查?”

“不需要，她虽然有肿瘤家族史，但因为年龄小，大概率是不会有问题的，而且做检查还有潜在危害。不过你兄妹二人都得肺癌，那你们三代内有血缘关系且50岁以上的亲属都是高危人群，最好每年做一次低剂量CT检查。如果他们还是‘老烟枪’，得过肺部疾病或者工作环境特殊的就更要注意了。”

他听了我的解释后，又突然想起一个问题：“医生，我刚到新的岗位，最近要去比较远的地方出差，你看我可以坐飞机吗?”

“当然可以，你已经术后一个月了，复查结果显示肺复张好，坐飞机是安全的。”

癌症是当前人类最主要的健康杀手。其发生是一个长期、慢性、多阶段的过程，从正常细胞演变为肿瘤细胞，再形成危及人体健康的肿瘤，通常需要10~20年，甚至更长的时间。因此，除了每年的常规体检，每个人都应了解癌症知识，判断自己和家人是否属于高危人群，并在体检中加入常见癌症的筛查项目，时刻关注自己和家人的身体是否出现危险信号，一旦出现与癌症相关的“危险信号”，应及时到医院就诊，排查隐患。

培根曾说：“健康的身体是灵魂的客厅，病弱的身体是灵魂的监狱。”在人均预期寿命突破78.3岁的今天，仍有83.6%的早期肺癌病人在确诊前从未进行过低剂量CT筛查。这一数字背后，是个人健康意识的严重缺失，以及大众对疾病认知的巨大鸿沟。

长久以来，人们总是习惯于“病后治疗”的模式。只有等到身体出现了明显的症状，疾病已然扎根，才匆匆忙忙地寻求医疗帮助。但时代在飞速发展，健康观念也必须与时俱进。我们不能坐以待毙，被动地等待疾病的侵袭，而应该主动出击，提前布局，将疾病拒之门外。肺癌是我国发病率和死亡率最高的癌症，每年新增病例超百万，防控形势严峻。早期肺癌症状隐匿，难以察觉，而低剂量CT筛查能精准发现早期病变。早期发现并干预，可大幅提升病人的五年生存率，甚至实现治愈。

这不仅是口号，更是生活准则。对于肺癌高危人群，如家族史或长期吸烟者，定期低剂量CT筛查是必要的“健康保护伞”。普通大众也应保持良好生活习惯，如戒烟限酒、合理饮食、适度运动，筑牢健康防线。只有这样，我们才能让健康的身体成为灵魂的栖息之所，而非病弱的牢笼。

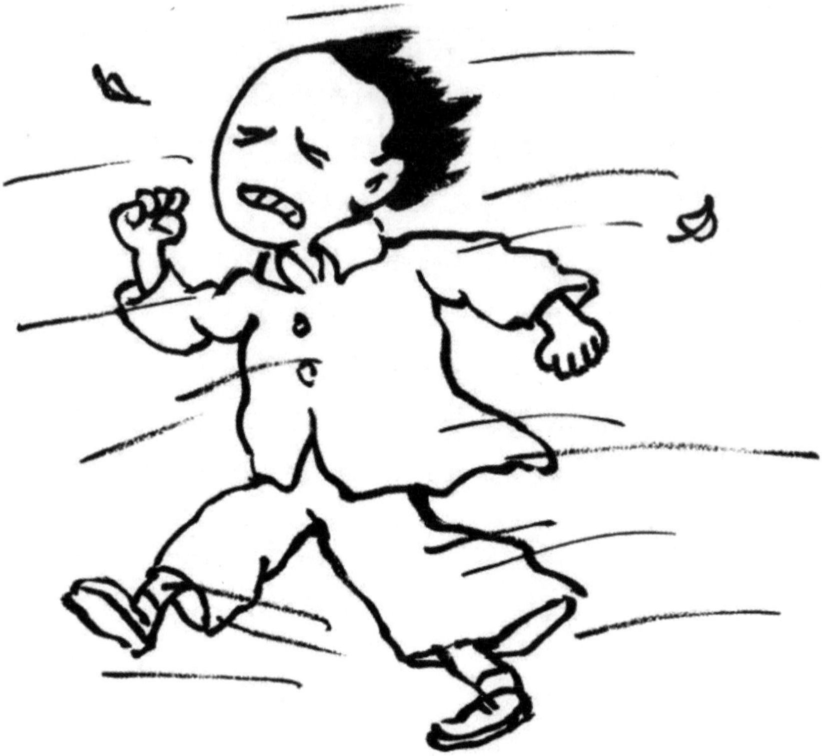

不是发际线后退
而是人生在前进

一、肺癌的高危人群有哪些？

肺癌的高危人群是指年龄≥50岁，且包括以下条件中任意一项者（图5-2）：

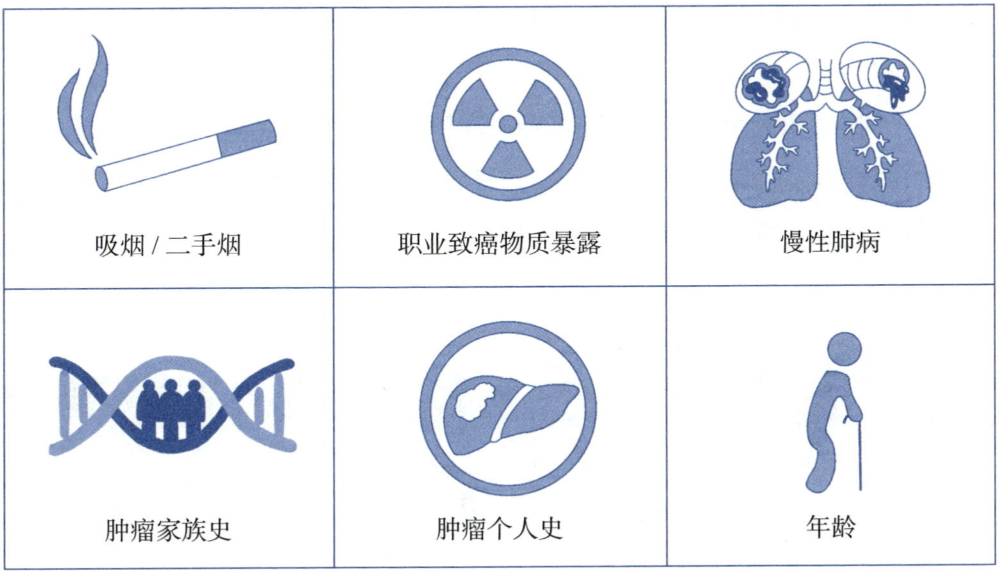

图5-2　肺癌高危人群（因素）

1. 长期吸烟或吸二手烟者以及厨房等场所的环境油烟长期暴露者　尤其是重度吸烟的病人，通常指每天吸烟量达到20支（约一包），持续时间超过20年，总计达到20包年的吸烟量，包括曾经吸烟≥20包年，但戒烟不足15年。另外，也包括与吸烟人群共同生活或同室工作≥20年。

2. 职业致癌物质暴露史　长期接触氡、砷、铍、铬、镉及其化合物；长期接触石棉、二氧化硅和煤烟等。

3. 一级亲属肺癌史　父母、兄弟姐妹、子女如果曾患肺癌，本人患上肺癌的风险会增加。

4. 有慢性肺部疾病史　慢性阻塞性肺疾病、肺结核和肺纤维化等慢性肺部疾病病人肺癌发病率高于健康人群。支气管肺组织的慢性炎症及其在愈合过程中的鳞状上皮化生或增生可能发展成肺癌。

除此之外，如果本身曾经患过肺或其他器官恶性肿瘤，再次患肺癌的概率也会增加。

二、为什么有肿瘤病史更容易患肺癌?

由于肿瘤病人可能存在不稳定的遗传背景或基因缺陷，加之个体生活方式的影响以及肿瘤治疗相关因素，导致首次癌症治愈后病人再发第二原发癌的风险显著升高，具体见表 5-1。

表 5-1　肺癌发生率的相关因素

因素	内容
生活方式和环境	一些影响癌症风险的生活方式因素（例如吸烟、肥胖、酗酒、暴露于某些化学物质）可能不仅会导致一个部位出现癌症，而是全身各个器官都具有癌变的风险，肺部同样如此
遗传易感性	病人衰老，免疫力降低，或携带某些遗传突变，如某些肿瘤抑制基因的突变可能使细胞更容易发生癌变
治疗相关	肿瘤的治疗方法如放疗和化疗，可能会对肺组织造成损伤，增加病人后续发生肺癌的风险

研究表明，相比于健康人群，既往有肿瘤病史的病人患后续的原发肿瘤的风险高出 10% 左右。而在既往有肿瘤病史的病人群体中，男性群体后续原发性肿瘤发病率最高的癌症分别是肺癌（19.1%）、前列腺癌（13.7%）、膀胱癌（11.1%）和结直肠癌（10.1%）；女性群体则是肺癌（19.3%）、乳腺癌（17.3%）、结直肠癌（11.0%）和子宫体癌（7.4%），见图 5-3。

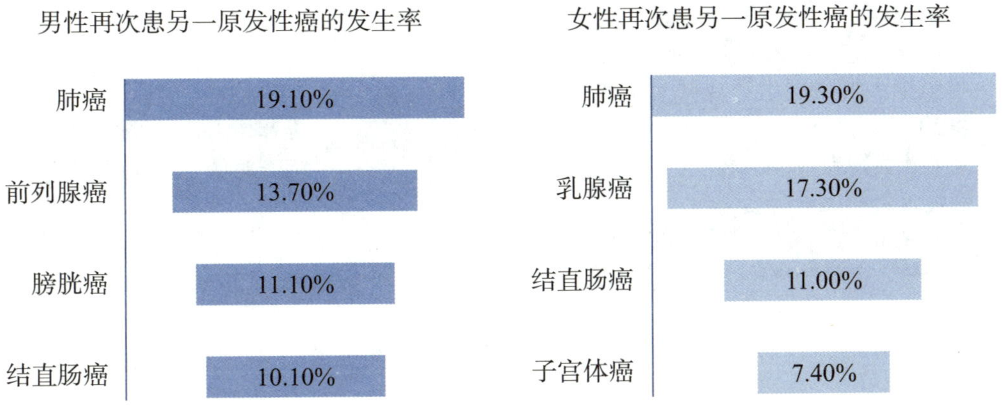

图 5-3　既往患癌再患另一原发性癌发生率[1]

三、什么人需要每年进行肺癌筛查?

多项肺癌筛查研究显示，对高危人群进行低剂量 CT 筛查，可以在大量人群中检出肺结节，其中 5% ~ 10% 的肺结节为早期肺癌，而大量早期肺癌的发现和及时处理，可以降低肺癌的死亡率。因此，及时鉴别肺结节的良恶性并进行有效干预，是提高肺癌治疗效果的有效手段。由于近年来肺癌发病呈现年轻化的趋势，国家卫生健康委员会于 2024 年颁布的肺癌筛查与早诊早治方案推荐 50 岁以上，且符合图 5-4 中一项高危因素者，应每年进行一次低剂量 CT 检查[2]。

---

[1] SUNG H, HYUN N, LEACH C R, et al. Association of First Primary Cancer With Risk of Subsequent Primary Cancer Among Survivors of Adult-Onset Cancers in the United States[J]. JAMA, 2020, 324(24): 2521-35.

[2] 中华人民共和国国家卫生健康委员会．肺癌筛查与早诊早治方案（2024 年版）[J]．全科医学临床与教育，2024，22（9）：772-776.

- 吸烟包年数≥20 包年，包括曾经吸烟≥20 包年，但戒烟不足 15 年
- 与吸烟人群共同生活或同室工作≥20 年
- 患有慢性阻塞性肺疾病
- 有职业暴露史
- 有一级亲属（父母、子女以及兄弟姐妹）确诊肺癌

→ 年龄≥50 岁，且有一项额外的危险因素 → 推荐作为筛查对象 → 推荐低剂量胸部 CT

图 5-4　需肺癌筛查人群

四、肺楔形切除术、肺段切除术、肺叶切除术有什么区别？

在了解这三个术式之前，我们需要知道肺的基本解剖知识。肺是由 5 个肺叶组成的（图 5-5a）。而右肺 3 个肺叶，总共有 10 个肺段；左肺 2 个肺叶，总共有 8 个肺段；加起来双肺总共有 5 个肺叶和 18 个肺段（图 5-5b）。

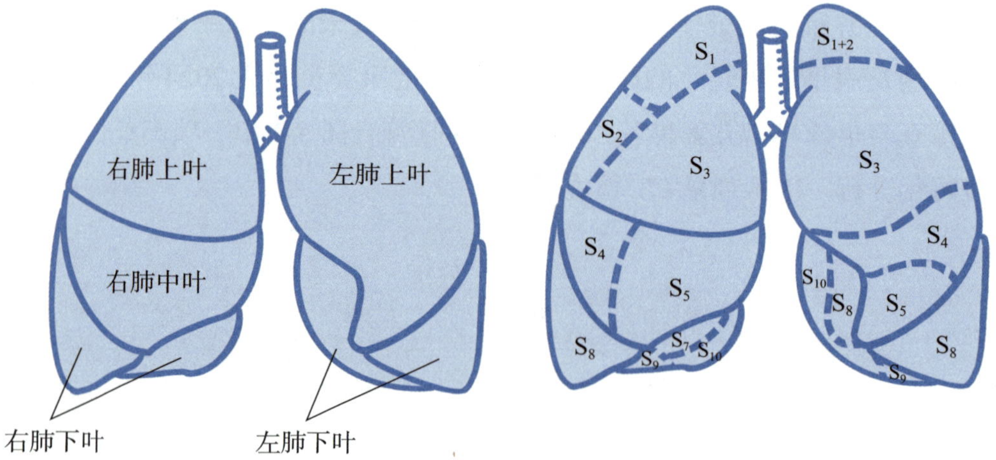

a 肺叶解剖图　　b 肺段解剖图

图 5-5　肺叶（a）和肺段（b）解剖图

首先，肺叶切除术（图 5-6a）就是在结扎并切断肺叶所供应血管和叶支气管后，将整个肺叶完整切除。

肺段切除术（图 5-6b）则是通过切除相应肺段的供应血管和支气管，通过膨胀萎陷疗法或荧光显影等技术确定肺段边界后，进行精确切除。

楔形切除术（图 5-6c）则不需要解剖气管、血管等结构，在准确定位肺结节后，保证足够切缘的情况下将结节和周围一部分肺组织切除即可，但该术式要求结节必须位于肺叶外周。在临床研究和临床实践中，肺段切除术和楔形切除术被统称为亚肺叶切除术。

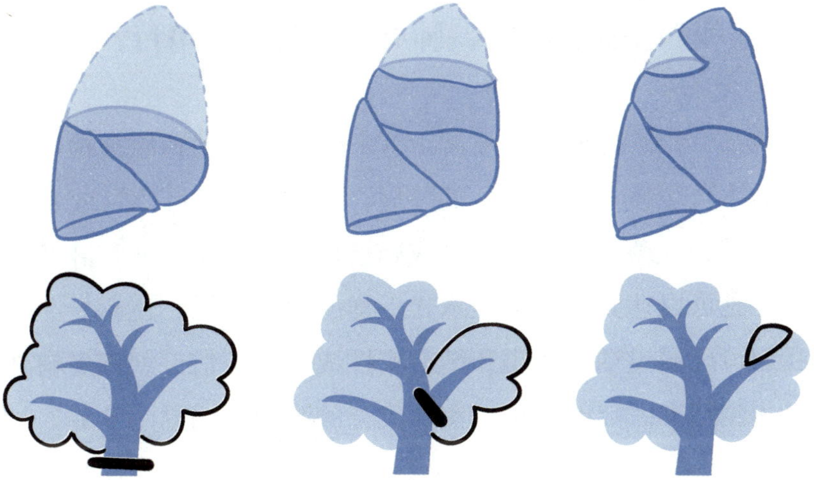

a 肺叶切除术　　b 肺段切除术　　c 楔形切除术

图 5-6　不同肺术式示意图及象形图

五、肺癌的标准术式是什么？

肺癌的标准手术方式为肺叶切除术 + 系统性淋巴结清扫术[1]。正如前

[1] CAHAN WG, WATSON WL, POOL JL. Radical pneumonectomy[J]. The Journal of Thoracic Surgery 1951; 22(5): 449-473.

面提及，我们右肺有 3 个肺叶，左肺有 2 个肺叶，肺叶切除术需要至少切除一个完整的肺叶，而系统性淋巴结清扫则要求必须包括 6 组淋巴结，其中 3 组为肺内（肺叶、肺叶间或肺段）和肺门淋巴结，另外 3 组是包括隆突下淋巴结在内的纵隔淋巴结。随着研究深入，研究人员发现≤2 厘米的早期肺腺癌（尤其是含有磨玻璃成分）的恶性程度低，预后良好，采取亚肺叶切除术（包括肺段切除术、肺楔形切除术）联合淋巴结采样可以获得同样的预后效果，因此标准术式仍在不断变革，以符合精准医疗的原则。

六、术后病理为浸润性腺癌，肺局部切除是否可行？

随着胸部 CT 肺癌筛查的普及，越来越多的早期肺癌被检出，其中相当一部分为生长缓慢、低度恶性的肿瘤，也称“惰性肺癌”或者“懒癌”。目前研究表明，这些结节通过肺段或肺楔形切除术（即亚肺叶切除术）和淋巴结采样是可以达到传统标准术式一样的治疗效果，还有更小的创伤等优势。我们可以通过结节大小和结节实性成分来评估，制订更精准的手术方案，以达到精准医疗的效果。实性成分的测量方法见图 5-7。

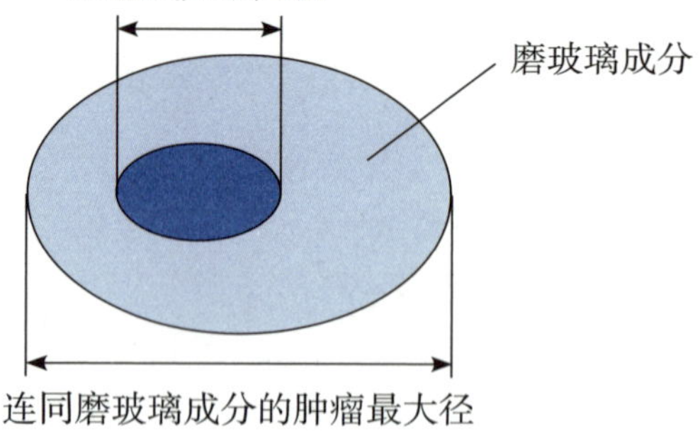

图 5-7　实行成分占比计算图示

简单介绍以下几个针对上述情况开展的研究（图 5-8）。

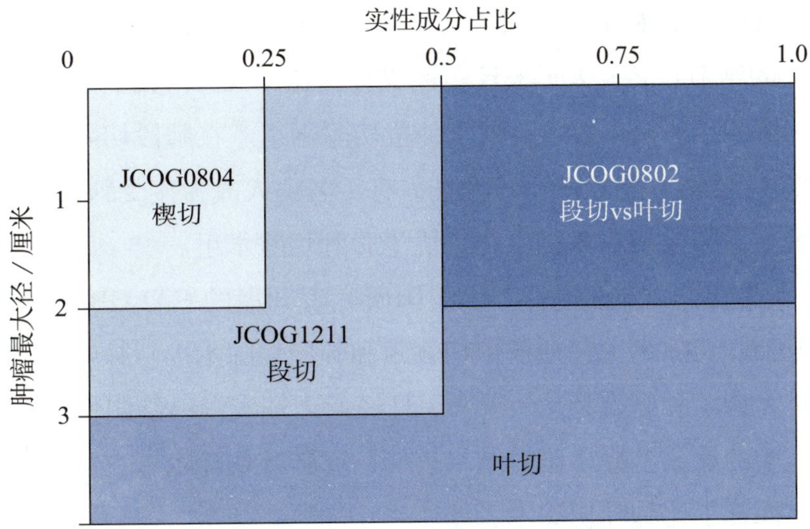

①楔切：肺楔形切除术；②段切：肺段切除术；③叶切：肺叶切除术

图 5-8　当前对于肺结节标准术式探索研究

1．JCOG0804 研究[1]　研究者纳入了 314 名病人，这些病人的结节都是直径<2 厘米，实性成分占比<25%，也就是说，磨玻璃成分多并且结节不大的病人接受了肺楔形切除术或肺段切除术，其中肺楔形切除术有 258 人，肺段切除术有 56 人，术后均没有局部复发，五年生存率接近 100%。

2．JCOG1211 研究[2]　研究者通过对肺结节直径在 2～3 厘米，实性成分占比≤50% 的病人进行肺段切除术，经过随访 5 年无复发生存率达到 98%。以磨玻璃为主型的结节，都可以应用肺段切除术，而不是肺叶切除术。

---

[1] SUZUKI K, WATANABE S, WAKABAYASHI M, et al. A nonrandomized confirmatory phase Ⅲ study of sublobar surgical resection for peripheral ground glass opacity dominant lung cancer defined with thoracic thin-section computed tomography (JCOG0804/WJOG4507L)[J]. Journal of Clinical Oncology, 2017, 35: 8561-8561.

[2] AOKAGE K, SUZUKI K, SAJI H, et al. Segmentectomy for ground-glass-dominant lung cancer with a tumour diameter of 3 cm or less including ground-glass opacity (JCOG1211): a multicentre, single-arm, confirmatory, phase 3 trial[J]. The Lancet Respiratory Medicine, 2023, 11(6): 540-549.

3. JCOG0802 研究[1] 研究者从 70 家机构中筛选出共 1 106 名病人，这些病人的结节直径≤2 厘米且实性成分占比＞50%，其中 554 名病人划入肺叶切除术组，552 名病人划入肺段切除术组。在肺段切除术组中，有 22 名病人后来改为接受肺叶切除术，有 1 名病人改为接受肺楔形切除术。最终结果显示肺段切除术组生存率优于肺叶切除术组。

4. CALGB 140503 研究[2] 美国研究者开展的 CALGB 140503 研究对比了亚肺叶切除术（包括楔形切除术和肺段切除术）与肺叶切除术在治疗临床ⅠA 期（肿瘤直径≤2 厘米）且经病理证实淋巴结阴性的非小细胞肺癌病人中的疗效差异。研究结果表明，亚肺叶切除术者在生存率和局部复发率方面都不比肺叶切除术者差。

综合这些研究结果显示，对于不超过 2 厘米且带有磨玻璃成分的早期肺癌，局部切除是可行的，其治疗效果与肺叶切除术相当。因此，对于许多肺小结节，即使病理诊断为浸润性腺癌，也并不需要进行大范围的肺叶切除术，局部切除已足够。

七、肺部手术后可以坐飞机吗？多久可以坐飞机？

经常会有病人问“医生，我手术后可以坐飞机吗？”对于这个问题的回答是“可以的”。美国梅奥诊所的一项回顾性研究显示，在接受肺部手术的病人中，96 例病人在出院后中位时间 2 天内选择乘坐飞机，与 721 例选择地面交通的病人相比，两组在术后并发症发生率方面未见显著差

❶ SUZUKI K, SAJI H, AOKAGE K, et al. Comparison of pulmonary segmentectomy and lobectomy: Safety results of a randomized trial[J]. The Journal of Thoracic and Cardiovascular Surgery, 2019, 158(3): 895-907.

❷ KNEUERTZ P J, FERRARI-LIGHT D, ALTORKI N K. Sublobar Resection vs Lobectomy for Stage IA Non-Small Cell Lung Carcinoma-Takeaways From Modern Randomized Trials[J]. The Annals of Thoracic Surgery, 2024, 117(5): 897-903.

异，提示手术后早期乘坐飞机是安全的[1]。

那术后多久可以乘坐飞机呢？根据相关指南，肺部手术后 2～3 周可以乘坐飞机[2]。另一项研究也显示，27 名肺楔形切除术后病人在术后 7 天内乘坐了飞机，没有一位病人出现呼吸急促、胸痛，或需要紧急处理的并发症。所以该研究认为，在接受肺楔形切除术 1 周后病人乘坐飞机也是安全的[3]。结合我们的临床经验，术后 2 周乘坐飞机是相对安全的，术后 1 个月乘坐飞机则更加稳妥。

八、肺部手术后咳嗽的原因是什么？一般多久能恢复？

咳嗽是肺部手术后最常见的症状之一，主要表现为刺激性咳嗽，通常说话越多咳嗽会加重，而晚上休息时一般不咳嗽，这种肺术后的咳嗽症状可能受多个因素影响[4]。首先，肺部手术后会直接造成肺容积减少和膈肌抬高，进而导致支气管角度变化，甚至导致局部小气道的扭曲，会对气道产生刺激而出现咳嗽症状，见图 5-9。再者，手术会引起肺组织和周围神经的局部炎症以及创面瘢痕，这些都可能对肺组织和气道产生慢性刺激，进而导致咳嗽。此外，麻醉气管插管造成的气道黏膜损伤可能会引起气道炎症，也会导致咳嗽。造成术后咳嗽的因素还有很多，例如淋巴结清扫时损伤或刺激迷走神经、肺容积减少引起胸腔内压降低而导致胃食管反流等。

---

[1] CASSIVI S D, PIERSON K E, LECHTENBERG B J, et al. Safety of air travel in the immediate postoperative period after anatomic pulmonary resection[J]. The Journal of Thoracic and Cardiovascular Surgery, 2017, 153(5): 1191-1196.e1.

[2] ALEXANDRIA V A. Medical Guidelines for Airline Travel[J].Aviation, Space, and Environmental Medicine, 2003.75(5).

[3] SIMPSON A, WYATT T, FOLEY A, et al. Can Patients Travel by Air Less Than 1 Week After Lung Nodulectomy?[J]. Innovations, 2021, 16(6): 553-558.

[4] LI X, LI X, ZHANG W, et al. Factors and potential treatments of cough after pulmonary resection: A systematic review[J]. Asian Journal of Surgery, 2021, 44(8): 1029-1036.

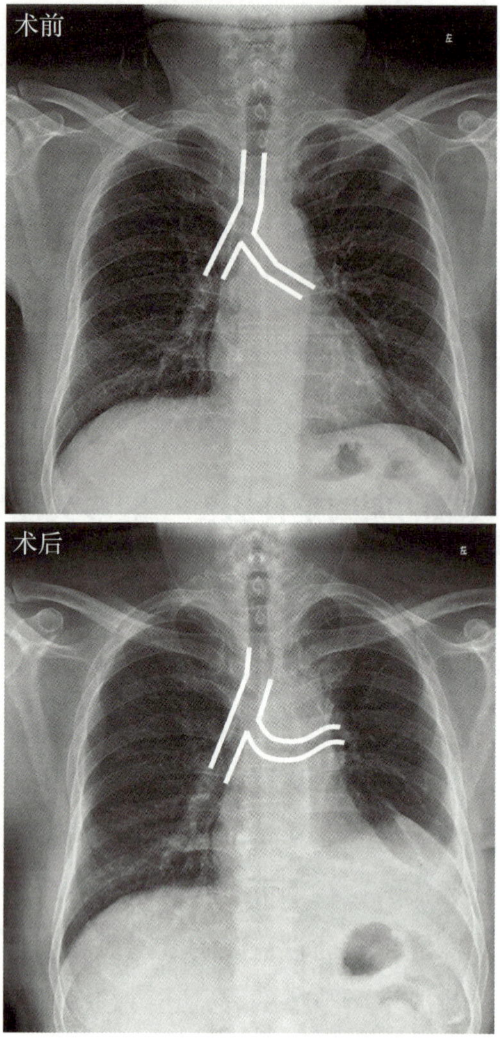

图 5-9　肺术后气管角度变化

目前研究表明，术后 1 年内咳嗽的发病率超过 50%，5 年内咳嗽的发病率为 18%，有一部分病人可能会出现长期顽固性咳嗽。我们的研究发现，多数病人会在术后 1 个月时咳嗽达到高峰，随后症状逐步缓解，约半年后，绝大多数病人的咳嗽症状可恢复至术前水平[1]。

[1] SUN X, LAN Z, LI S, et al. Trajectories and risk factors of persistent cough after pulmonary resection: A prospective two-center study[J]. Thoracic Cancer, 2023, 14(36): 3503-3510.

第六章

影像表现不典型的肺结节

看病手记

——警惕教条，探寻真相

在一场聚会上，我结识了老于。当得知我是胸外科医生，专门看肺结节后，他立刻打开了话匣子：“乔医生，我也有个肺结节，不过是良性的，都两年多了，之前还做过抗结核治疗，现在没啥事儿了。”

老于是一位退休干部，虽然已有66岁，但体格健硕。三年前体检发现他的左下肺背段有一个大小约18毫米的结节，边界模糊。医生意见不一，有的医生怀疑是炎症，建议先抗生素治疗，以后再复查确认；也有医生建议排查是否有真菌或结核感染。

因为平时没什么不舒服，加上一直有吸烟习惯，咳嗽对老于来说也习以为常，便没把这事儿放在心上。还是细心的女儿发现老于第二年体检时肺结节还在，虽然报告上写着没有明显变化，但女儿还是带老于到专科医院做进一步检查，结果确诊是结核感染。排除了肿瘤，大家都松了一口气，老于也严格按照医嘱准备接受半年以上的抗结核治疗。

“没想到吃了四个月的药后，胃口就不好了，肝功能也不正常。复查了胸部CT，结节还是没有明显变化，而且再次做结核的检查，结果也都转阴性了，医生说是吃抗结核药的副作用，所以我就自行停药了。你看我现在一切都挺好的，能吃能喝，酒量还很大，喝一斤也不醉，这是不是说明我身体好?”老于一脸得意地说道。

“你有肺结节，还是少喝点酒，现在还抽烟吗?”

“抽啊。我一年前已经做了四个月抗结核治疗，应该没事了。抽烟喝酒是我一辈子的爱好，以后我尽量少点。”他有点不好意思。

“后来你有定期复查吗?”看他的态度，我不由得追问了一句。

“一直忙着带外孙，又没什么不舒服，半年前错过了单位体检，等今年年底体检的时候再做吧。”1.8 厘米的实性结节近一年没有复查，我觉得老人家还是有点大意了。

“你还是做一个复查吧，复查完带上之前的片子来找我，我帮你再仔细看看。”我反复给他强调了几遍。

定期复查是发现肺结节后最主要的管理策略。如果长期随访中肺结节没有变化，说明当前是安全的，但肺结节长期不变化不意味着可以忽视。肺结节的表现形态万千，对结节良恶性的判断也需要反复对比，仔细求证。

一周后，老于在女儿的陪同下，带着最新的复查资料来到我的门诊。通过资料对比，我发现结节已经有所改变。这个结节形态不规则，周围有云雾状的磨玻璃影，相较两年前增大了 2 毫米，密度也高了一些，不能排除肿瘤。

“当时皮试和化验结果都确认是结核感染，而且也做了抗结核治疗，虽然治疗没做完，但化验结果的指标都转阴了，我们以为没什么大问题了。”女儿也再次跟我讲述治疗经过，显然听我这么一说，父女俩开始紧张了。

现在，肺结核和肺癌共存的现象屡见不鲜。肺是开放的器官，一呼一吸，空气中的细菌等微生物同时进入肺内。当人体免疫力差，或者环境中致病菌数量较多时，就容易引起隐性感染，不一定有症状甚至没有病灶。正是因为存在这种结核和肺癌共存的情况，当发现肺内病灶无法明确区分是肺癌还是肺结核时，我们要特别小心，通过反复复查、对比变化来确认，有时还需要穿刺活检。

我先安抚这一对父女的情绪，**“别急，只是肺结节。”**

“结节变化轻微，目前看起来还是安全的。你再做进一步检查，明确一下。”

在我的建议下，老于做了全身PET/CT，结果显示病灶代谢轻度升高，SUV最大值2.0，结论是需要进一步鉴别是结核还是肿瘤。看到结果，父女俩挺开心的，觉得这个肺结节代谢不高，不太可能是肿瘤。

“但肿瘤的可能性还是有的，我认为应该是‘懒癌’，虽然SUV最大值不高，但形态上看这个肺结节密度不均匀，形态不规则，不能排除肿瘤，而且对比两年的结果，也发现轻度变化。我还是建议手术。”

“需不需要先做穿刺活检?”

“因为考虑是肿瘤的可能性大，而且结节紧贴胸膜，为了避免穿刺活检造成的肿瘤播散，我建议直接手术。”

“好的，那你帮我们预约手术吧。”父女俩几乎异口同声说道。

“你戒烟了没有?”我突然想起他喜欢抽烟。

“还没有，不过已经很少了，每天只有五六支。”从老于尴尬的表情看，吸烟量也许还不止于五六支。

“那不行。手术前需要戒烟一到两周以上，请把烟都扔掉，一口都不能吸了，术前吸烟是术后发生肺炎等并发症的重要危险因素。”我反复跟他们强调戒烟的重要性。

“你平时有没有吃什么药? 还有其他基础疾病吗?”在肺结节手术前，我们一定要进行两方面的评估：**一方面是全身肿瘤学评估，确认肿瘤没有扩散转移，保证手术治疗效果；另一方面是心肺功能、凝血功能等全身手术耐受性评估，保证手术的安全性。**

“我有点血糖高，血压也高，吃降糖药和降压药好几年了，血糖和血压都控制得很好。”

“有没有在吃抗凝药或者抗血小板药？”

“在吃阿司匹林和氯吡格雷（抗血小板药）。”

一般来说，老年三高（高血压、高血脂、高血糖）病人为了预防血栓，常常会吃抗凝、抗血小板药，但这类药物会极大增加术中、术后出血的风险。

“术前一周需要停用这些药物，我们会给你换成低分子量肝素这种短效抗凝药，最大程度保证手术安全。”

在我们的精心准备和认真操作下，老于的手术顺利完成，术后病理是肺浸润性腺癌，ⅠA2期，无须术后治疗，只需定期复查。

老于的治疗过程虽然一波三折，但幸运的是，经过及时复查和反复确认，没有错过最好的手术时机。临床案例复杂多样，同病异症、同症异病屡见不鲜。医生诊断、治疗疾病，实际上就是一个不断怀疑、不断否定和不断求证的过程。先入为主是临床思维的大忌，遇到不典型病例，要警惕教条，运用排除法，抽丝剥茧，才能揭示真相。

临床上，有极个别病人会怀疑医生多开检查单的动机。事实上，疾病是极其复杂的，我们在医学院校学的知识无法覆盖临床上所有的情况。教科书上记载的内容是高度提炼的通识，而每个具体的病例却在通识的基础上，具有高度的个体差异性。即使把教科书全都背下来，也不一定会看病，因为没有人会按照教科书来生病。

医生必须借助各种检查手段和现代医学仪器，逐一排除。如果医生不经过细致全面的检查，就贸然下结论、进行诊治，这才是对病人的不负责任。

医生不是一份普通职业，医学也不仅仅是一门科学。因为健康所系、性命相托，临床工作必须时刻如临深渊、如履薄冰，不轻视每一个生命，也不忽视任何一个病情变化，用科学的理性与人文关怀照顾好病人。

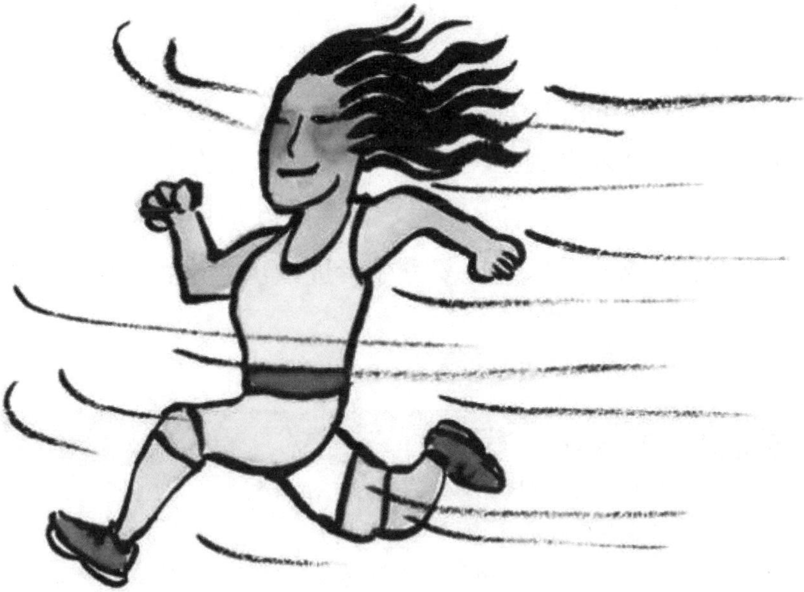

生活让人沉闷窒息
但只要你跑起来
就会有风

一、胸部CT如何评估肺结节的恶性概率（Lung-RADs分类）？

影像科医生依据CT下结节的大小、密度、形态特征、生长速度等，对肺结节进行分级，随着等级升高，恶性的概率对应增加。这样的分类标准在英文中称为Lung RADs分类标准，目的是实现处理决策的标准化。根据表6-1，我们可以看到1类、2类、3类结节的恶性概率极低，一般不会造成威胁；当提示4类时，恶性的概率也是根据4A、4B、4X逐渐递增，这类结节则需要采取短期复查或者进一步的检查来确认[1]。

表6-1 Lung RADs分类

分类	内容	建议
1类	无结节或确定为良性的肺结节，恶性概率＜1%	每年复查一次低剂量胸部CT
2类	良性表现或良性生物学行为的结节，恶性概率＜1%	每年复查一次低剂量胸部CT
3类	良性可能性大，恶性概率1%～2%	每6个月复查一次低剂量胸部CT
4A类	可疑恶性，恶性概率5%～15%	3个月后低剂量胸部CT复查确认；若实性成分＞8毫米可建议PET/CT检查
4B类	可疑恶性，恶性概率＞15%	建议行胸部平扫或增强CT，可考虑PET/CT检查或组织活检
4X类	可疑恶性，有额外特征使增加恶性倾向的，恶性概率＞15%	处理同4B类

二、人工智能可以帮助预测肺结节良恶性吗？

肺结节人工智能是通过大样本的图像学习、训练和验证来鉴别结节的

[1] CHRISTENSEN J, PROSPER A E, WU C C, et al. ACR Lung-RADS v2022: Assessment Categories and Management Recommendations[J]. Chest, 2024, 165(3): 738-753.

良恶性，即让电脑去学习大量的结节影像，然后再根据学习到的规律去帮助医生判断病人的结节性质，见图 6-1。随着人工智能读片技术和病理数据库不断完善和发展，这种技术逐步体现出较大优势，对在肺结节随访中判断良恶性具有重要价值，可为临床诊断提供辅助参考，但现在的算法准确性尚无法取代专业临床医生的判断[1]。

近年来，人工智能技术迅猛发展，并成为肺结节诊断领域的重要趋势。相信在不久的将来，人工智能通过不断迭代，最终能够准确且稳定地预测肺结节的良恶性，为医生提供重要的参考和补充。

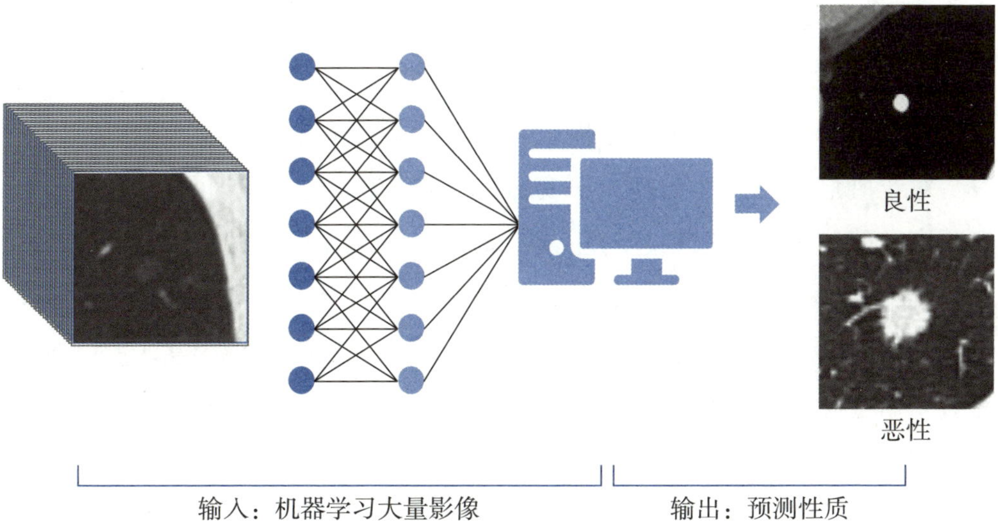

图 6-1　肺结节人工智能预测良恶性

[1] 吴阶平医学基金会模拟医学部胸外科专委会. 人工智能在肺结节诊治中的应用专家共识（2022 年版）[J]. 中国肺癌杂志，2022，25（4）：219-225.

三、如果抽血检测到肿瘤标志物升高，是否意味着结节是恶性的？

肿瘤标志物的升高并非一定由恶性肿瘤引起，炎症、生理改变或部分药物药材等也可能导致肿瘤标志物水平的异常升高。目前与肺部肿瘤潜在相关的主要指标包括：癌胚抗原（carcinoembryonic antigen，CEA）、神经元特异性烯醇化酶（neuron-specific enolase，NSE）、细胞角质蛋白 19 片段抗原 21-1（cyto-keratin 19 fragment antigen 21-1，CYFRA21-1）、鳞状细胞癌抗原（squamous cell carcinoma antigen，SCCA）、胃泌素释放肽前体等。尽管这些标志物对病人的疗效监测和预后评估有一定价值，但其在早期肺癌的诊断中的灵敏度较低，总体诊断效能有限[1]。

对于肿瘤标志物的升高，不要慌了阵脚，建议从两方面看待。一看升高程度，轻度升高（仅稍超过正常上限）往往不需要太担心，这种情况多与炎症或者其他良性病变的相关，而若是比正常上限高出好几倍，就需要进一步检查。二看变化趋势，单次检测的结果往往受多种因素干扰，通过复查了解变化趋势可以更准确判断，比如某个指标的持续升高往往提示身体出现某些变化，需要引起重视。

四、通过抽血检测血液中循环肿瘤细胞（CTC），是否可以帮助预测结节良恶性？

有一种检测手段，就是通过抽血来检测我们的血液里是否有肿瘤细胞。这些肿瘤细胞可能从原发肿瘤位置脱落，然后进入血液中，通过多种

---

[1] 中国抗癌协会肿瘤标志专业委员会．中国人群肺癌血清标志物临床应用及参考区间建立规范化流程专家共识 [J]．中国肿瘤临床，2021，48（22）：6.

手段去检测到这些肿瘤细胞，这种检测方法称为循环肿瘤细胞（circulating tumor cell，CTC）检测（图 6-2）[1]。目前，通过血液检测肿瘤细胞的这种技术仍处于临床试验的早期阶段。尽管有部分研究显示该技术在预测肺结节性质方面具有一定的潜力，但尚未达到成熟水平。许多健康人群在接受此检测后也可能得到阳性结果，因此这种检测方法的准确性尚未达到理想标准，医生们无法基于此结果制订治疗方案。对于绝大多数肺结节，尤其是那些长时间无变化的结节，考虑到其生物学特性（生长速度缓慢），几乎没有扩散到身体其他部位的风险，因此不需要通过此类检测来判断结节的性质。

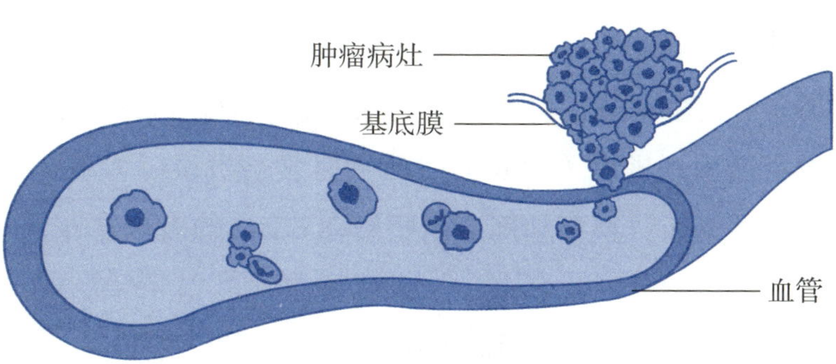

图 6-2　循环肿瘤细胞示意图

五、抽血检测基因突变是否可以帮助预测结节良性或恶性?

抽血检测基因突变是研究人员在病人进行肺结节切除手术前完成，通过收集大量的外周血样本和相关基因数据后用于机器学习，最终将这些基因谱与病理结果进行配对，并通过算法构建预测模型。目前基因检测的种类较多，包括：循环肿瘤 DNA（ctDNA）检测、miRNA 检测、DNA 甲

[1] 中华医学会检验医学分会分子诊断学组．循环肿瘤细胞临床应用与实验室检测专家共识 [J]．中华检验医学杂志，2021，44（11）：13.

基化检测、外泌体检测、基因表达谱分析等。然而，目前这些技术仍处于研究和验证阶段[1]，只作为临床参考。

六、如何诊断肺部真菌感染？

真菌寄生在人体的皮肤和各种腔道，在正常免疫力的情况下，不会出现感染症状，然而，当人体处于免疫力低下，或者糖尿病等疾病状况下时，真菌感染可形成病灶，在肺部形成真菌球。真菌球往往形态多变，可表现为磨玻璃结节或实性结节，周围常伴有晕征；此外，部分真菌感染的实变病灶中还可以看到空洞，呈现新月形状，就像牛的眼睛一样，因此被称为“牛眼征”（图 6-3）。这种特殊的感染，一般的抗菌药物无效，常规用药后甚至可能出现进展（图 6-4），因而常常会被误以为是肿瘤。

怀疑真菌感染时，由于肺部真菌感染在 CT 上的表现多样且常不典型，

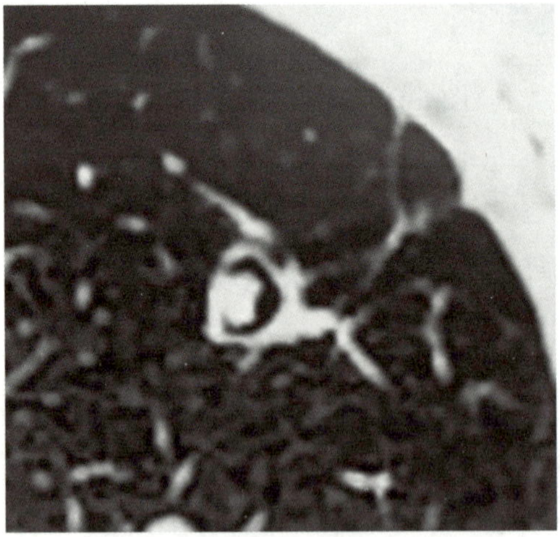

图 6-3 “牛眼征”CT 影像

[1] HE J, WANG B, TAO J, et al. Accurate classification of pulmonary nodules by a combined model of clinical, imaging, and cell-free DNA methylation biomarkers: a model development and external validation study[J]. The Lancet Digital Health, 2023, 5(10): e647-e656.

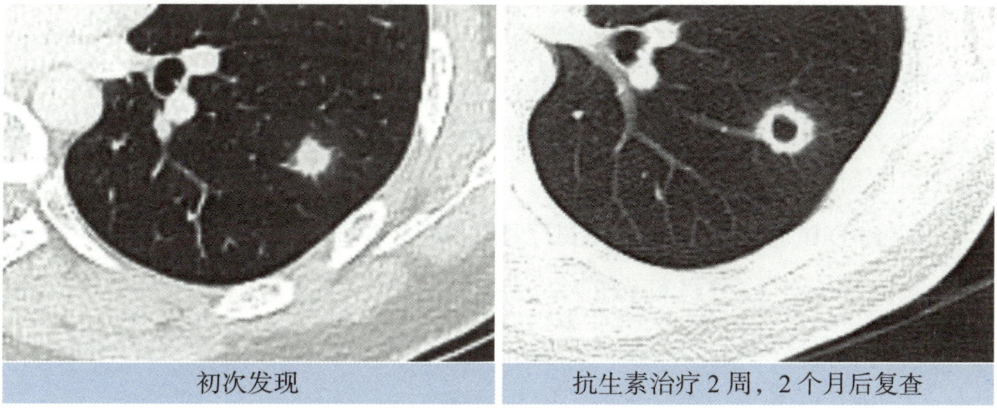

图 6-4　肺实性结节抗生素治疗 2 周后无效，考虑真菌可能

因此需要结合多种检查手段来确诊。例如，可以通过染色或显微镜检查直接观察痰液等样本中是否存在真菌。真菌培养是诊断的金标准，不仅提供准确结果，还可以获取药敏信息。此外，还有其他特定检测，如（1, 3）-β-D 葡聚糖检测用于念珠菌，隐球菌抗原试验用于隐球菌，半乳甘露聚糖检测则专门用于曲霉菌。综合这些方法可以更准确地诊断真菌感染。

七、如何诊断肺结核感染？

肺结核的诊断是以病原学检查为依据的，结合流行病史、临床表现、胸部影像学特性、相关的辅助检查及鉴别诊断方法，进行综合分析做出诊断。

从症状学角度，肺结核病人多数起病缓慢，部分病人可无明显症状，仅在胸部影像学检查时发现。随着病变进展，可出现咳嗽、咳痰、痰中带血或咯血等呼吸道症状，并伴随全身症状，如盗汗、疲乏、间断或持续午后低热、食欲减退、体重减轻等。

如果怀疑肺结核感染，胸部 CT 检查是必不可少的。此外，还需结合以下实验室检测结果。

1. 痰找结核分枝杆菌　通过显微镜检查痰液中的抗酸杆菌，或进行一些特殊的染色以检测结核分枝杆菌。

2. 痰培养　将痰液进行培养，以分离和确认结核分枝杆菌。

3. 分子生物学检测　如聚合酶链反应（PCR）检测，这是一种快速准确的检测结核分枝杆菌的方法。

4. PPD试验（结核菌素皮试）和T-SPOT试验（干扰素释放试验）　用于检测机体对结核分枝杆菌的免疫反应，但不能区分活动性感染与潜伏感染。

八、结核病的发病原因和传播情况怎么样？

每年全球约有一千万名病人确诊肺结核，约有一百万名病人死于该病。肺结核是由结核分枝杆菌通过空气传播而致病。当感染者咳嗽、打喷嚏、说话时，含有结核菌的飞沫会被释放到空气中，健康人吸入这些飞沫后可能会被感染。大多数情况下，人体免疫系统能够抑制结核分枝杆菌，但不能完全清除它们，从而导致细菌在体内长期潜伏，且不引起明显症状。当宿主的免疫系统被削弱（例如由于感染、营养不良或年龄增大等原因），潜伏的结核菌可能会重新活跃，导致活动性肺结核的发生。因此，保持适当锻炼、健康饮食等健康生活方式来增强体质，并注意保持社交距离和手卫生，可以有效预防结核病及其他呼吸道传染疾病（图6-5）。

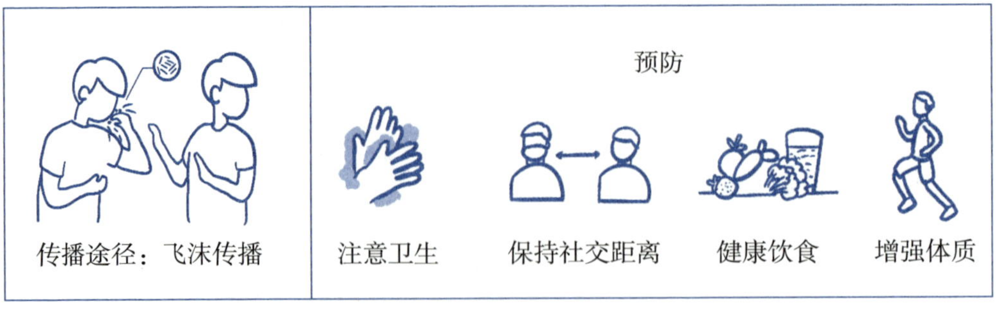

图6-5　结核传播途径和预防措施

九、为什么紧贴胸膜的结节不建议进行穿刺检查？

在本章手记中，我提到，对于紧贴胸膜且可能具有肿瘤性质的病灶，一般情况下不建议进行穿刺活检，主要是为了降低胸膜播散风险。然而，在临床实践中，我们也有针对这一问题的应对策略，因为明确病理性质在制订治疗方案时至关重要。

肺结节穿刺活检是一种用于诊断和分析肺结节性质的技术。该过程通常在影像引导下进行，以精准定位肺部的病变区域。穿刺操作涉及使用穿刺活检针穿过皮肤和胸壁，进入目标的肺部病变区域，采集组织样本以供病理检测。然而，尽管罕见，但在胸膜下病灶穿刺活检过程中存在针道种植的潜在风险，即针头可能在穿过肿瘤组织时将肿瘤细胞带入针道，导致肿瘤散播。这种情况的发生率较低，但其潜在风险尤其在紧邻胸膜的结节中需予以重视[1]。紧贴胸膜下病灶穿刺示意图见图 6-6。

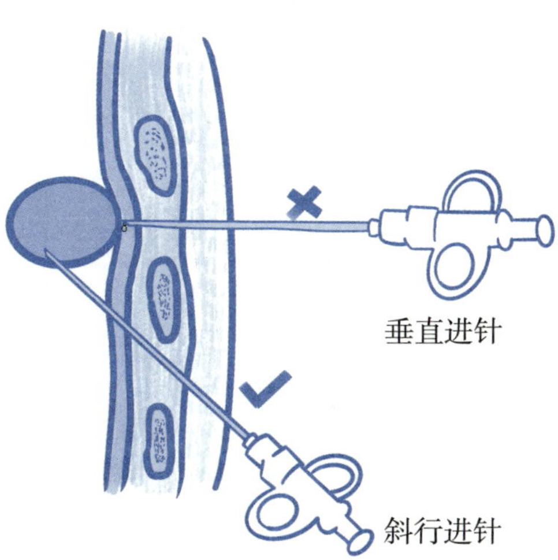

图 6-6　紧贴胸膜病灶穿刺示意图

[1] TOMIYAMA N, YASUHARA Y, NAKAJIMA Y, et al. CT-guided needle biopsy of lung lesions: a survey of severe complication based on 9 783 biopsies in Japan[J]. European Journal of Radiology, 2006, 59(1): 60-64.

因此，对于胸膜下结节，如果有必要明确其性质，建议考虑通过胸腔镜下肺楔形切除术来获取组织样本。这种方法可以有效降低肿瘤播散的风险，同时所需切除的肺组织较少。需要强调的是，我们关注的是局限于结节范围内的肺部病灶，因为一旦发生播散，就会由早期变为晚期。

但是，实际临床上，若胸膜下病灶必须通过穿刺活检明确病理性质时，有经验的医生也会通过一些穿刺的技巧来避免胸膜播散，例如通过斜行进针，使穿刺针经过正常肺组织后再抵达病灶，从而有效避免胸膜播散的可能。

十、肺部 CT 报告中，哪些“潜台词”不需要太担心？

在解读肺部 CT 报告时，某些术语可能显得令人不安，但实际上并不需要过度担忧。以下是一些常见术语及其背后的含义。

1. 肺小结节　一般指 10mm 以下的结节，大多数都是良性的，少数是肿瘤。

2. 肺微小结节　一般指 5mm 以下的结节，绝大多数都是良性，仅需要定期复查，对身体没影响。

3. 肺粟粒结节　一般指肺内多发、直径非常小的结节，1～2mm 的小结节，大多是良性。

4. 钙化灶　一般是炎症或者结核好了之后留下的瘢痕，是一种比较稳定的病灶，既不会生长也不会消失。

5. 纤维条索影　大多是肺部感染消退后留下的瘢痕，也是稳定病灶，属于良性病变。

6. 胸膜增厚　多与既往胸膜炎感染有关，指在原有胸膜病变的基础上再次出现增生，一般无明显症状，临床意义不大。

7. 增殖灶　一般描述为肺纤维增殖灶，指在胸部 CT 上表现出的实性结节灶，一般是陈旧性的炎性病变，不会恶变不会长大。

8．硬结灶 短期发现，可能是肺结核引起；若长期存在，可能是慢性炎症；若随访增大，有恶性特征，考虑为肿瘤。

9．斑片影 大多数是由感染引起，如肺炎、肺结核等，极少数肺癌也会有这个表现，但也属于比较早期的肺癌。

10．磨玻璃影 磨玻璃结节一般边界清晰，而磨玻璃影边界模糊，良性磨玻璃影主要包括炎症及纤维化、出血以及肺结核等，当它出现实性成分或生长时，考虑为比较早期的肿瘤。

第三篇

医道精义，以人为本

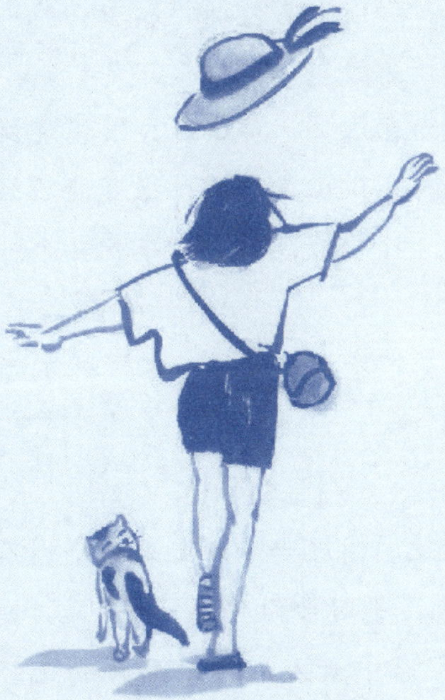

人生缓缓
自有答案

第七章

多发肺结节的个体化手术策略

看病手记

——精准诊疗，“结”局可待

生活就像陀螺一样，看似在匀速旋转，却经不起任何风吹草动，哪怕一阵风或者一阵雨，都会让旋转的陀螺偏离轨迹，要想继续平稳旋转，便需要外力加持。

刘女士的报告显示，两肺存在多发磨玻璃结节和部分实性结节。我仔细端详她的CT片，仅能分辨出三处磨玻璃影，约5~9毫米。

“这些结节是在体检的时候发现的，我一点儿症状都没有。医生建议我另外再拍一次CT确认，结果拍了还是一样，说像是肺癌，很可能已经是晚期了，这可怎么办？别人发现肺结节就1个，我怎么一下子就3个？”刘女士忍不住抱怨。

刘女士继续说：“家里还有3个孩子，5个老人，我倒下了，他们怎么办……”她情不自禁地抱紧了一旁的孩子。

孩子抬头看了看妈妈，有些不安。

从她断断续续的描述中，我基本了解了她的情况——她丈夫在广州工地打工，她自己在潮汕老家照顾孩子和老人，平时会做些农活补贴家用。3个小孩都在上学，最小的还在念幼儿园。家中老人，年纪最大的已经101岁，基本丧失行动能力，日常生活都需要人照顾。

“如果是肺癌，家里根本拿不出钱来治，而且治了也活不久吧？”她犹豫着问道，担心人财两空。

我对着CT片给她讲解：“**别急，只是个肺结节。**结节看起来都不大，并且分散在左右两肺，左肺2个，右肺1个，属于肺部的多发结节，虽然看起来不能排除肿瘤，但应该不是晚期的”。

“真的吗，乔主任，听说我这种情况是肺内转移了，那不就是晚期了？”

“不是的，即使这些结节是肿瘤，也是多原发的，每个结节应该分别分期，都是早期的。”我很坚定地告诉她，劝她不要紧张。如CT片所示，病灶是第一次发现的，体积比较小，不建议贸然进行手术，也不用做其他的治疗，可以先观察，等过3个月复查后再决定。

她反复跟我表示，“家里那么多口人”，不能没有她，而丈夫每个月工资也才4 000多元，生活比较困难，可能无法负担手术费用。

临床上经常会碰到类似的病人，既担心疾病进展影响健康甚至生命，又担心巨额的治疗费用会给家庭带来沉重的经济负担。所以经常有人调侃，**医生既要做妙手回春的白衣天使，还要是精打细算的理财高手。**

我安慰她，现在看病都是有医保的，自费的费用占比不多。如果是居民医保，大概能报销70%~80%。我是基于以下这几个原因，建议她先观察。

第一，这几个磨玻璃结节比较小，不一定就是她认为的肺癌。**即使是肿瘤，也是癌前病变或者很早期的惰性肿瘤，三个月的观察期内，也不会发生严重的恶性结果。**

第二，**如果现在就进行手术，万一是良性的结节，切掉的肺就回不来了，到时悔之晚矣。**

第三，**这三个结节分处双肺，全切要做双侧手术，对肺功能影响较大，可能会妨碍今后的生活。**

“你相信我，3个月的观察期不会有问题，如果复查发现有变化，我们再处理，跟现在处理效果完全一样。现在贸然手术，既伤了身体，还花了钱，不划算。”

大概半年后，她在丈夫的陪同下，来到我的门诊。

我查看她最新的检查影像，发现位于右肺的结节消失了，这是好事，说明当时是急性炎症。但左肺的两个结节看起来似乎更明显了，形态特征像原位癌或者微浸润性腺癌等早期肺癌。

我告诉他们我对检查影像资料的分析：“两个结节都相对靠近外周，并且位置很接近，虽然考虑原位癌或微浸润性腺癌一类（图 7-1），但结节有磨玻璃成分，不会突然加速发展，所以目前没有危险，继续观察也是安全的。”

患者胸部 CT 图片（左肺两枚结节）

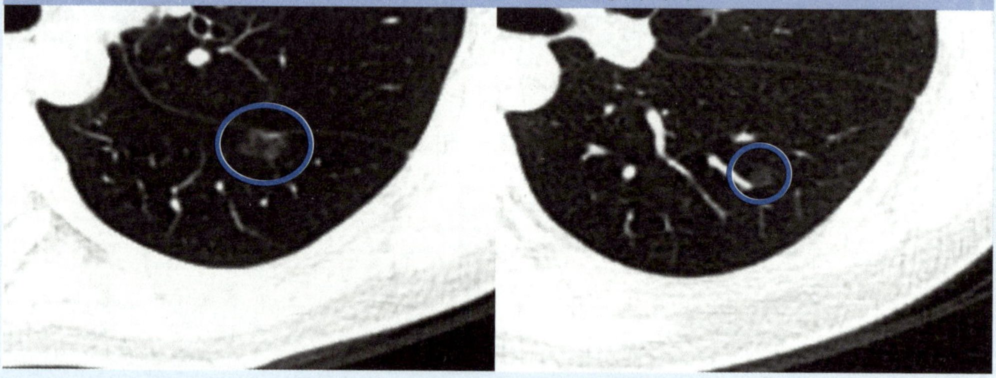

图 7-1　病人两枚结节 CT 影像

“不过你年轻，结节位置也好，可以考虑手术切除，以除后患。”由于病人的两个肺结节位于同一个肺段内，做一个切除范围比较小的肺段切除术就能完全解决问题，这次我给出了两个治疗方案。

结果有点出乎刘女士的预料，她愣了一下，苦笑道：“还是逃不过挨这一刀啊。”

她的丈夫也有些意外，无措地看看我，又看看自己的妻子，最后伸出手，轻轻地放在妻子肩膀上，结结巴巴地安慰：“别难过，听医生的，咱该做就做……”

我尽量用平缓的语气跟他们解释：“虽然可能是恶性结节，但现在都非常早期，治疗效果非常好。手术把两个结节切掉就能达到完全治愈，家里人也不用担心了。术后只需要休养一小段时间，你还年轻，大概半个月就能恢复好。而且，因为肺有代偿功能，切掉一个肺段后，其余的肺也会分担相关的功能，所以对肺功能的影响不会太大。”

“大概要多少钱？能过段时间再做吗？”刘女士抬起头，眼圈红红的，依然在担心钱的问题。

“治病要紧，钱我来想办法，你别担心。”丈夫着急了，语气急迫起来。

我给他们大致介绍了医保报销后的治疗费用。

“手术能治好吗？还要放化疗吗？这些都是要长期花钱的……”刘女士看了一眼丈夫，轻轻叹了一口气，犹豫地问。

“你不用操心钱的事情，一切听医生的。”男子拉着妻子的手，轻声安慰。

“这两个肺结节都是早期的，绝大多数人做完手术就完全治好了，不需要任何术后治疗。”我进一步解释。

在丈夫的坚持及耐心的劝导下，刘女士终于同意接受手术。

由于她的两个肺结节需要同时切除，所以我们在术前先对肺部进行了三维重建和手术规划，然后在胸腔镜下进行肺段切除术。术中冰冻病理结果显示，大的结节是微浸润性腺癌，小的结节是原位癌。术后的常规病理也证实了这个结果。

这一切，切出两个“癌”，但由于发现得早，处理及时，后续也不用进行药物治疗，定期随访即可。

我经常说，**对于多发肺结节的处理，不单是技术，更是艺术，既要保证彻底切除肿瘤，也要在最大范围内保留肺功能。**这就需要术前通过三维重建，做好精准规划，争取用肺楔形切除术、肺段切除术等小手术，来取得好的治疗效果。

通常，我们会优先处理危险程度较高（体积大或者密度高）的结节，如果周围有距离很近，或者同一侧有很靠外周的其他结节，最好手术时一起切除，尽可能减少切除范围。

对于部分术中不好定位的外周结节，必要时术前行穿刺定位。但对于比较小的纯磨玻璃结节，如果位置不好，切除对肺功能损伤太大，再考虑其惰性生长的特性，可以不做处理，长期密切观察。

术后第四天，刘女士恢复良好，活动自如，达到了出院标准。临别前，刘女士神采奕奕地向我透露，丈夫的工友们得知了她的情况，纷纷解囊相助，工地的老板也支持了一部分费用，短时间内就凑齐了治疗的自费费用。现在术后还能恢复得这么好，她很感激这么多好心人的关照。

目送这对夫妻离去的背影，我心中感慨万千。没有什么比看到病人痊愈出院更令医生欣慰的了。在漫长的临床生涯中，我犹如一位旁观者，见证了无数家庭在疾病浪潮中的起起伏伏，见证过太多的人情冷暖，有悲伤、有喜悦、有感动，也有无奈的叹息。这对年轻的夫妇经济并不宽裕，患病对他们来说无疑是巨大的不幸。然而，在疾病面前，他们彼此不离不弃，这份真挚的情感令人动容。

什么才是人生的幸福呢？或许每个人都有自己的答案。在我看来，人生最大的幸福，莫过于有人爱，有爱的人，无论何时都能坚定地与你并肩，共同面对生活的苦难与困境，一起分享人生的酸甜苦辣，携手承担脆弱与无助。这，或许就是平凡生活中的幸福吧。

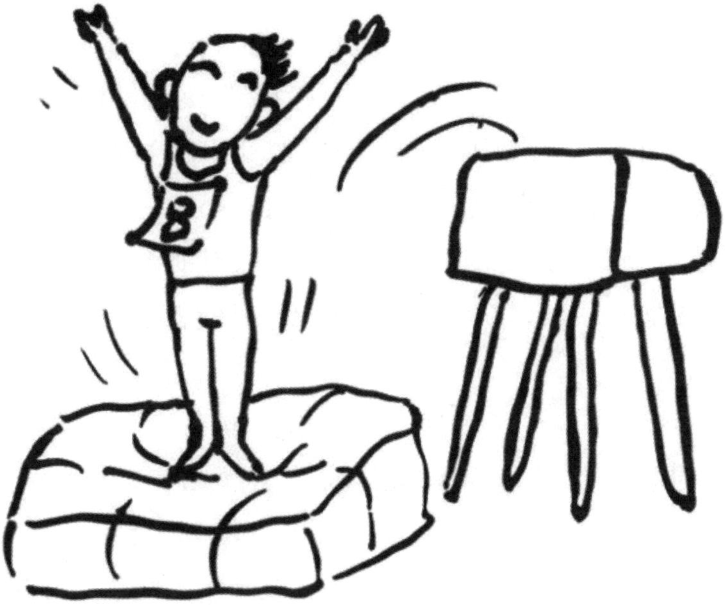

别只顾着能跳多高
更要留意落地时
能站多稳

一、为什么 CT 胶片上的结节看起来比 CT 电子影像上的小？

CT 胶片上的图像实际上是厚层的 CT 图像，这导致许多层面信息丢失，无法全面反映结节的情况。而且，CT 胶片上选取的截面不一定是结节的最大截面。许多微小的结节可能未被捕捉到，就会出现在 CT 胶片上无法找到这些微小结节的情况。另外，CT 胶片印刷也难以还原原始清晰度，所以呈现在 CT 胶片上的结节看起来还会再小一些。因此，建议在发现肺小结节时，务必获取 CT 电子影像，这不仅有助于准确评估结节的大小和特征，还能为后续的诊断和治疗提供更可靠的依据。

二、肺结节的数量越多是否意味着病情更严重？

肺结节的数量并不完全对应病情严重性或肺癌的概率，二者之间并不呈现简单的线性关系。既往研究结果显示，肺结节数量从 1 个到 4 个，肺癌的概率是递增的，但对于 5 个及以上的肺结节，随着结节数量的增加，肺癌的概率反而会降低[1]。

实际上，多数多发性肺结节是由感染引起的，可能是活动性炎症结节或陈旧性炎症结节。如果没有伴随症状，通常不需要治疗。此外，一些影像报告可能会详细列出很多非常微小的结节，但实际上，尺寸在 5 毫米以内的肺微小结节在绝大多数情况下都是良性的。

还有一部分病人持续存在多发磨玻璃结节，考虑为不典型腺瘤样增生、原位癌、微浸润性腺癌、浸润性腺癌等病理类型，是不是意味着病情更加严重呢？《胸部肿瘤学杂志》研究表明，这些多发磨玻璃结节并非转

[1] MACMAHON H, NAIDICH D P, GOO J M, et al. Guidelines for Management of Incidental Pulmonary Nodules Detected on CT Images: From the Fleischner Society 2017[J]. Radiology, 2017, 284(1): 228-243.

移，它们之间相互独立，与单发结节的生物学模式一致，并且经过手术切除后的疗效极佳，五年生存率与早期单发肺癌一致，因此在最新的 TNM 分期中这类多原发肺癌的分期是根据最大的病灶进行分期的[1]。

三、如何判断多发肺结节是多原发肺癌还是肺转移瘤？

1975 年，肺癌领域专家 Martini 和 Melamed 提出多原发肺癌的诊断标准，当病理类型不同时应考虑为多原发肺癌，当病理类型相同时，多原发肺癌一般会分布于不同肺叶，且没有肺外转移或淋巴扩散的证据[2]。此后，美国胸科医师协会对多原发肺癌诊断标准不断完善，尤其是增加了分子遗传学特征等鉴别依据[3]。

往往困扰病人的是，还没手术，仅凭 CT 影像无法明确多个结节的性质，担心出现肺转移。用于鉴别的经验性方法可见表 7-1。

四、什么情况下认为肺结节的位置“好”？

一般来说，我们认为结节位置“好”是指结节所在位置可采取局部切除（包括肺段和肺楔形切除术），手术也会更容易进行；反之，结节位置

---

❶ DETTERBECK F C, MAROM E M, ARENBERG D A, et al. The IASLC lung cancer staging project: background data and proposals for the application of TNM staging rules to lung cancer presenting as multiple nodules with ground glass or lepidic features or a pneumonic type of involvement in the forthcoming eighth edition of the TNM classification[J]. Journal of Thoracic Oncology, 2016, 11(5): 666-680.

❷ MARTINI N, MELAMED M R. Multiple primary lung cancers[J]. The Journal of Thoracic and Cardiovascular Surgery, 1975, 70(4): 606-612.

❸ KOZOWER B D, LARNER J M, DETTERBECK F C, et al. Special treatment issues in non-small cell lung cancer: Diagnosis and management of lung cancer, 3rd ed: American College of Chest Physicians evidence-based clinical practice guidelines[J]. Chest, 2013, 143(5): e369S-e399S.

表 7-1　多原发肺癌和肺转移瘤的鉴别

鉴别维度	内容
结节形态	肺转移瘤 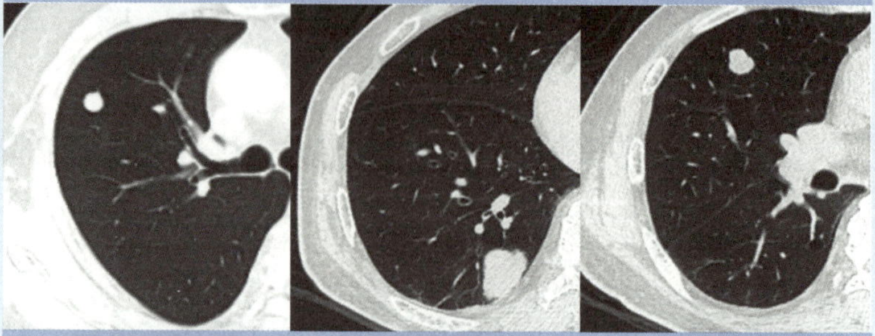 多原发肺癌 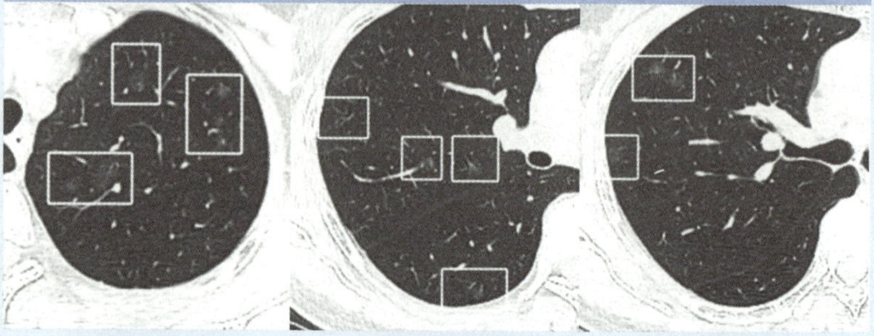 多原发肺癌形态不一，密度也不尽相同，且主要都是以磨玻璃为主要成分，而肺内转移瘤往往是呈均匀的类圆形实性结节
分布特征	由于肺转移瘤通过血行或淋巴途径播散，因此肺转移瘤通常倾向于分布在相同的引流区域（同一肺段或肺叶），而多原发肺癌往往出现的位置更为随机
淋巴结	一般而言，多原发肺癌较少发生转移，而淋巴结一般是最常发生转移的部位，如果淋巴结无异常，一般不考虑是多原发肺癌
代谢特征	特殊情况下，我们可能会选择做 PET/CT 来辅助鉴别，如果有≥2 个病灶代谢明显增高要警惕肺转移，而多原发肺癌多以磨玻璃成分为主，一般来说代谢摄取并不会太高
病理亚型或基因谱特征	多原发肺癌通常表现为不同病理亚型或驱动基因突变，而肺转移瘤的病理亚型和基因谱特征一致

“不好”则指的是结节靠近肺部中央，离肺门较近，只能行肺叶切除术或者联合多个肺段切除术。因此结节位置越“好”，手术就越容易进行，手术造成肺组织的损失也更少[1]。结节位置分布示意图见图 7-2。

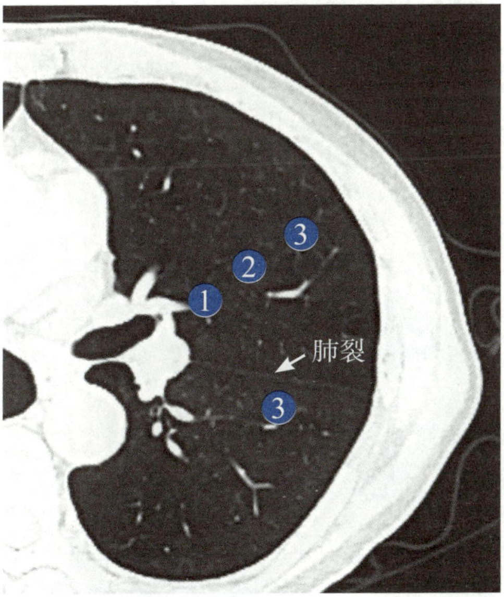

图 7-2　结节位置分布示意图

注：①偏中央型不适合亚肺叶切除术；②中间带结节适合肺段切除术；③肺野外 1/3 带或靠近肺裂附近可选择肺楔形切除术（肺尖、背段尖、基底段裙边等位置一般也易于进行肺楔形切除术）

五、多发肺结节术前为什么必须对肺的立体结构进行三维重建?

三维重建，通俗地说就是外科医生的立体定位导航，通过三维重建可以将平面的 CT 图像立体化，可以规划手术切除的范围，可以帮助外科医生准确分别和切除血管和气管等重要解剖结构，达到精准切除，并保留更

[1] 胡坚，陈军，陈昶，等. 肺部结节（≤2cm）楔形切除胸外科全国专家共识（2023 版）[J]. 中国肺癌杂志，2023，26（05）：338-347.

多的肺功能。

而多发肺结节手术需要考虑的因素非常多，主要目标是要平衡好结节切除和肺功能保护。而三维重建可以非常直观了解所有肺结节所在的位置，并在术前规划好哪些结节可以通过切除肺段一起切除，哪些外周结节可以楔形切除，哪些结节风险低并且位置不佳需要战略性“舍弃”……具体见图 7-3。因此，对于这类病人，必须认真规划治疗方案，考虑多方面因素的问题，争取为病人谋取最大的获益。

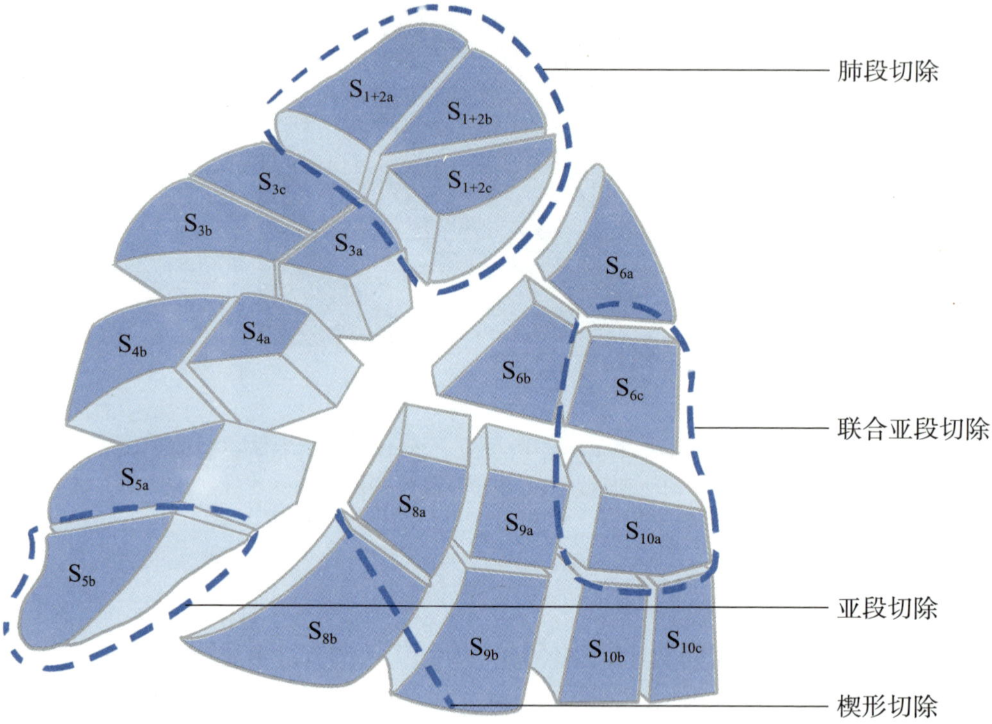

图 7-3　联合术式治疗肺多发结节

六、在什么情况下，肺结节手术前需要穿刺定位?

为什么有的人做手术需要术前定位？有的人却不用？首先，需要了解肺手术是如何进行的。正常情况下，肺就像一个膨胀的气球，占据整个胸腔，这种情况下是没有手术空间的，所以我们需要通过一些方法让这个“气球”排气瘪下去。这时，原先我们根据 CT 确定的结节位置就会随着肺塌陷后发生改变，这使得在肺楔形切除术时精确定位结节就变得困难。我们常常打比方，肺楔形切除术就是把苹果表面坏的地方削掉，但是结节并不一定长在肺的表面显而易见，而是隐藏在肺表面之下，所以我们需要术前穿刺定位来找到它的位置。

当结节小、密度低、离肺表面距离稍远，手指不易触及时，为了提高手术精度、缩短手术时间，会选择术前定位（图 7-4）。反之，有些结节位置表浅，体积偏大、密度偏实，容易被触及或定位，对于经验丰富的外科医生来说，就无需术前定位了。

因此，做术前定位与否并没有好坏之分，最终目的都是希望可以精准、快速、安全地完成手术。

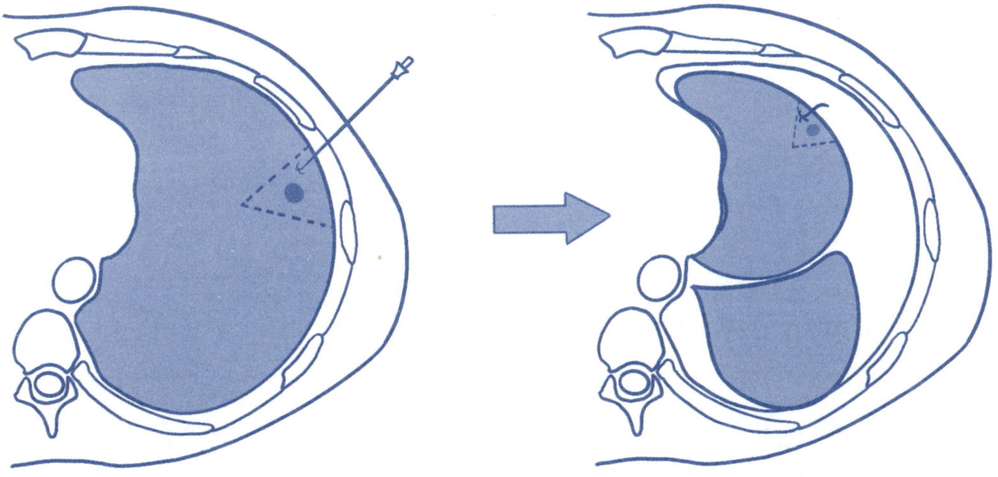

图 7-4　术前穿刺定位示意图

七、多发肺结节手术时需要遵循哪些原则？

第一，在符合肿瘤治疗原则、保留肺功能的前提下，尽可能通过一次麻醉同期手术切除更多病灶，但是在大多数情况下，没有必要切除所有结节，部分结节位置深、密度低、风险低，过于追求“赶尽杀绝”反而会带来不好的后果，而且这些残余的结节一般不会对预后造成影响。

第二，优先处理主病灶，兼顾次要病灶。主病灶通常是更大或体积更明显的结节。但是对于多发结节还应考虑另一条原则：优先处理进展病灶。虽然一般情况下，主病灶发生进展的概率最大，但是在临床中，因为我们也常发现有些病人的主要病灶长期都没有变化，次要小的结节却发生了变化，所以每个结节具有异质性、相互独立，所以在处理时更应具体情况具体分析。

第三，治疗时机及治疗方式主要根据结节的大小、实性成分、位置、数量，以及病理亚型、病人年龄与心肺功能，既往有无胸膜炎病史、胸部尤其是肺部手术病史等选择，术式以楔形肺切除术、亚段肺切除术、肺段切除术或肺叶切除术的各种组合为主，避免全肺或复合肺叶切除术[1]。具体详见表 7-2。

八、多发肺结节术后需要后续治疗吗？

多原发肺癌相互独立，术后分期应该对不同的病灶分别进行分期，按照分期做术后治疗方案的制订。一项发表在《胸部肿瘤学杂志》的研究表明，这些相互独立的病灶基本上是癌前病变或早期肺癌，不伴有淋巴或肺

---

[1] 中国医药教育协会肺癌医学教育委员会，中国胸外科肺癌联盟，中国抗癌协会肿瘤消融治疗专业委员会，等. 多发磨玻璃结节样肺癌多学科诊疗中国专家共识（2024 年版）[J]. 中华内科杂志，2024，(02)：153-169.

表 7-2 肺多发结节常见类型

分布类型	双肺弥漫“满天星”分布	单叶集中分布	双侧散在分布	单侧散在分布
图例	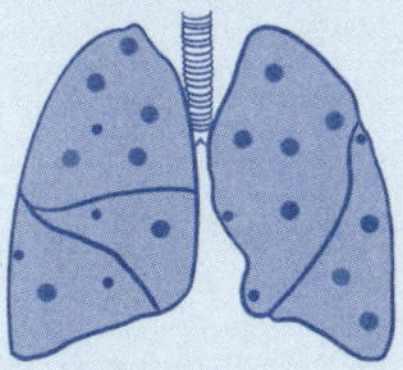	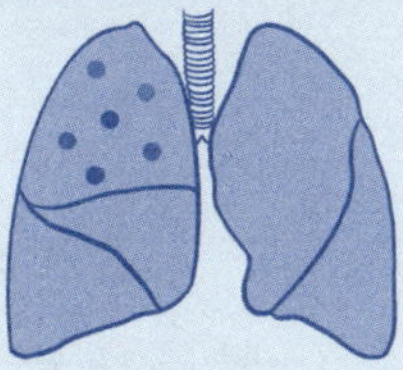	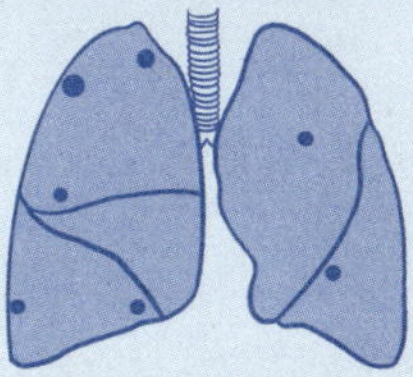	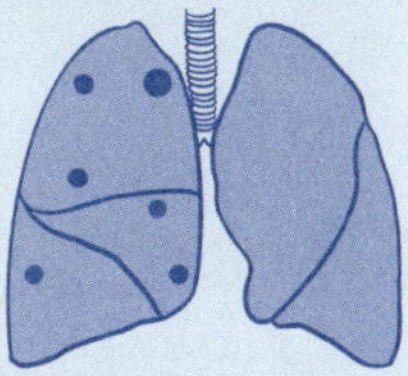
处理原则	一般不建议积极手术处理，如在随访观察过程中发现结节明确进展，应根据病人的整体情况，综合评估后选择射频消融、立体定向放疗或药物治疗等手段	若单叶集中分布，可考虑通过多处局部切除术或者肺叶切除术，但如果结节没有变化，同样建议随访观察	优先随访观察，若单侧结节进展，则处理该侧结节；若两侧结节均需手术，则同时切除两侧结节或先切除影响预后 / 分期较晚的结节	若需手术，应在结节切除主要病灶的基础上，根据结节分布情况合理规划手术范围，尽可能同步切除同侧位置较“好”的结节

外转移；当考虑多发结节为多原发肺癌时，并且均确认为早期病变，则并不需要任何术后辅助的治疗[1]。

---

[1] DETTERBECK F C, MAROM E M, ARENBERG D A, et al. The IASLC lung cancer staging project: background data and proposals for the application of TNM staging rules to lung cancer presenting as multiple nodules with ground glass or lepidic features or a pneumonic type of involvement in the forthcoming eighth edition of the TNM classification[J]. Journal of Thoracic Oncology, 2016, 11(5): 666-680.

第八章

复杂多发的肺结节

看病手记
——惶恐之时，“静守”勿躁

有一天，一对母女坐了几个小时高铁来到我的诊室。当我告知她们：女孩的多发肺结节具有潜在恶性可能时，她们表现得异常平静，我推测，这一路上她们已辗转多家医院，四处求诊。

母亲平静地问：“我们其实已有心理准备。这次来，主要想请教您，除了继续观察，还有没有更有效的治疗方案？”

女孩今年才 27 岁，三年前体检时，偶然发现了肺部有 28 个结节（图 8-1）。此后她们多次复查，全家人一直颇为焦虑。

母亲补充道：“不同医生意见不一。有建议手术切除约 1.5cm 的大结节、其余继续随访的；有建议消融所有大结节的；还有建议立体定向放疗，甚至尝试靶向药物。”

我仔细比对了多次影像复查结果后耐心解释：“三年多来，这些结节未见变化，说明均处于相对稳定的‘休眠’状态。目前继续随访是最稳妥的选择。”

母亲面露担忧，问道：“这样被动等待，会不会太保守了呢？万一结节突然发展，岂不是来不及？”

我习惯性地宽慰，说出我的口头禅：**“别急，只是肺结节。”**接着进一步说明：“您看，已经观察三年了，结节都没有发生变化，这说明他们目

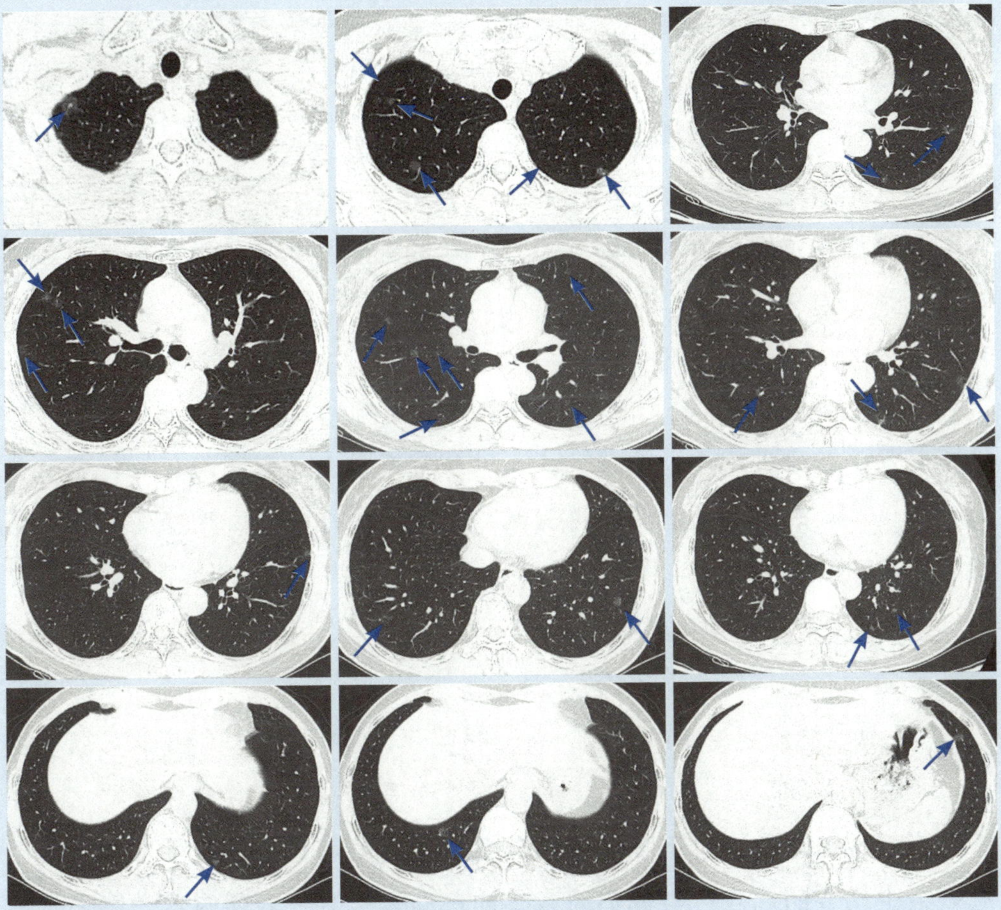

图 8-1　病人 28 个肺结节 CT 影像合图

前处于稳定状态。即使后续观察期间出现变化，一般也是较为微弱的，所以不会耽误病情。”

我继续说道：“倘若贸然进行手术，不仅会损伤肺功能，还需承受手术带来的创伤，这无疑会影响她的生活质量。此外，即便选择手术，也无法通过一次手术将所有结节完全切除，术后依然需要定期观察。所以，权衡利弊后，**按兵不动才是当下更好的选择**。”

女孩自始静坐一旁，认真聆听。整个问诊过程中，母亲替她发问。

在大多数情况下，对于多发肺结节病人，我们建议采取保守性观察策略。即便对确需手术的病人，也主张尽量精简切除范围，通过多种局部切除方式联合应用，以在保障病人安全的前提下，一次性切除尽可能多的潜在危险结节，从而最大限度地保护肺功能。

此外，与单发肺结节病人相比，多发肺结节病人更易出现新生结节。因此，将切除范围尽量缩小，可为未来在残余结节发生变化或出现新生结节时，提供更多后续治疗方案的选择空间。

“我们也试了不少药，包括各种偏方，还有网上卖‘散结’的药，但结节既没消掉也没缩小。卖药的还说肺结节不长大就证明药有效，可我觉得不吃这些药也不会长，所以也有两年多没再吃过药了，现在还是没有变化”。母亲无奈地说。

“乔医生，你说能不能吃靶向药呢？听说磨玻璃结节很多都有基因突变，靶向治疗能把结节消掉吗？”母亲眼中充满了期待。

“我强烈不建议吃靶向药。”我立即回应，“靶向药主要用于晚期肿瘤病人，所有抗肿瘤药物都会产生耐药性，而且对身体有潜在伤害。”

在日常工作中，对于多发肺结节观察期间的病人，或者手术切除后仍有残余小结节的病人，当他们向我咨询靶向治疗时，我的回答始终是“不要吃”。一方面并非所有肺结节对靶向治疗敏感，且靶向药不可避免地会引起耐药和诸多不良反应。综合来看，如果肺结节没有变化、没有生长，就没有必要主动吃药。

最近，一些临床研究正在探索免疫药物对多发肺结节的治疗作用，但目前还没有确切的结论。从我接触的相关病例看，效果并不理想，而且这些药物一般是用于晚期肿瘤病人，会引发耐药性，因此对早期肿瘤病人，同样不推荐使用。

“那消融和立体定向放疗，我要不要做？不切肺是不是就不会影响肺功能了？”一直沉默的女儿也开始发问了。

“因为你的结节多，呈满天星样分布，无论消融还是立体定向放疗都没办法一网打尽，所以我也不建议。”

“那还是要继续观察，真不知道为什么会长这么多结节，孩子还年轻，将来要是变化了可怎么办？要切那么多肺组织，可怎么活！”妈妈满面愁容。

“多发结节形成的原因还不清楚，但我认为这就像地里长杂草一样，有些人肺内环境不好，就会容易长出多个结节。”

我试图打个比方来安慰她：“这二十多个结节，经形态学评估，大多具有肿瘤特征。如果做手术或者活检，病理大概率会是不典型腺瘤样增生、原位癌、微浸润性腺癌或浸润性腺癌，几乎涵盖了肺腺癌的所有病理类型。”

“不过，我们先不要着急。只要这些结节不生长，还处于休眠状态，你女儿就很安全。未来即使出现变化，也是有办法应对的。”

“多发结节中最棘手的情况，是双肺超多发或者弥漫性的恶性结节。如果结节出现了增多增大，不但有转移扩散的风险，还将影响肺功能，导致病人呼吸困难。这种情况通常需要药物治疗控制肿瘤生长，但如果药物治疗不敏感，还有一个办法就是肺移植。”

母亲惊讶地问道：“肺移植就是换肺吧，得了肺癌还能换肺？”

我点点头，回答道：“虽然肿瘤一般被视为移植的相对禁忌证，但对于恶性程度较低的弥漫性多结节型肺癌，从目前国内外已报道的数据来看，肺移植的治疗效果还是比较可观的。”

听完我的解释，母女俩的神情逐渐舒缓，似乎在重重迷雾中看到了一丝希望，最终也接受了定期复查是目前最好的诊疗方案。

暮色中的诊室，母女相携离去的身影在走廊投下细长剪影。人生充满意外，我们总会遇到意料之外的考验。如何面对，是每个人的选择。不同的态度会导致截然不同的结果。冷静客观地面对挑战，在“草木皆兵”时保持冷静，做出智慧的选择，才能避免不必要的伤害，有时，最积极的治疗恰恰是学会与不确定性共处，“不作为”反而是最佳策略。

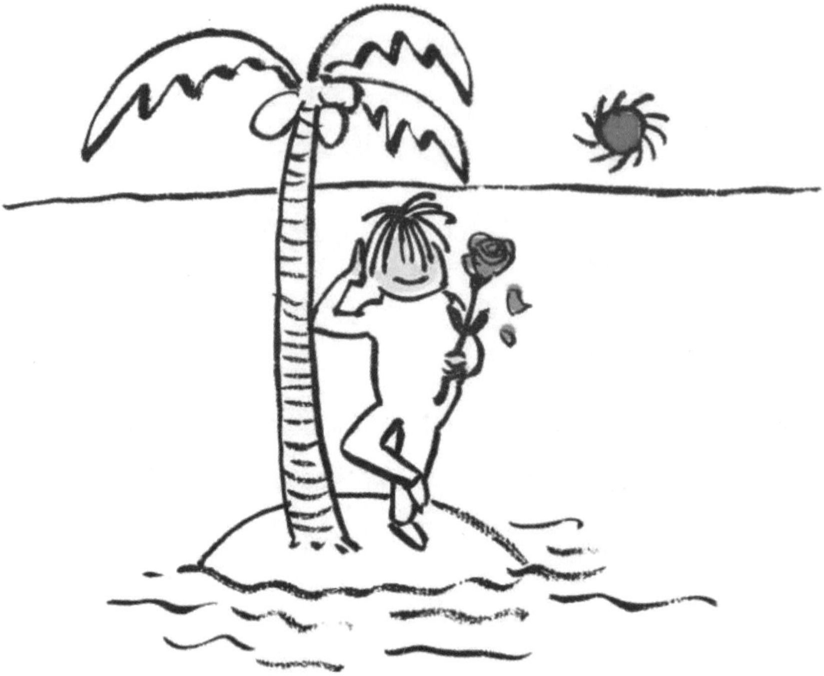

最艰难的是等待
最美好的是值得等待

一、肺结节手术前如何评估肺功能？

肺功能评估是肺手术前不可或缺的重要环节，其评估结果不仅为手术切除范围的确定提供科学依据，更是预测病人术后肺功能能否满足日常生活需求的关键指标。通过全面的肺功能评估，临床医生能够制订个体化的手术方案，最大限度地保留病人的肺功能，确保手术安全性和术后生活质量。

术前，我们会通过一种叫做肺通气检查的测试来评估病人的肺功能（图 8-2）。这项测试通过测量病人吸气和呼气的能力，来判断他们的呼吸功能是否良好。重点在于呼气的情况，特别是“1 秒用力呼气量”（FEV_1），也就是病人在 1 秒内最大限度能呼出多少空气。过去的标准是，FEV_1 超过 2.0 升的可以进行全肺切除，超过 1.5 升的可以进行肺叶切除。然而，由于每个人的体型和情况不同，仅仅依靠这个绝对值并不完全准确。因此，我们会考虑病人的性别、身高、体重和年龄等因素，通过数据模型推算出一个“预计值”。然后看病人的实际值和预计值的比例，来决定手术

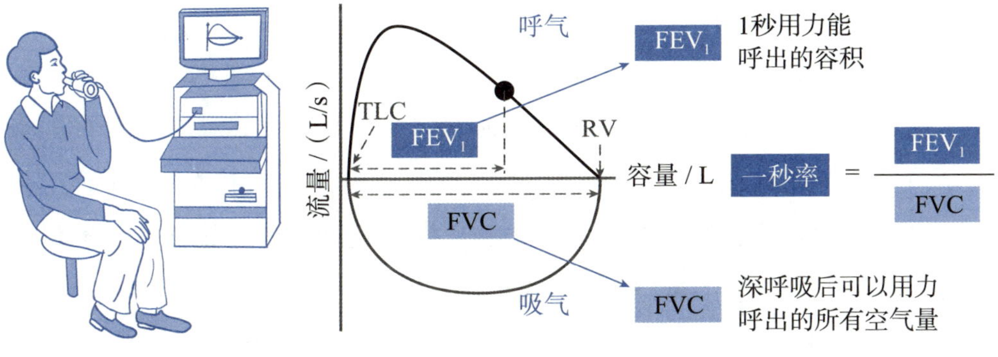

TLC：总肺活量；RV：残气量；FEV_1：用力呼气量；FVC：用力肺活量。

图 8-2　肺功能评估

的可行性[1]。

另外，还有一个叫“一秒率”的指标，指的是1秒用力呼气的量占总呼气量的比例。这个比例也能帮助预测病人是否能承受不同类型的手术。通常来说，一秒率>40%的病人可以耐受肺楔形切除术，一秒率>50%可以耐受肺叶切除术，一秒率>60%可以耐受一侧全肺切除术[2]。

然而，这些客观的指标并不是“死标准”，肺通气检查受病人吹气技巧、理解能力等多方面影响，有时候也可能不准确。因此，还可以通过一些便捷直观的方式来辅助评估，例如我们常常会问病人“一口气可以爬多少层楼梯？”来判断病人是否能耐受手术，如果一口气可以爬3层楼则说明可以耐受常规肺手术[3]。

二、为什么多发结节不变化就不治疗反而是最好的治疗？

对于惰性的多发肺结节，结节越多发，治疗越保守，但这不意味着对结节完全不管不顾，而是通过定期观察动态了解结节的状态。这种策略本身也是一种积极的治疗方式。

因为越是多发的结节，更需要着重考虑保护病人肺功能。如果选择通过手术将所有结节切除，虽然可能在短期内看似解决了结节问题，但这种方法通常会对肺功能造成显著且不可逆的损伤。实际上这些长期存在的多发结节一般来说长期处于“休眠状态”或是“惰性生长状态”，不去“打扰”反而是最好的策略，实际上是为病人谋求长期健康和生活质量的最佳

---

[1] British Thoracic Society Society of Cardiothoracic Surgeons of Great Britain Ireland Working Party. Guidelines on the selection of patients with lung cancer for surgery[J]. Thorax, 2001, 56(2): 89-108.

[2] COLICE G L, SHAFAZAND S, GRIFFIN J P, et al. Physiologic evaluation of the patient with lung cancer being considered for resectional surgery: ACCP evidenced-based clinical practice guidelines[J]. Chest, 2007, 132(3): 161S-177S.

[3] BOLTON J W, WEIMAN D S, HAYNES J L, et al. Stair climbing as an indicator of pulmonary function[J]. Chest, 1987, 92(5): 783-788.

途径。因此，所谓的“保守治疗”并不意味着消极，而是体现了一种在深思熟虑后对病人整体健康的关怀方式。

三、多发肺结节病人是否可以口服针对肺癌的靶向药

经常有多发肺结节病人在手术切除部分肺结节后，经基因检测发现有靶向驱动基因突变，希望通过靶向治疗来消除其他残余的肺结节。从目前的证据来看，并无确切的疗效。虽然研究表明，持续存在的多发磨玻璃结节 EGFR 突变率很高，在一项研究中，对切除的多发原发性肺癌病灶中，EGFR 突变率为 46.7%[1]，但仍有相当一部分结节对于 EGFR 靶向药是不敏感的，并且目前对于接受靶向治疗多发肺结节病人临床疗效的研究十分有限，疗效并不确切。此外，在临床实践中我们也发现，许多病人在靶向治疗后结节并不会有明显的变化。而靶向药在使用过程中，肿瘤可能会产生耐药性，并且病人也可能会产生胃肠道副作用等不良反应。因此，不建议多发肺结节病人口服靶向药治疗。

四、多发肺结节病人是否可以尝试针对肿瘤的免疫治疗？

目前，对于多发且持续存在的高危磨玻璃结节能否使用免疫治疗，仍存在争议。尽管有一些探索性研究尝试将免疫治疗应用于多发肺结节，仍缺乏直接证据支持其有效性。在既往研究中，免疫治疗似乎对实性结节有一定的疗效，但对于含有磨玻璃成分的亚实性结节效果不佳，甚至部分亚

---

1. YANG Z, ZHOU B, GUO W, et al. Genomic characteristics and immune landscape of super multiple primary lung cancer[J]. EBioMedicine, 2024, 101.

实性结节在治疗后仍有进展[1]。最近一项研究认为这些磨玻璃结节多是早期肺癌，通过激活免疫系统，可以起到抗肿瘤的作用。虽然该研究中免疫治疗对高危磨玻璃结节有一定的作用，但仍不足以完全控制病灶[2]。因此，目前不支持对多发肺结节使用免疫治疗。此外，免疫治疗也可能引发一些不良反应，这一因素也需要在决定治疗方案时予以考虑。

五、多发肺结节病人是否可以进行精准放疗或消融?

在前文关于精准放疗和消融的介绍中，我们了解到这两种治疗手段适用于那些因心肺功能不佳、年龄较大等因素无法耐受手术者或拒绝手术者。然而，对于小的磨玻璃结节，由于其往往表现为惰性的生物学行为，最佳策略则是尽量避免干预，因此不建议采用精准放疗和消融作为治疗手段。

然而，如果肺结节出现进展并威胁到病人健康，而手术切除可能导致肺功能无法保障时，这些治疗手段因其对肺功能的损伤较小，能够为这类病人提供有效的治疗选择。

六、多发肺结节弥漫分布导致严重的肺功能不全，是否可以考虑“换肺”？

这种情况罕见。在传统的肺移植适应证中，肺部恶性肿瘤通常被视为

---

[1] ZHANG C, YIN K, LIU S Y, et al. Multiomics analysis reveals a distinct response mechanism in multiple primary lung adenocarcinoma after neoadjuvant immunotherapy[J]. Journal for Immunotherapy of Cancer, 2021, 9(4): e002312.

[2] CHENG B, LI C, LI J, et al. The activity and immune dynamics of PD-1 inhibition on high-risk pulmonary ground glass opacity lesions: insights from a single-arm, phase Ⅱ trial[J]. Signal Transduction and Targeted Therapy, 2024, 9(1): 93.

禁忌，因为移植后的免疫抑制治疗可能会导致肿瘤失去控制。然而，当多发结节呈弥漫性分布并引发不可逆的肺功能损伤，肺移植可以成为一种控制症状的可选方案，特别是在结节的病理表现为以贴壁型为主的肺腺癌的情况下。

根据现有文献，已有 70 名病人因多发结节双肺弥漫分布而导致不可逆肺损伤，并最终接受了肺移植。对于这些病例，病理分析表明这些病灶主要为贴壁型肺腺癌。随访数据显示，术后 5 年生存率可达 50%。因此，尽管此类病例极为少见，但在多发结节弥漫分布并导致不可逆肺功能损伤的情况下，肺移植仍可以被视作一种潜在的治疗手段[1]。

七、肺肉芽肿是肿瘤吗?

肺肉芽肿不是肿瘤，是一种良性的病变，是身体对某些刺激或异物进行防御反应的结果。当身体某个部位存在长期感染、异物或炎症时，免疫系统会尝试包围和隔离刺激。这种情况下，免疫细胞会聚集形成一个小的结节或团块，即肉芽肿。大多数情况下，肺肉芽肿是良性的，通常不引起症状或仅导致轻微症状，并保持稳定。然而，如果肉芽肿严重或影响到肺部功能，则可能需要进一步评估和治疗。治疗方法的选择通常取决于肉芽肿的成因，以及病人的临床状况。

[1] ELSOLH B, BAYAT Z, LYU D, et al.Lung transplantation for lung cancer: a systematic review of the literature[J]. The Journal of Heart and Lung Transplantation, 2023, 42(10): 1425-1436.

第九章

儿童或青少年的肺结节

看病手记

——刀药之外，守护未来

一个普通的下午，一如既往地忙碌，一个陌生的电话号码执着地拨打我的手机。

电话接通了，短暂的沉默后，听筒里传来一阵压抑又揪心的抽泣声。来电者是一位 8 岁患儿的母亲。

“乔医生，我家孩子前段时间咳嗽，一直不见好，我怕有什么问题，就带她去拍了胸部 CT，没想到发现肺上有一个 12 毫米的磨玻璃结节。几个医生都说可能是恶性的，恶性的就是肺癌吧？我女儿才 8 岁啊！”她断断续续的话语里夹杂着哭声，“我们好不容易才有了这个孩子，现在查出来这个病，全家都崩溃了！不知道该怎么办。乔医生，求您救救孩子！”

“您先别着急，现在发现的只是肺结节。您带片子和资料来门诊，我仔细看看再说。”我深知，此刻对于这位崩溃的母亲而言，安静且耐心地倾听，才能给予她最大的安抚。

几天后，一位 40 多岁、身形瘦弱的女性，提着一袋资料，满脸紧张地走进了诊室。她在我身旁坐下，沉默了好一会儿，才略显局促地小声说道：“我是带孩子的片子来给您看的，我姓陈，之前给您打过电话。”

陈女士提前一天乘飞机从外地赶来。上周为孩子进行 CT 检查时，发现肺部结节，当地医生认为恶性可能性较大，建议尽早手术。她对此感到担忧和犹豫。之后，她将影像资料带至其他医院复诊。几乎所有医生均高度怀疑肺癌，但在后续处理意见上分歧较大：部分医生建议立即手术，另有医生主张继续随访观察，令她十分困惑和纠结。

“已经诊断是肺癌了，还能治好吗?”说到这里，陈女士眼中已满含泪水。

我打开她带来的CT影像资料，很快便在右肺上叶找到了那个约1.2厘米的磨玻璃结节（图9-1）。能清晰地看到有血管伸入，从形态上判断，符合原位癌或者微浸润性腺癌的特征。

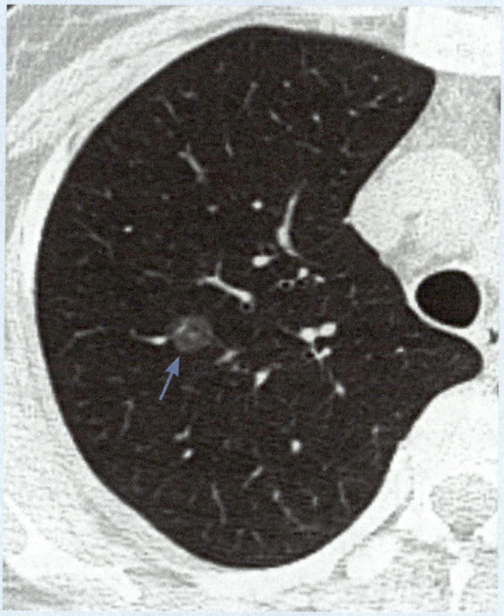

图9-1　病人肺结节实图

“有血管伸进去？那肿瘤细胞会不会通过血管转移啊?”陈女士一听我描述，立刻焦急地问道。

“不会的。这只是它的生长特征。因为磨玻璃结节密度低，就跟半透明似的，所以能看到原本就存在的血管在结节里穿过。但能看到血管，并不代表肿瘤细胞会通过血管扩散。”我耐心地解释着，试图让她紧绷的神经放松一些。

“虽然孩子出生时就体弱，可也只是一些小毛病，从没得过什么大病。

这次是因为咳嗽了好长时间，担心是肺炎，才去拍了CT。她这么小，怎么会得癌症呢？肺癌不是大人才会得的病吗？”孩子母亲无助地搓着双手，脸上写满了难以置信，实在不能接受这样残酷的结果。

在门诊，我总会遇到各种年龄段的病人，虽说肺癌病人大多是成年人，但随着CT检查的日益普及，青少年甚至儿童在检查中意外发现肺结节的情况，也越来越常见了。

我向她解释道：“原位癌或者微浸润性腺癌虽然带有‘癌’字，但这种癌和传统意义上的癌症不一样。从术后复发率和生存情况来看，这种‘癌’并不会威胁到生命。”

“乔医生，是不是因为我身体不好，才影响了孩子啊？我身体一直比较弱，32岁才怀上孩子，都怪我！”神情低落的孩子妈妈冷不丁地冒出这么一句，语气里满是自责与愧疚。

“可别这么想，这和您没有直接关系。”我连忙安慰她。

“家里人都这么说，我婆婆一直埋怨我身体不好，还这么大年龄才生孩子，肯定是我的体质不好，让孩子遗传了不好的基因。”说着，陈女士再也控制不住情绪，双手掩面，低声抽泣起来。她这次是瞒着家里人来的，孩子生病了，她成了家里的“罪人”。

通常，孩子生病容易激发家庭矛盾，父母自责、公婆怪儿媳、夫妻互相指责的连锁反应接踵而至。这也是我长期坚持科普的原因——我希望大家能以更科学的视角来看待生病这件事，这样不仅利于治病，还可以减少很多家庭纠纷。

我安慰她，“孩子的肺结节跟您没有直接关系，肺结节密度比较低，不会影响孩子的健康和寿命。孩子年龄小，不需要干预，即使未来在定期复查中发现肺结节有变化，那时再做治疗，也完全能治好。”

虽然很多人的肺结节考虑原位癌的可能性大，但实际上这种结节没有侵袭性，大多数长期不变化，甚至可能终身不发展。

“如果是癌，肯定会扩散的啊！我都不敢让孩子运动了。”陈女士依然紧张又担忧，“运动是不是会加速肿瘤扩散转移？如果做手术切除就能治好，为什么还要等待观察？”

“首先需要纠正您这个观点，运动是不会导致肿瘤扩散转移的。”我解释道，“原位癌虽然带有‘癌’字，但是它并无浸润成分，我们常把这种类型比作癌症的种子，有的会发芽，有的可能永远也不会，更不致命。如果这个结节一直不变化发展，孩子的成长不会受影响，还能避免手术治疗带来其他不必要的创伤。**因此，虽然手术能一了百了，但权衡利弊后，继续定期复查才是更好的选择。**”

“乔医生，那万一将来结节出现变化再手术，是不是比现在做手术要切更多的肺，那会影响孩子日后的生活吗？而且如果手术做迟了，效果会不会不好？”陈女士依然焦虑。

“只要定期随访就不会加重，即使结节变化了再做手术，不会改变手术切除的范围，也不会影响孩子的学习和生活，完全能够治愈。”我耐心解释。

陈女士松了一口气，表示回家后会认真和家里人解释，让他们也理解孩子的病情。后来，她孩子的肺结节在多年观察中没有出现变化。随着时间的推移，一家人也逐渐从最初的焦虑中走出来，重新找回了生活的平静与希望。

近年来，儿童或青少年因呼吸道症状或者体检等其他原因，偶然发现肺结节的情况越来越常见，癌症的年轻化已成为一个令人揪心的新趋势。孩子是家庭的希望和未来，得知自己的孩子患有癌症的时候，父母的反应往往是撕心裂肺的，宁愿把孩子的疾病转移到自己身上。

面对父母的绝望和无奈，医生的工作除了让他们了解真相，更重要的是舒缓他们的情绪。**儿童或青少年处于人生的成长阶段。对于这一类特殊群体，既要考虑肺结节的标准处理方法，也要兼顾诊疗方案对其人生历程**

的影响。

在30多年的临床工作中，我见过太多这样的案例：有的儿童因为肺结节手术被诊断为早期肺癌，手术虽然成功，但孩子的心理健康却受到极大冲击，人生发展也因此受阻；有的青少年术后遭遇歧视，原本规划好的学业和工作“泡汤”，甚至在情感上也遭受挫折。

儿童和青少年处于人生的关键成长阶段，他们的未来充满无限可能。在癌症年轻化的浪潮中，我们既是观察者，也是守护者。**有时，手术刀划开的不仅是人体组织，更是他们的人生图景。**因此，对于儿童和青少年的疾病诊疗，不能仅仅局限于疾病本身，更要为他们保留一扇通往美好未来的窗，让他们在成长的道路上，能够无畏前行。

生活，就是生下来，活下去。然而，活着不仅仅是为了生存，更是为了追求希望和幸福。那些看似可怕的诊断，或许只是生命长河中的一朵浪花。作为医生，我们不仅要治愈疾病，更要守护每一个孩子的未来，要在疾病的阴霾中，为他们保留通向光明的窗。

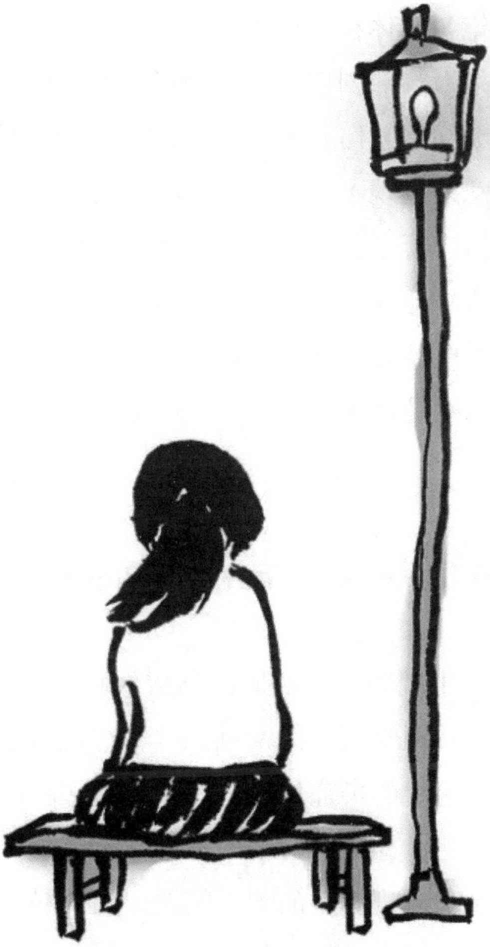

我愿意等

一、儿童或青少年得肺结节的情况多吗?

儿童和青少年各种体检一般都不会涉及胸部 CT，目前报道的儿童或青少年肺结节多是因胸部创伤、胸廓畸形等原因而做 CT 检查时偶然发现的。国外一项对 259 例创伤儿童胸部 CT 扫描回顾性研究显示，发现其中 86 人（占 33%）意外发现了肺结节[1]。类似的，还有研究对高能量创伤儿童的胸部 CT 扫描进行了回顾性研究，发现 72 人中有 27 人（占 37.5%）意外发现了肺结节。但这些结节大多是微小结节，恶性风险极低[2]。

随着 CT 检查的广泛应用，儿童或青少年检出肺结节越来越多见，但是相较于成年人仍然是相对少见。

二、为什么有些儿童或青少年会得肺结节?

儿童或青少年出现肺结节的原因与成人相似，通常与几种情况有关。首先，肺部感染是导致肺结节的常见原因，这包括细菌性、病毒性或真菌性感染，会引起肺组织的炎症反应。其次，有些肺结节可能是由过去的感染或炎症留下的痕迹，即我们所说的陈旧性炎症灶，这种情况下的结节通常是稳定的，不会引起进一步的健康问题。另外粉尘等不良物质沉积、过敏导致肺组织渗出、出血等原因同样可能导致肺结节的形成。少数情况下，儿童或青少年的肺结节可能还与肿瘤相关。一般来说，在年龄较小的病人中，肿瘤与遗传因素可能有更大的关系。

---

[1] RENNE J, LINDERKAMP C, WACKER F, et al. Prevalence and configuration of pulmonary nodules on multi-row CT in children without malignant diseases[J]. European Radiology, 2015, 25: 2651-2656.

[2] SACKS D, BAXTER B, CAMPBELL B C V, et al. Multisociety Consensus Quality Improvement Revised Consensus Statement for Endovascular Therapy of Acute Ischemic Stroke[J]. International Journal of Stroke, 2018, 13(6): 612-632.

当家长得知孩子有肺结节时，经常会感到焦虑或自责，担心是否在怀孕或养育过程中有哪些环节没做好导致肺结节的生成。然而，目前尚无证据表明这些因素对孩子罹患肺结节有直接影响。家长应该保持冷静，与医生密切沟通，进行适当的检查和监测，了解结节的性质以及适宜的处理方法。

三、儿童或青少年发现肺结节后应该怎么处理？

在评估儿童或青少年的肺结节时，首先要认识到大多数结节是良性的。对偶然发现的肺微小结节，如果没有其他需要随访的临床问题，通常不需要专门进行 CT 随访。即便是需要定期观察的结节，也应尽量降低复查频率，适当延长检查间隔，以减少因重复成像带来的潜在危害。

对于高风险的肺结节，定期观察仍是必不可少的。如果在观察过程中结节显著进展，则应参考成人的处理原则进行处理，因为在这种情况下，结节可能对健康构成明显威胁，因此及时干预是必要的。

即便在随访期间结节未显示明显变化，但如果其恶性的可能性较高，我们也应仔细考虑孩子的学业、婚姻和未来事业等因素。在确保对结节进行安全观察的前提下，优先选取不会干扰孩子正常生活轨迹的治疗方案。通过这样的策略，我们在确保安全的同时，也尽量减少对孩子生活的干扰。

四、运动会不会导致肿瘤扩散和转移？

正如本章节故事中提到的那样，孩子的妈妈对这一问题感到担忧，事实上，在临床工作中，我常常遇到病人有类似的顾虑。因此，我希望为这一谣言进行辟谣。运动不仅不会导致肿瘤扩散和转移，还能增强心肺功能，改善体内代谢和免疫平衡，创造抑癌的身体环境。肿瘤转移的主要方式是血行转移（通过血液进行转移）、淋巴转移（通过淋巴液进行转移）和种植性转移。运动带来的血液、淋巴液流速加快，很容易让人联想到血行转移和淋巴转移。事实上，影响肿瘤转移的关键并不是血液和淋巴的流速，而是肿瘤细胞能否突破它的“牢笼”进入到血液或淋巴中。从现有的知识来看，运动并不会在这个过程中起到促进作用。适度的运动很重要，但任何事情都有两面性。因此，在运动过程中，应遵循适度原则，避免过度运动导致身体疲劳，以达到最佳的健康效益。

五、磨玻璃结节在观察期间如果发生变化，会影响手术切除的范围吗?

在本章手记中，我就孩子妈妈提出的另一个问题进行了详细解答。这不仅适用于儿童或青少年群体，对于大多数肺结节病人而言，如果医生建议定期随访观察，那么在观察期间结节发生变化，并不会导致手术切除范围的扩大。这是因为这类结节通常较为稳定，即使有变化也是微弱的变化。只要遵循建议按时复查，就能及时发现问题，不会耽误治疗时机，也不会对手术方式产生影响。

第十章

未婚或未育女性的肺结节

看病手记

——“结”前抉择，沉着以对

故事一：未来儿媳查出9毫米磨玻璃结节，这婚还结不结？

好久没联系的老陈突然来访，两年不见，他生出了不少白发，两眼还带着血丝，看起来至少苍老了十岁。

我问他到底出了什么事情，为什么搞得这么憔悴？

他说儿子女朋友发现了肺结节。当听到我劝他“不要乱操心，别急，只是个肺结节”的时候，火爆脾气的老陈嗓门一下子就提高了：“我还不是为他好！不能娶个病人回家呀，而且万一遗传给孩子，也不好！”原来，老陈的儿子去年从国外留学回来，在朋友聚会的时候认识了一个叫小玉的姑娘。聪明漂亮的小玉毕业于国内知名高校，工作也很稳定。两人接触之后发现，居然还毕业于同一所小学，共同语言越来越多，自然而然地发展成了恋人关系，感情迅速升温。

最近两个孩子都觉得时机成熟，双方家长对他们的交往也很满意，开始进入谈婚论嫁的阶段。

“我和老伴儿对小玉也很满意。”老陈说着又摇摇头，“可是人生无常，老天总会弄点事情出来。”

做婚前检查的时候，小玉查出右肺部有一个9毫米的磨玻璃结节，复查时结节也没有消失，医生认为这个结节有恶性特征，很大可能是早期肺癌。

"肺癌啊，就是恶性肿瘤，又不是其他什么小毛病，我这心里五味杂陈。她也不抽烟，怎么年纪轻轻，就得了这个病呢?"老陈吐露了心声。

老陈坦言，他和老伴确实从心底里喜欢这个女孩，但癌症毕竟不是小事，他们左思右想，反复考虑，最终还是劝儿子"长痛不如短痛"，建议他分手。

可儿子的态度很坚定："不管小玉是不是肺癌，坚决不分手!"并要求将两人的婚事提上日程。

老陈和老伴软硬兼施地劝了一个月，儿子都不为所动，甚至以"脱离父子关系"相威胁，让父母莫要再劝。

"你说说看，这都什么事儿啊，脾气这么大，我们还不是为他好!"说着说着，老陈的火气又上来了，"他长能耐了，还在外面租房，都不回家了!"

虽然生气，可老两口也觉得小辈们情投意合，不好拆散，因此态度十分矛盾。想起这个病是我的专业领域，于是决定向我打听治疗及预后情况。通过老陈的讲述，我赞赏两个孩子的决心，但同样为人父母，我也理解老陈的心情。

我劝他："首先，你应该庆幸自己养了一个有情义的孩子，他没有一遇事就逃跑，很有担当。其次，这个结节才 9 毫米，可能并没有你们想象中那么严重，可以让他们带上资料来找我，我帮她看看。"

老陈的脸色终于有了些许缓和，我进一步劝他，"退一万步讲，就算是肺癌，可能也是最早期的，而且肺癌也不会遗传的。你别那么焦虑，跟孩子沟通也别着急。"

几天后，我在办公室见到了小玉和小陈，从两人局促的表情来看，他们对未知的结果都很紧张。

我看了小玉的 CT 片（图 10-1），右上肺靠近胸膜的位置有一个 9 毫米的磨玻璃结节，形态比较规则，边界清楚，影像学上符合原位癌的特征。

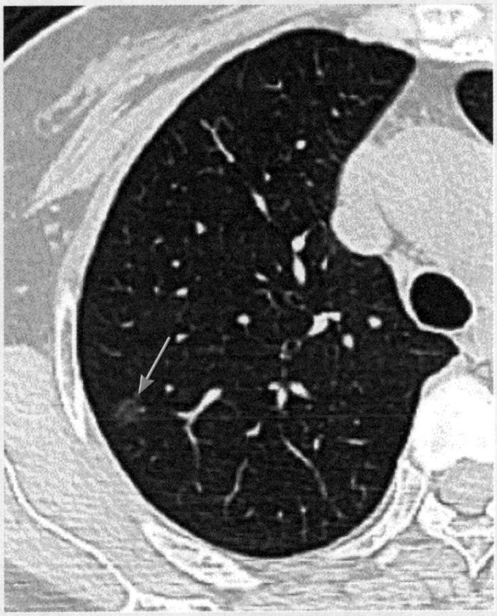

图 10-1　病人肺结节 CT 影像

我告诉他们，这个结节应该是癌前病变或者非常早期的肺癌，复查没有变化说明它处于休眠状态或者惰性生长状态，可以继续观察，目前没有危险。不过，由于结节的位置比较靠外周，也可以做个小的微创手术切除，这样就可以消除后顾之忧了。

我的诊断也是肺癌，这让两个年轻人仅存的一点侥幸希望也没了。于是小玉问出了这个家长们非常关心的问题。“乔伯伯，这样的情况将来会遗传给孩子吗？”

我耐心地解释：“某些类型的肿瘤确实会通过‘缺陷的基因’遗传给下一代，俗称‘遗传癌’，本质上属于遗传性疾病，比如儿童肾母细胞瘤、视网膜母细胞瘤等。还有些肿瘤具有家族聚集性，常见的有胃癌、食管癌、结直肠癌、乳腺癌、肝癌和肺癌，这些肿瘤通常由多基因突变介导，基因突变常为体细胞突变，即在后天发育过程中发生，多是受生活方式和环境等多因素影响。**但是肺癌不会通过基因遗传给后代，也不传染。**”

“乔伯伯，那手术创伤大吗？手术后还需要治疗吗？”小陈确实是个暖心的好孩子，他最关心的是女朋友的身体健康。

“小玉的结节长在比较外周的位置，通过一个小的楔形切除手术方案就可以切干净，对肺功能影响不大。手术后就能达到临床治愈，不需要再进行其他的治疗，定期复查即可。”我安慰他们。

两个年轻人听到这里，终于高兴起来。

这时，小陈提出一个请求，“乔伯伯，你能不能帮忙劝劝我爸妈，跟他们说说小玉的情况。”

我点点头，微笑着答应下来，“我会跟他们聊聊的，你们放心吧。”

一周后，在老陈一家人的陪伴下小玉接受了手术，术后病理证实这个磨玻璃结节是“原位癌”。

对于小玉和小陈来说，这次经历虽然充满波折，但最终的病理结果证实了原位癌的诊断，手术也顺利切除病灶，为他们的未来扫清了障碍。小玉的康复不仅得益于及时的医学干预，更离不开小陈的支持和家人的理解。小陈和小玉这对在困境中坚守爱情的恋人，疾病的场考验不仅没有让他们的感情褪色，反而让彼此的羁绊更加深厚，使他们更加珍惜这份来之不易的缘分。这个结果，是命运在历经波折后给予他们的一份珍贵馈赠。如今，他们携手迈向未来，带着对彼此的坚定承诺，以及对生活的无限憧憬，开启了崭新的人生篇章。

故事二：育龄女性有肺结节，怀孕风险大吗?

28 岁的公司白领小玲在备孕。但在孕前体检的时候，她被查出左肺下叶有一个 8 毫米的结节。她忧心忡忡地带着资料来到门诊找我。

她的胸部 CT 显示，肺结节是圆环形的，中间是空的，形似戒指，形态上符合微浸润性腺癌等早期肺癌的特征（图 10-2）。

小玲紧张地盯着我。眼神中满是恐惧。

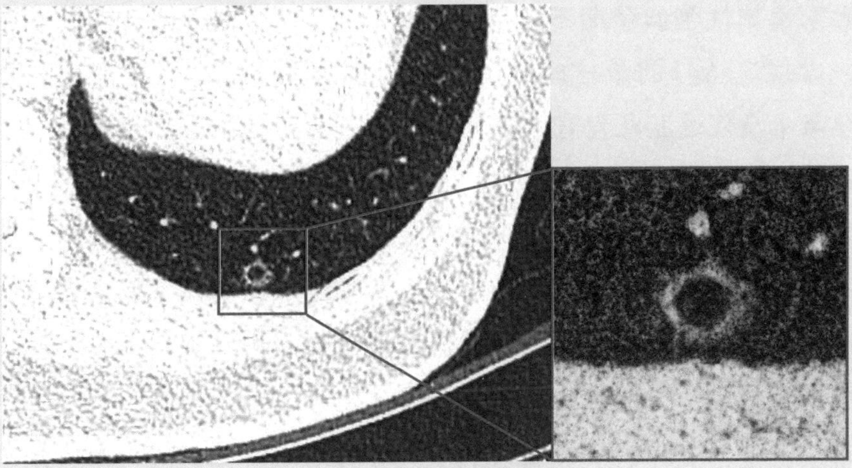

图 10-2　病人肺结节 CT 影像

我轻声安慰她："看起来问题不大，结节比较小，不影响你的健康和寿命。虽然从形态上看，不能排除极早期肺癌或癌前病变，但目前这个小结节没有危险，我建议你三个月后复查，观察其变化来确认良恶性。"

听我这么一说，小玲眼中瞬间噙满泪水，"您这么说那就是肺癌了，我正准备要孩子，这下自己的命都可能没了，还怎么要孩子。"

小玲告诉我，来之前她已经查过很多资料，也看过我的科普视频，知道"恶性"意味着什么。但她反复强调自己没有什么症状，问我有没有良性的可能。

"是的，有良性的可能，这也是建议你复查的原因"。我跟她解释了这种肺结节的发展规律，尽力缓解她对病情恶化的担忧。

三个月后，小玲按时复查，结果显示结节的大小和密度都没有变化，我初步判定为原位癌。

尽管早有心理准备，也知道原位癌暂无生命危险，但小玲十分沮丧焦虑。她的备孕之路似乎被按下了暂停键。

对于小玲这类情况，目前临床尚无统一规范，也缺乏充分的科学依据。

大家都担忧孕妇孕期不能定期进行胸部CT复查，结节可能进展甚至转移，耽误了治疗的最佳时机。同时，孕期激素水平显著变化——雌激素、孕激素及促进胎儿发育的生长激素均升高，是否会加速肺结节生长尚无定论。

这些年，我的团队开展了一项队列研究，观察了近60位怀孕前发现小于1厘米磨玻璃肺结节的年轻女性，初步结果显示怀孕并未促进结节生长。也就是说，虽然这些肺小结节影像特征上可能是原位癌等早期肺癌或者癌前病变状态，但怀孕并未使病情恶化。

在临床工作中，偶尔会遇到孕妇产后因身体不适就医，被检查出晚期肺癌的情况，从而联想到怀孕后体内激素水平的变化促进了肿瘤进展，但此类个案多因孕前未做全面评估，难以排除原发结节已存在且非早期的可能，因而不能证明孕期与肿瘤进展存在直接因果关系。

在缺乏充分证据的情况下，临床需综合评估结节进展风险与手术对育龄女性的潜在影响，权衡利弊后制订个体化管理方案。

“你的肺结节是纯磨玻璃结节，密度较低，估计长期观察都不会有变化，而且位置深，手术对肺功能的损伤比较大，不仅影响生育，还会影响未来生活质量，所以我建议你先考虑生育，生完孩子再来复查”。我的坚定让小玲逐渐镇定下来。最终，小玲在我的建议下，顺利完成了怀孕、分娩和哺乳。在哺乳结束后复查时，结节依然没有发生变化。

小玲的经历是众多有类似困扰育龄女性的缩影。在面对肺结节与备孕的两难抉择时，往往因为缺乏明确的临床规范和科学依据，病人和医生都承受了巨大压力。然而，这一案例也为我们带来了诸多启示。一方面，医学研究的进步至关重要。研究的进展能为临床决策提供关键参考，在未知领域为我们指明方向。另一方面，在面对复杂且缺乏定论的病情时，医生需综合考量各种因素、权衡利弊，做出专业建议，帮助病人进行科学抉择。而病人在困境中保持积极心态，信任医生并配合治疗方案同样不可或缺。我们希望未来医学研究能有更多突破，为有肺结节的育龄女性驱散备孕之路上的阴霾，让每一个新生命的到来都充满希望与安心。

故事三：孕前发现早期肺癌，怎么办？

有一位35岁高龄的备孕者令我印象深刻。

她在体检时发现右上肺胸膜下有一个直径1.8厘米的混合磨玻璃结节。从医学影像特征来看，该结节对胸膜产生了牵拉，尽管后续复查显示结节状态未有明显变化，但我还是建议她在怀孕前，通过手术切除结节，以从根本上消除这颗“定时炸弹”。

然而，在刚复查后不久，她发现自己意外怀孕。这个消息既带来了初为人母的喜悦，又瞬间将她和丈夫陷入了极度焦虑与纠结之中。他们一方面担忧怀孕期间，体内激素水平的剧烈波动、身体代谢的改变，会如同催化剂一般促使肿瘤迅速进展；另一方面，鉴于产妇的高龄，若选择终止妊娠，日后再次成功受孕的概率将大幅降低。

由于肺结节体积稍大且靠近胸膜，存在一定的进展风险，这一情况复杂且棘手，单一学科的知识与经验已难以应对。于是，我们迅速搭建起多学科协作的桥梁，召集妇产科、麻醉科、肿瘤科等领域的资深专家进行联合会诊。在充分考量手术风险、孕期生理变化、肿瘤发展趋势以及对胎儿可能产生的影响等诸多因素后，我们制订了科学、安全且有效的治疗方案，最终为她实施了右上肺结节楔形切除手术。术后病理证实是早期的肺腺癌。

在后续的孕期中，妇产科医护团队对她进行了全方位、精细化的监测与悉心照料，平稳度过了每一个关键节点。最终，她顺利迎来了一个健康漂亮的女儿，为这个饱经风雨的家庭带来了新生的希望与无尽的喜悦。

孕期患肺癌是一个复杂纠结的临床困境，医生和病人要共同面对这场无声又惊心动魄的战役，每一个操作步骤都关乎孕妇与胎儿的安危。以我的经验来看，**怀孕前是否要先处理肺结节，关键在于肺结节的性质和危险性。若肺结节恶性可能性高，且位于肺的外周，切除肺结节所造成的肺功**

能损伤在可接受范围内，不会对产妇未来的生活质量与健康状况产生严重、不可逆的负面影响，那么从保障产妇生命健康的长远角度出发，应优先进行手术切除，待身体恢复后再备孕，为新生命的到来筑牢健康基础。若肺结节恶性程度较低，一般不会因为较长的随访间隔而错过肿瘤进展、耽误治疗时机，则可以考虑先备孕。

生命从来不是一个非此即彼的简单选择题。作为医生，我们常常在复杂的两难命题之间周旋，在希望与现实间寻找平衡。我们面对的不仅是疾病，更是一个个鲜活的生命和其背后的家庭。每一次诊断，每一次治疗决策，都可能改变病人的命运。医学并非万能，但我们的每一次努力都可能为病人带来希望，让他们感受到温暖与支持，为健康赋予更多可能性和尊严。

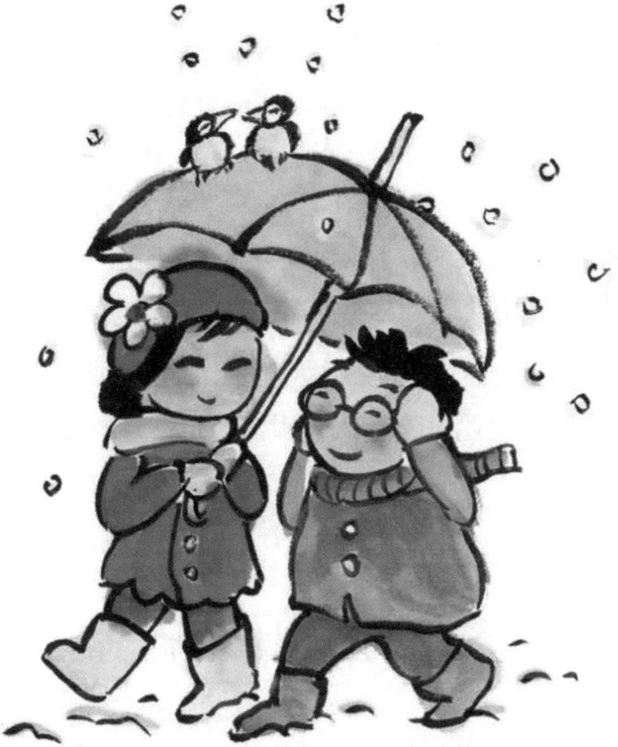

只要我们是彼此最重要的人
活在这世上便不多余

一、为什么女性不吸烟也会得肺癌?

近年来，随着低剂量 CT 在职工体检中的普及，越来越多年轻、非吸烟女性被检出肺结节。值得一提的是，近 10 年全球吸烟率普遍下降，我国女性吸烟率低于 5%，但年轻女性的肺癌发病率却不断增高，甚至高于年轻男性。研究表明，年轻、非吸烟女性肺癌高发的原因可能与二手烟接触史、多种室内空气污染源（如频繁烹饪和固体燃料使用）相关。此外，饮食中水果和蔬菜摄入不足、缺乏体力活动等不良生活习惯也是潜在影响因素。女性激素水平也可能对肺癌发生有一定影响。

尽管存在这些风险因素，大多数由偶然检查或体检发现的肺癌多为癌前病变或早期肺癌，通常表现为惰性生长，不会构成重大威胁。因此，非吸烟女性应尽量避免上述风险，改善生活环境，保持健康生活方式，并定期进行肺部健康检查[1]。

二、怀孕期间不做 CT 检查会不会错过结节的进展?

一般来说，备孕、怀孕及产后哺乳阶段非必要不建议做 CT 检查。因此，许多病人也担心，会不会在近 2 年的时间内不做 CT 复查会失去对这些结节的监控，错过结节的进展。

首先需要了解肺结节的生长速度。我们一般通过“体积倍增时间”来进行评估，体积倍增时间指的是结节体积翻一倍所需要的时间，体积倍增时间小于 400 天常认为有明显恶性征兆，具有侵袭性，肿瘤体积倍增时间

[1] LOPICCOLO J, GUSEV A, CHRISTIANI D C, et al. Lung cancer in patients who have never smoked-an emerging disease[J]. Nature Reviews Clinical Oncology, 2024, 21(2): 121-146.

大于 600 天则考虑惰性[1]。（图 10-3）

研究表明纯磨玻璃结节的体积倍增中位时间在 769 ~ 1 832 天不等，而混合磨玻璃结节则在 759 ~ 1 228 天不等[2,3]。对于含有磨玻璃成分的肺小结节，特别是经过长期随访观察未见明显变化的惰性结节，通常在两年内无须进行 CT 复查也是相对安全的。

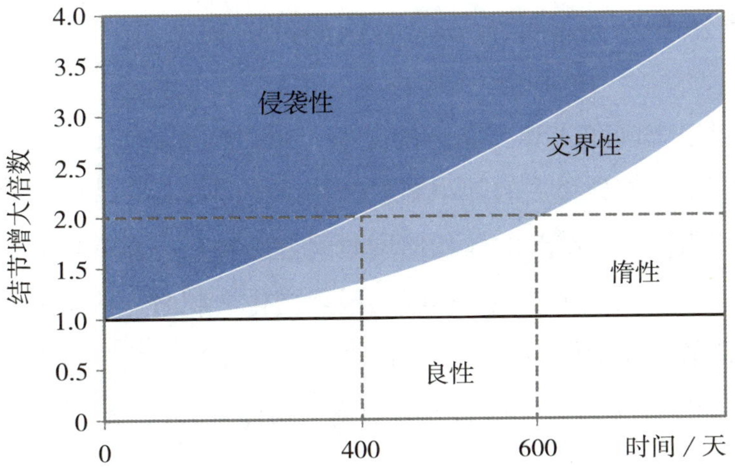

图 10-3　根据体积倍增时间推断结节性质

三、怀孕期间会不会刺激肺结节的生长？

关于怀孕与恶性肿瘤关系的临床或临床前研究很少，但大多数研究集中在乳腺癌、子宫内膜癌和卵巢癌上，因为这些癌症的激素病因更明显，

---

❶ DEVARAJ A, VAN GINNEKEN B, NAIR A, et al. Use of volumetry for lung nodule management: theory and practice[J]. Radiology, 2017, 284(3): 630-644.

❷ QI L L, WU B T, TANG W, et al. Long-term follow-up of persistent pulmonary pure ground-glass nodules with deep learning-assisted nodule segmentation[J]. European Radiology, 2020, 30: 744-755.

❸ CHANG B, HWANG J H, CHOI Y H, et al. Natural history of pure ground-glass opacity lung nodules detected by low-dose CT scan[J]. Chest, 2013, 143(1): 172-178.

发病率更高。目前尚无基础研究证明怀孕期间激素水平变化对肺癌造成促进作用[1]。此外，从已经报道的病例系列研究和我们团队目前观察的结果来看，这些以磨玻璃成分为主并考虑癌前病变或早期肿瘤的结节并不会因怀孕而明显增大，也从侧面反映怀孕对于这类结节没有刺激作用。

四、怀孕会不会耽误肺结节的最佳治疗时机？

通过对以上问题二和问题三的分析，可以明确的是，大多数肺结节，尤其是以磨玻璃成分为主的肺小结节，怀孕期间并不会耽误其最佳治疗时机。研究表明，这类结节的体积倍增时间普遍较长，通常超过了孕期的长度。此外，尚无证据显示怀孕期间的激素变化会刺激这些结节的发展。因此，这些结节在怀孕期间通常不会出现显著变化或恶化。当然，对于被评估为高风险的实性结节，通常建议在怀孕前优先进行处理，以减少潜在风险。

五、肺癌是否会遗传给下一代？

肺癌并非一种直接遗传的疾病。其发生机制复杂，是遗传因素（内因）与环境因素（外因）交织作用的结果。

肺癌不会像某些单基因遗传病那样，直接由父母遗传给子女。然而，遗传背景，即我们从父母那里继承的基因组合，确实会在一定程度上影响个体对肺癌的易感性[2]。不过，我们需要正确看待这种风险。据调查，只

---

❶ ZHANG J, TANG K, LIU L, et al. Management of pulmonary nodules in women with pregnant intention: A review with perspective[J]. Annals of Thoracic Medicine, 2023, 18(2): 61-69.

❷ DAI J, LV J, ZHU M, et al. Identification of risk loci and a polygenic risk score for lung cancer: a large-scale prospective cohort study in Chinese populations[J]. The Lancet Respiratory Medicine, 2019, 7(10): 881-891.

有大约 8% 的肺癌具有家族遗传易感性，总体风险仍然很低。而且，尽管小部分人会携带这些易感基因，也不意味着必然罹患肺癌。

我们的身体运行有一套复杂的“说明书”，就是基因。基因中的信息帮助控制身体的正常运作，包括细胞的生长和更替。但有时候，这些基因可能会发生变化，从而破坏正常的平衡。专门推动细胞生长的基因叫“致癌基因”，而一旦它们失去控制，细胞就会疯狂生长。与此相对应的，还有一些可以阻止细胞过度生长的基因，称为“抑癌基因”。

当这些基因发生突变，细胞的生长就会变得不受控制，最终形成肿瘤，也就是癌症。研究表明，导致肺癌的基因变异往往在我们的一生中逐步累积形成。值得注意的是，特定的生活方式与环境暴露因素已被证实可显著加速基因突变的累积进程，其中包括长期主动吸烟、持续性二手烟暴露、高浓度空气污染物（PM2.5/PM10）吸入，以及职业环境中石棉、砷化合物等致癌物质的长期接触。这些危险因素就像给基因变异“踩油门”，接触时间越长，患肺癌的可能性就越大。

因此，我们更应该意识到生活方式和环境对于肺癌风险的影响同样重要。通过健康的生活方式，如戒烟、避免环境污染、保持良好的饮食习惯和定期体检，可以有效降低患肺癌的风险。

第四篇

即便不是早期肺癌，也有治好的可能

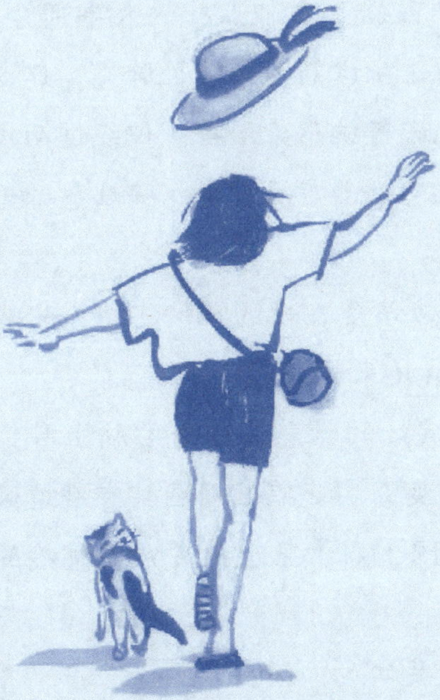

第十一章

四种肺癌的特殊症状及临床表现

看病手记

——特殊症状，更要警惕

故事一：支气管溢液——痰液不断，警惕肺黏液型腺癌

老杜是一位70岁的老者，半年前因咳嗽、咳痰就医，检查发现右肺有一个将近10厘米的病灶，几乎占据了右肺上叶的大半部分。当时医生诊断为大叶性肺炎，建议他先进行抗感染治疗。但经过两周的抗感染治疗后复查，病灶竟毫无变化。

“乔主任，您瞧这检查结果没啥变化，应该是良性的吧？您就先给我开点止咳药就行。”老杜拿着检查结果，欣喜地来找我。

乍看这个病灶，其形态特征颇具炎性病灶的特点，沿着右肺上叶分布，中叶分界清楚，右肺上叶表现为肺实质变，实变病灶周围伴有磨玻璃成分，内部可见血管和支气管，CT影像（图11-1）呈现出炎症型肺癌的典型特征。

“您说最近咳嗽厉害，那痰量多吗？”我关切地询问。

老杜回忆着说道：“我抽烟多年，一直都有咳嗽、咳痰的毛病，不过最近痰量确实增多了不少。”

“痰是什么颜色的？每天大概能咳出多少？有没有一碗或一杯子那么多？”我进一步追问。

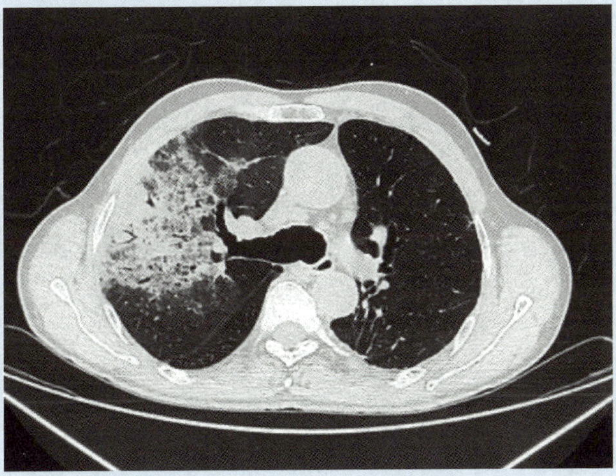

图 11-1　病人肺病灶实图

老杜努力回忆道:“是稀白色痰，每次咳嗽都能咳出一大口。有时不咳嗽，喉咙突然有咸咸的感觉，也会不自主地吐出一大口。但具体是否达到一杯量，我不太清楚，明天我拿纸杯量一下再告诉您。”

我之所以详细询问痰量，是因为高度怀疑他可能患有肺黏液型腺癌。此病肿瘤细胞可大量分泌黏液，导致咳痰量剧增，严重时甚至出现“支气管溢液”，每日痰量可超过 400 毫升。

听我这么一说，老杜脸色瞬间变得煞白:“不可能是肺癌吧！好几年前做 CT 检查就说过有炎症的，这么多年过去了，如果是癌症，早就该出问题了！”

见他如此紧张，难以接受，我便劝他回家找找一年前的 CT 影像资料，再进行对比分析，同时安慰他:“别太担心，即便真的是肺黏液型腺癌，这种癌症一般生长较为缓慢，只要及时治疗，完全可以治愈，对寿命影响不大”。

肺黏液型腺癌是一种相对较少见的肺腺癌类型，主要影像表现分为孤立结节型、多发结节型和炎症弥漫型三大类，多年前也曾被称为黏液型细支气管肺泡癌。尽管肿瘤细胞有分泌黏液的功能，且沿着肺泡壁分布，但通常仅会因为肿瘤脱落而沿气道播散，较少发生血行和淋巴转移。一旦确诊，应及时进行手术治疗。

过了十来天，老杜带着以前的片子再次找到我，神情沮丧。我猜想这段时间他应该也咨询过其他医生，但没有好消息。

“您看，一年前就已经存在这个病灶，如今已经稍有变化，基本可以确定是肿瘤。鉴于病灶比较大，我建议您做个全身检查，排查一下其他部位是否有转移的情况。”我一边仔细看一年前的 CT 影像资料，一边向他解释。

当我转过头时，看到他手上拿着一本 PET/CT 报告。看来他已经做过检查了。

我接过报告仔细研读：“您是幸运的，没有纵隔淋巴结和远处转移，但病灶代谢轻度升高，肺癌的可能性依然较大，我建议您尽快手术治疗。”

“乔医生，有人说病灶代谢不高，也可能是良性的，是不是可以继续观察?”看来老杜对于手术仍然心存顾虑，不甘心做手术。

“代谢不高是因为病灶内有大量的黏液成分，肿瘤细胞相对较少，但病灶体积大，还是手术切除更为稳妥。对了，您有没有测过每天咳痰量是多少?”我突然想起让他测痰量的事情。

“测过了，乔医生，还真被您说中了，每天差不多有两纸杯那么多，还真有点吓人!”

在我的坚持下，老杜最终答应住院手术。

考虑到老杜的肿瘤体积比较大，我们团队经过慎重讨论，决定采用机器人辅助胸腔镜手术方案（图 11-2）。手术过程正如预期般充满挑战，即便在机器人辅助下视野相对清晰，也耗时 2 小时才完成。术中病理报告显示确为肺黏液型腺癌。

虽然老杜的肿瘤体积大，但没有发现肺门和纵隔淋巴结转移，分期是 $T_4N_0M_0$，ⅢA 期。术后基因检测结果显示，没有驱动基因突变，因此安排了四次辅助化疗。

如今已经过去四年多了，老杜的身体一直恢复良好。

在临床工作中，我时常接触到原发性肺黏液型腺癌的病例。有些病人

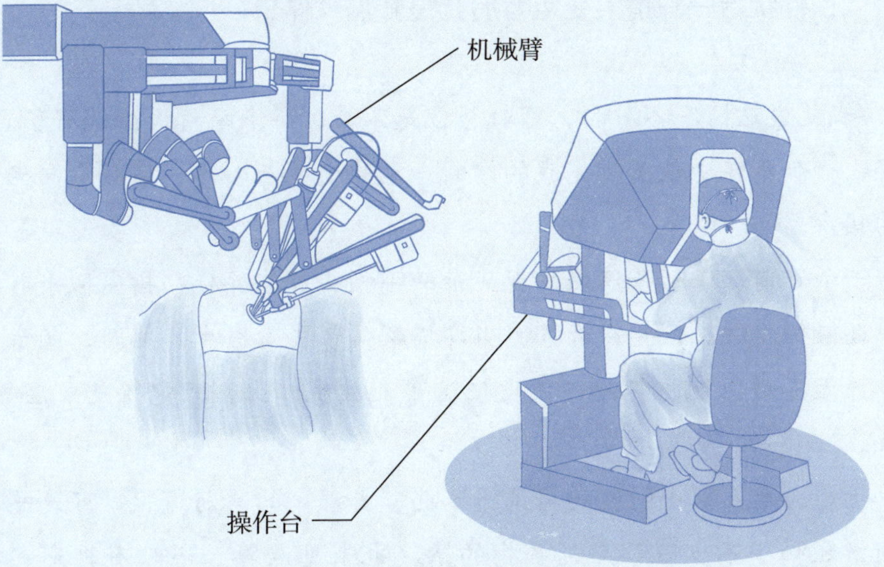

图 11-2　机器人辅助胸腔镜手术示意图

认为肺黏液型腺癌恶性程度高，对化疗、放疗等治疗手段不敏感，故而预后不佳。但实际上，原发性肺黏液型腺癌的预后主要取决于分期，只要结节小，发现及时，其预后与原位癌相近。不过，**双肺弥漫的肺黏液型腺癌容易沿气道发生转移，CT 检查表现为双肺密布多发结节或斑片影，甚至出现多发实变，病情严重的病人除了出现痰液明显增多的情况，还可能出现胸闷、呼吸困难等症状。**

这让我想起了另一个病人。在 2015 年，一位 61 岁的退休老干部因呼吸困难进行性加重来住院治疗。由于双肺多发弥漫性病灶，已经在外院接受抗感染等对症治疗三个多月，然而疗效不佳。来找我时已经需要卧床吸氧，生活不能自理。尽管我高度怀疑是肿瘤，但多次穿刺均未能发现肿瘤细胞。最后在多学科会诊并征得病人同意后，进行了胸腔镜大块组织切除活检，证实是肺黏液型腺癌。幸运的是，基因检测显示病人携带 ALK 基因融合突变，口服靶向药物治疗一周后，病人就可以下地活动，此后又有质量地生活了两年多。

故事二：杵状指——指尖变粗背后竟是肺癌“作祟”

“我就说这情况不对劲，可我爸就是不信，早点来看医生就好了。”门诊里，一个年轻小伙子听完我的诊断，满脸遗憾与心疼，不时看向坐在一旁的父亲。

一个月前，小伙子偶然发现父亲的手指头有些异样，指尖似乎有些肿胀，还微微发红。他觉得奇怪，当即提醒父亲去看医生。然而，父亲自觉身体并无不适，能吃能睡，便没把这事儿放在心上，只觉得是“湿气重”所致。

于是，老人家去附近的药铺抓了些“去湿”的草药煎服，可是吃了好几副，还喝了不少凉茶后，手指的情况也未见改善，还时不时感觉有点气短。

小伙子非常有孝心，看父亲吃了一段时间的药也未见好转，就在网上查询，看到我之前发布的一条关于“杵状指可能是肺癌”的视频，心中顿时紧张起来。他赶忙带着父亲到当地医院拍胸部CT，结果显示肺部有一个3厘米的肿物，报告提示肺癌可能性大。随后，便带着老人来向我咨询。

老人年纪虽然不算太大，但头发已然花白，脸色灰黑，满脸皱纹，看上去颇为苍老，一看就是平时不太注重保养的人。自从进入诊室，老人家就没什么表情，听着我和他儿子交谈，时不时低头看看自己的手指。

我请老人家伸出手指，仔细观察后发现，的确是杵状指，其末节手指关节凸起，宛如鼓槌，颜色呈紫红色（图11-3）。

从他们带来的胸部CT影像资料上看，右上肺有一个3厘米左右的肿瘤，边缘呈分叶状，并伴有毛刺征，符合典型肺癌表现。我当即判断并建议病人尽快进行全身检查，排除远处转移后，尽早安排手术治疗。

手术后一个月，老人和小伙子又来到我的诊室，两个人显得轻松了很多，我看了一下术后病理报告和复查的胸部X线，告诉他们：“还是早期的肺大细胞神经内分泌癌，肿瘤直径2.8厘米，没有淋巴结转移，属于

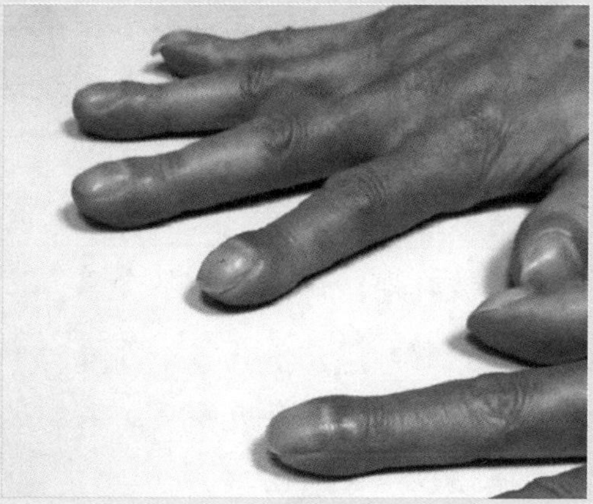

图 11-3　病人杵状指图

ⅠA3 期。术后胸部 X 线片显示情况良好，无积液、积气，也无炎症，基本恢复正常。”我先把好消息告诉他们：“对了，我看看您的手指恢复得怎么样了？”

“好多了，越来越好啦！”老人兴奋地伸出手指让我看，他的手指已基本恢复正常。

“您恢复得很好，但因为肿瘤恶性程度高，我还是建议你做术后辅助化疗。”

由于术前诊断准确，手术恢复顺利，父子俩的依从性极高，当场表态之后的治疗方案完全听从医生安排。

在这个病例中，儿子对父亲身体的细致观察和果断就医挽救了父亲的生命。亲情在普及疾病筛查中起到了巨大作用。早期肺癌通过精准手术实现根治，印证了“发现即治愈”的可能性。我也在此提醒读者，要关注身体细节变化，打破“小病不医”的侥幸心理，将健康监测融入日常生活。

故事三：声音嘶哑——竟是肺癌压迫了神经

老林 60 多岁了，来找我的时候，身形极为消瘦，说话声音沙哑得近乎气声，需要仔细辨听才能分清他在说什么。

出于职业敏感性，我马上联想到可能是肿瘤合并纵隔淋巴结肿大，肿大的纵隔淋巴结压迫了喉返神经，从而导致声音嘶哑。

交谈中得知，老林是一个茶场老板，家里种植了几百亩茶树。如今正值采春茶和制作加工的关键时期，他每日起早贪黑，忙前忙后。前段时间他抽烟比较多，偶尔伴有咳嗽，但并未在意。可近一个月来，老林突然出现声音嘶哑的症状。起初，他以为是每天吆喝工人、过度用嗓，再加之工作压力大、上火所致，所以也没太当回事。

谁知声音嘶哑的情况愈发严重，试着喝了凉茶、陈皮水也还是不能缓解。如今老林说话声音微弱，吃东西时还常呛到气管，引发剧烈咳嗽，严重影响日常生活。

于是老林先是前往耳鼻喉科就诊。医生为他进行喉镜检查后，发现其声带麻痹，建议他再完善胸部 CT 检查并到胸外科就诊。

“除了声音嘶哑，最近还有其他不舒服的地方吗?”我一边查看 CT 影像资料，一边详细询问他的病情。

“没有特别不舒服，有时候会胸闷、咳嗽，不过我长期抽烟，这些症状一直都有。”

“体重有变化吗?”

通常而言，中晚期肺癌消耗大，会引起体重降低。他表示这几个月体重减轻了五六斤。一旁陪同的家人赶忙说道：“早就发现他明显瘦了，还以为是最近工作太忙，没休息好的缘故。”

他的胸部 CT 显示左主气管旁边长了一个肿物，虽仅有 3 厘米左右，但位置正好位于左肺上叶气管开口处，且主肺动脉窗有一个 2 厘米左右的肿大淋巴结，这个淋巴结正好压迫在左喉返神经上，这正是引起他声音嘶哑的原因。原理图见图 11-4。

“报告上说，考虑中央型肺癌的可能性大。医生，麻烦您尽快安排我爸爸住院，给他做手术吧!”站在一旁的儿子焦急地探过身来，小声向我请求。

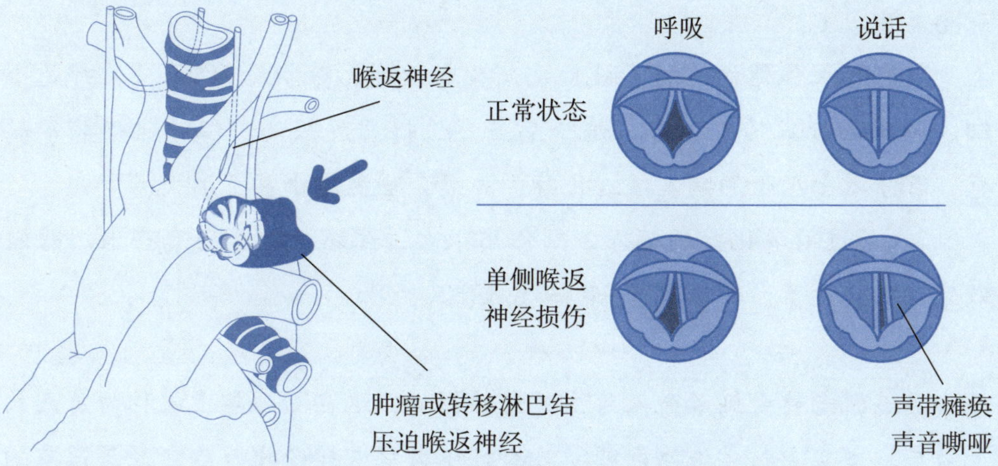

图 11-4 喉返神经压迫导致声音嘶哑示意图

我无奈地告诉他，“因为考虑肺癌可能性大，而且出现了声音嘶哑，这种情况一般不是早期了，暂时不建议手术。”

声音嘶哑意味着肿瘤已经发生纵隔淋巴结转移并侵犯了喉返神经。此时手术效果不佳，即便手术，也难以延长病人生命。此外，还有一个很重要的考虑就是，胸部 CT 提示中央型肺癌，结合老林有长期吸烟史，所以这个肿瘤不能排除小细胞肺癌的可能性。小细胞肺癌是一种恶性程度非常高、全身系统性的肿瘤，一般不是局部生长，往往在发现的时候，就已经存在远处的扩散和转移。

我建议他先不急于手术，需提前明确肿瘤的具体病理类型和分期，才能制订下一步的治疗方案。

一周后，老林的气管镜活检和全身 PET/CT 结果出来了，诊断为左上肺小细胞肺癌，存在纵隔淋巴结转移，处于局限期，$T_2N_2M_0$，ⅢA 期，非常幸运的是没有出现远处转移。

“这种情况需要尽快化疗。”我看着检查结果，不由放慢了语速，大多数病人一开始很难接受这样的方案。

“什么？化疗？我不要化疗！”老林一听“化疗”两个字，猛地站起身来要离开诊室。

我赶忙拉住他的胳膊，让他重新坐下，耐心分析给他听："化疗是小细胞肺癌的标准治疗方法，这个病虽然恶性程度极高，但对化疗非常敏感，百分之七八十的病人经过化疗，肿瘤会明显缩小甚至消失。"

"我见过很多化疗的病人，副作用很大，生不如死，还有些人治疗没做完，人就没了，我不做。"老林既沮丧又坚决。

显然，老林受到了先入为主观念的影响，这在心理学上被称为负面放大效应。事实上科学证据表明，只有极少数病人接受化疗后会经历严重的毒副反应，化疗后死亡更是罕见，但此类小概率事件对人的心理刺激大，从而产生了负面放大效应。

其实，化疗对大多数病人是安全的，毒副反应也是可控的。

"老林，化疗对这种病的治疗效果非常好。您年纪不算大，一定要争取，我们一起努力，千万别放弃！"

一周后，在家人和朋友的劝说下，老林来住院了。经过两个疗程的化疗，他说话声音明显洪亮了许多，身体状态也在有所好转，体重也逐渐恢复。复查结果十分理想，肺部的肿瘤和纵隔淋巴结已经明显缩小，仅残留几毫米。我为他安排了肺部原发病灶和纵隔淋巴结的放射治疗，同时为了预防脑转移，还给他做了脑部的预防性脑照射。

两年多过去了，老林一直定期复查，治疗效果非常好，没有发现肿瘤复发转移的迹象。

声音嘶哑这一常见症状，实为肺癌侵袭的"危险信号"。小细胞肺癌虽恶性程度高，但对化疗敏感性强，科学治疗可显著延长生存期。老林从抗拒化疗到接受治疗的过程，反映了大众对癌症治疗的认知误区，老林的病例，也证明了医患信任与心理疏导在抗癌战役中的重要性。

故事四：上腔静脉综合征——中年男子脸肿如盘的肺癌真相

春节后的首个门诊日，诊室来了一位身形敦实的中年男子。

见他神情紧张，我一边翻看病历一边用温和的语气询问：“您哪里不舒服呀？”

“医生，我最近检查发现肺部有肿瘤，找了几个医生看，都说挺严重的，来找您治疗。”男子说话带着厚重的鼻音，中间还反复停顿，呼吸不畅的状况十分明显。

“您是最近体检才发现问题的吗？”我马上警觉起来，一边询问，一边仔细打量着他。

这位病人体型偏胖，看上去疲惫不堪，眼睛像没睡醒一样睁不开。

“不是的，我过年期间总觉得头晕，家里人也说我脸很肿。一开始以为是过年前应酬多，喝酒多，没休息好的缘故，就没太在意。后来脸越来越肿，有时眼睛都睁不开了，手和胳膊也胀得难受，晚上躺下就觉得鼻子堵，呼吸不顺畅。最近睡觉的时候不能躺平，坐起来或者半躺着才能入睡，所以赶紧去看医生。看了好几个医生，吃了几种药，都没见好转。前两天有个医生建议我做检查，这才发现肺部长了肿瘤。”

眼前的他，脸确实肿胀得厉害，眼睑鼓起，形成两个明显的大眼泡，结膜充血发红，犹如患了红眼病，口唇也呈紫色。我意识到可能是肺肿瘤压迫了上腔静脉，造成颜面部和上肢静脉回流受阻，即上腔静脉综合征（图 11-5）。

“请您解开上衣，我帮您做个体检。”体检发现，上腔静脉综合征的体征很典型，颈部、上肢和胸背部静脉明显曲张，而且静脉回流试验阳性。

我在电脑上打开他的 CT 影像资料，果然看到右上肺有一个 4 厘米左右的肿块，这个肿块位于右上肺尖段，压迫并侵犯了上腔静脉。增强 CT 显示，上半身和头颈部的静脉明显迂曲扩张，是典型的上腔静脉综合征影像学表现。

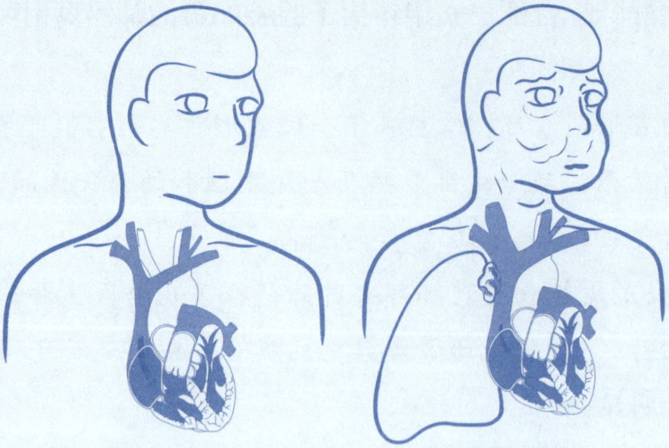

图 11-5　上腔静脉综合征示意图

在随后交谈中得知，他是某大单位的中层干部，工作繁忙，朋友众多，应酬频繁，抽烟喝酒都很厉害，也一直不重视体检。

"您之前一直没有不舒服的感觉吗?" 我继续了解他的病史。

"偶尔也会有咳嗽和胸闷，我以为是长期抽烟、喝酒引起的，就没当回事。" 他的语气里带着深深的自责，还带着一丝绝望，几乎是在哀求我："医生你一定要救我，孩子马上要高考了，单位也还有好多事等着我去处理……"

我先给他使用了激素和利尿药，以缓解颜面水肿和呼吸困难的症状。同时还安排了两项检查，一是通过经皮穿刺活检明确病理类型和基因突变情况，为后续的药物治疗提供依据；二是全身 PET/CT 检查，了解肿瘤是否扩散，以便准确分期，为判断预后和制订治疗策略提供参考。

一周后，所有的检查结果都出来了，病理结果提示浸润性腺癌，PET/CT 显示虽然有颈部和纵隔淋巴结转移，但没有脑、肝、骨等重要脏器转移，所以最终分期为 $T_4N_3M_0$，ⅢC 期。基因检测发现有 ALK 基因融合突变，这意味着他可以使用靶向药治疗。

在口服靶向药物治疗一个月后，他回来复查。此时他的脸已经不肿了，整个人精神抖擞，与之前判若两人。胸部 CT 检查结果显示，右上肺肿瘤已经明显缩小，肿瘤对上腔静脉的压迫已成功解除，此前狭窄的血管腔基本恢复到了正常状态。

很多时候，**身体的特殊症状就是“信号灯”，及时察觉并精准判断、及时就医，对病人的治疗与康复意义重大。**也在此提醒忽视体检的高危人群：健康管理需未雨绸缪，尽量避免亡羊补牢。

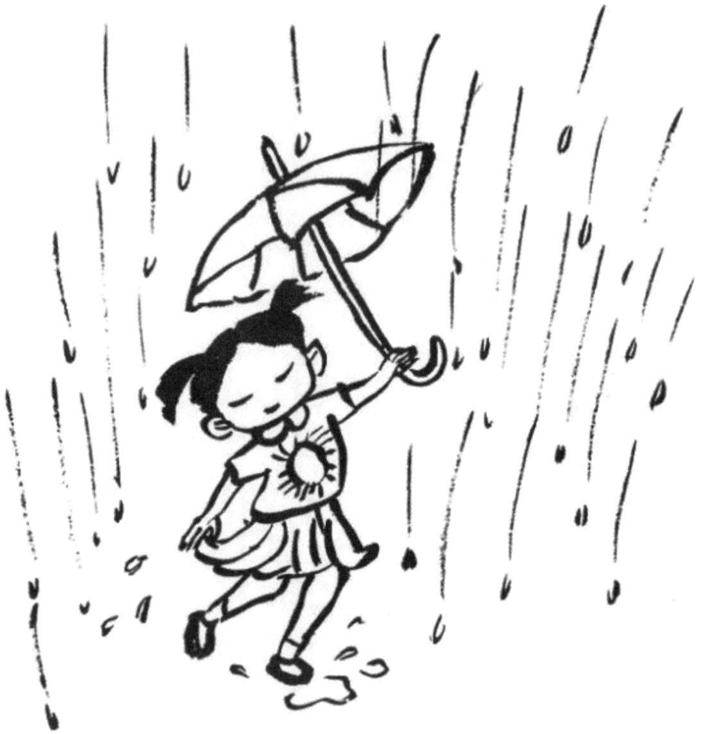

不必只是等待暴风雨过去
而是要学会风雨中起舞

一、肺癌有哪些分类？

肺癌根据解剖位置主要可分为中央型肺癌和周围型肺癌，具体参见表 11-1。

表 11-1　中央型肺癌和周围型肺癌的区别

类型	好发人群	发生部位（图 11-6）	病理类型
中央型肺癌	男性多发，多有吸烟史	段支气管及以上支气管	肺鳞癌最多见
周围型肺癌	女性多发，多无吸烟史	段支气管以外的支气管	肺腺癌最多见

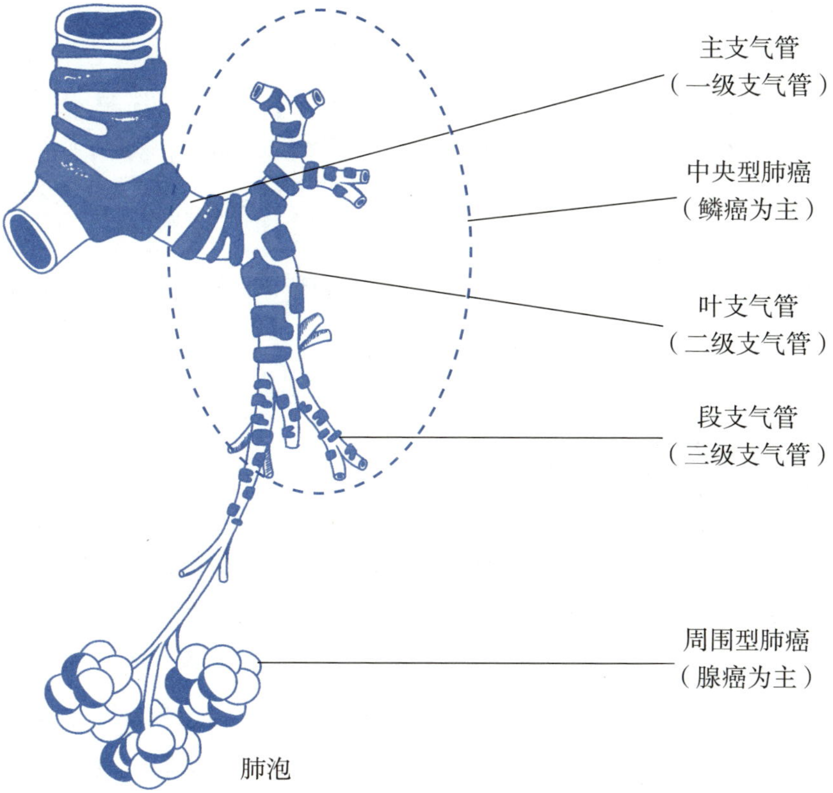

图 11-6　中央型肺癌与周围型肺癌解剖示意图

肺癌根据病理性质，又可以细分多个类型，具体参见表 11-2。值得一提的是，由于小细胞肺癌恶性程度极高，因此除了小细胞肺癌的其他肺癌病理类型都可称为非小细胞肺癌。

表 11-2　肺癌的不同病理类型

病理类型		备注
肺鳞癌		多为中央型肺癌，常伴肺门淋巴转移
肺腺癌	肺黏液型腺癌	可表现为肺炎的影像学特征，常被误诊
	肺非黏液型腺癌	具有多种亚型，不同亚型恶性程度不同
神经内分泌癌	小细胞神经内分泌癌	又称为小细胞癌，是恶性程度最高的肺癌
	大细胞神经内分泌癌	在神经内分泌癌中恶性程度与小细胞肺癌相似
	不典型类癌	在神经内分泌癌中恶性程度低于大细胞神经内分泌癌和小细胞肺癌
	典型类癌	在神经内分泌肿瘤中恶性程度最低，生物学行为偏良性
肺腺鳞癌		癌组织内同时包含有鳞癌和腺癌两种成分
肺大细胞癌		肺大细胞癌不等同于大细胞神经内分泌癌，恶性程度也较高

二、什么是肺黏液型腺癌？

肺黏液型腺癌是一种肺腺癌的变异型，约占肺腺癌病例的 5% ~ 10%。其组织学特征是肿瘤细胞沿肺泡壁分布，肿瘤细胞内会产生并含有丰富的黏液，以及肺泡内会出现黏液（图 11-7）。

与其他肺癌亚型相比，肺黏液型腺癌具有不同的突变谱。其发生与特定基因突变（如 *KRAS* 点突变）密切相关，因此 *KRAS* 突变率非常高，约占 70% ~ 90%。此外，黏液腺肿瘤细胞的黏蛋白生成与相关基因表达异常

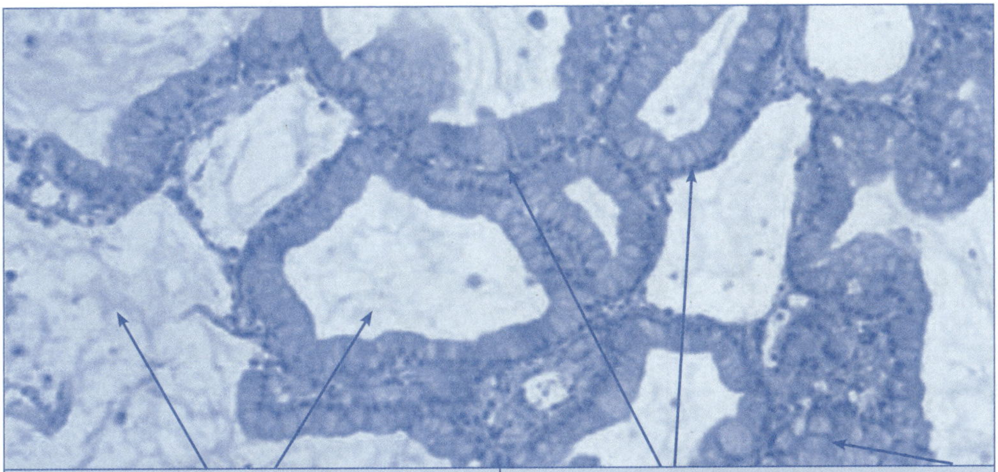

图 11-7　肺黏液型腺癌病理解析图

或信号通路失调有关，导致黏蛋白的过度积聚和异常分泌。病理切片中通常可见黏液腺癌表现为黏液丰富而肿瘤细胞较少的现象[1]。

而在影像学上，由于肺黏液型腺癌的形态特征与肺炎相似，常常被误诊或漏诊。肺黏液型腺癌可表现为磨玻璃密度或实性密度，并产生黏液，肿瘤细胞随着黏液沿肺泡壁生长，并分泌黏液对气腔和肺泡不完全填充，造成受累区域气体减少，肺内结构尚完整，即形成磨玻璃影，而当肺泡被完全填充，则形成实性密度影。另外，从 CT 影像上看，肺黏液型腺癌在形态上还可以分为孤立结节型、多发结节型和炎症弥漫型三大类型，见图 11-8。

[1] BUETTNER R. Invasive mucinous adenocarcinoma: genetic insights into a lung cancer entity with distinct clinical behavior and genomic features[J]. Modern Pathology, 2022, 35(2): 138-139.

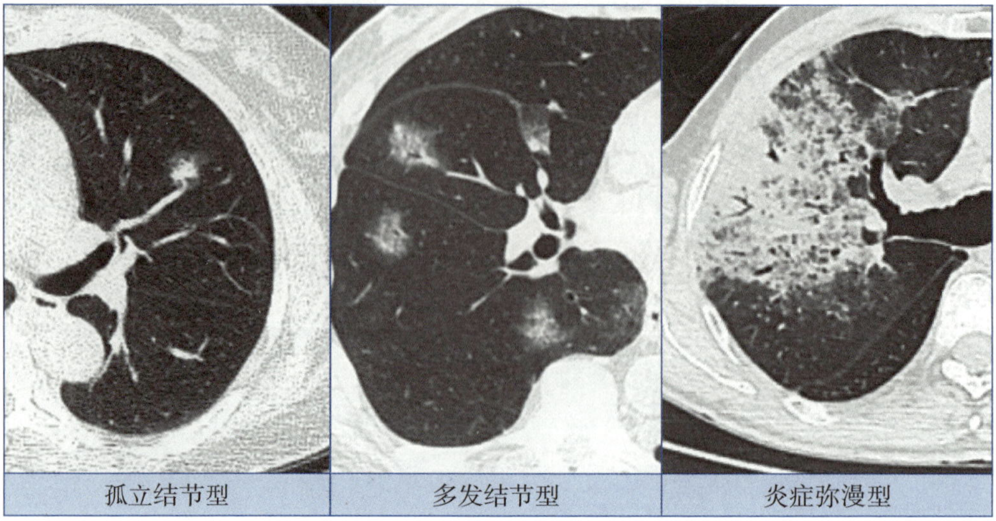

图 11-8　肺黏液型腺癌影像类型

三、肺黏液型腺癌的治疗方式是什么？

早期肺黏液型腺癌的主要治疗手段也是手术干预，对于孤立型肺黏液型腺癌，肺叶切除术及亚肺叶切除术均可达到理想的治疗结果。其中，对于Ⅰ期肺黏液型腺癌，其治疗策略与早期非小细胞肺癌一致，不需要术后辅助治疗；但如果术后结果提示为非早期，则应考虑进行术后辅助治疗。目前，以铂类为基础的术后辅助化疗仍然是ⅡA 至ⅢA 期非小细胞肺癌的标准治疗方法。在化疗方面，国内最常选用的一线药物治疗是培美曲塞或吉西他滨联合铂类药物的治疗方案，而铂类联合紫杉烷类药物如多西紫杉醇通常作为二线用药方案，在肺黏液型腺癌疾病控制方面有显著效果[1]。此外，部分肺黏液型腺癌病人存在 *ALK* 基因突变，这些病人可以口服针对 *ALK* 突变的靶向药治疗。

---

[1] GE L, WANG L, PEI D. Pulmonary mucinous adenocarcinoma: An overview of pathophysiology and advancements in treatment[J]. Heliyon, 2024, 10(9): e28881.

四、肺神经内分泌癌有哪些类别？

肺神经内分泌癌占所有侵袭性肺恶性肿瘤的 20%～25%。小细胞肺癌是最常见的神经内分泌肺癌，占所有肺癌的 15%～20%。根据其恶性程度、有丝分裂图像和 Ki-67 指数等分为小细胞神经内分泌癌（小细胞癌）、大细胞神经内分泌癌、不典型类癌和典型类癌。大细胞神经内分泌癌和小细胞癌恶性程度高，而非典型类癌次之，典型类癌恶性程度最低[1]。

五、什么是肺大细胞神经内分泌癌？

肺大细胞神经内分泌癌（pulmonary large cell neuroendocrine carcinoma，LCNEC）是肺神经内分泌癌的一个特殊亚型，发病率较低，这种肿瘤与类癌以及小细胞肺癌在病理形态上有明显区别：LCNEC 的细胞明显大于小细胞肺癌的。但影像学表现没有显著特异性，LCNEC 病灶以外周型为主，病灶形态学上表现为边缘清晰的圆形或类圆形结节或肿物，部分病灶有分叶和毛刺征。病灶以扩张性生长为主，而钙化及支气管征少。其病理特征除了有大细胞肺癌的病理特征以外，还有作为内分泌癌独有的特征：①特征性结构，如团样的巢状、栅栏样、小梁样和玫瑰花样的结构等；②细胞坏死结构多见；③内分泌的结构，如在电镜下可见的内分泌腺体或者内分泌特征的免疫组织化学染色阳性。

---

[1] 乔贵宾，陈保富．肺神经内分泌肿瘤 [M]．长沙：中南大学出版社，2020.

六、肺大细胞神经内分泌癌的治疗方式是什么？

对Ⅰ期和Ⅱ期肺大细胞神经内分泌癌病人来说，手术仍然是首选的治疗手段。手术方式包括肿瘤病灶及所在的肺段或肺叶切除 + 淋巴结清扫术。虽然大约有 30% 的肺大细胞神经内分泌癌病人接受手术治疗后可治愈，且手术病人的 3 年和 5 年生存率较非手术病人高，但肺大细胞神经内分泌癌的预后仍不乐观。越来越多的研究发现对早期（Ⅰ期和Ⅱ期）肺大细胞神经内分泌癌病人来说，单纯使用手术方式治疗是不够的，还需要综合治疗。术后辅助化疗可改善肺大细胞神经内分泌癌病人的总生存期。然而，目前没有针对肺大细胞神经内分泌癌辅助化疗的标准方案，其治疗方案在临床和研究中一般参照小细胞肺癌的治疗方式。常见治疗方案包括顺铂、依托泊苷、伊立替康等。关于肺大细胞神经内分泌癌化疗的研究都是小样本量的回顾性研究，化疗方案是否真的有效有待随机对照研试验予以证实。

七、小细胞肺癌是什么，如何分期？

小细胞肺癌是肺癌中恶性程度最高的病理类型，以细胞分裂迅速和扩散快为特点。该肿瘤多发生于近肺门区域，属于中央型肺癌。小细胞肺癌的细胞形态较小，容易形成大块肿瘤并快速转移。在分期上，除了传统 TNM 分期之外，还有美国退伍军人肺癌分期也被广泛应用。

首先介绍美国退伍军人肺癌协会的二期分期法，其在小细胞肺癌领域具有重要地位[1]，主要基于放疗对于小细胞肺癌敏感的特点，将小细胞肺

[1] FRüH M, DE RUYSSCHER D, POPAT S, et al. Small-cell lung cancer (SCLC): ESMO Clinical Practice Guidelines for diagnosis, treatment and follow-up[J]. Annals of oncology: official journal of the European Society for Medical Oncology, 2013, 24 Suppl 6: vi99-105.

癌分为局限期和广泛期，具体说明见表 11-3。

表 11-3 小细胞肺癌美国退伍军人肺癌协会分期

	局限期	广泛期
定义	肿瘤局限于一侧胸内及其所引流的区域淋巴结，包括单/双侧的肺门淋巴结、单/双侧的纵隔淋巴结和单/双侧的锁骨上淋巴结	病变已超出局限期范围，肿瘤无法被单一放射治疗野覆盖
补充说明	同侧的胸腔积液不管其细胞学是否阳性，左喉返神经受累、上腔静脉阻塞也列为局限期	心包受累及双侧肺间质受累归为广泛期；因涵盖上述部位的放射治疗野毒性风险过高，病人难以耐受大面积照射
治疗原则	在全身治疗的基础上进行放射治疗	以全身治疗为主

除此之外，传统 TNM 分期系统同样适用于小细胞肺癌，并且是对上面提到的分期方法的重要补充[1]。比如在二期分期法的基础上，对于局限期且 TNM 分期为 $T_{1\sim2}N_0$ 的病人推荐根治性手术，再根据术后病理淋巴结清扫结果进一步术后辅助治疗，而对于超过 $T_{1\sim2}N_0$ 的局限期病人化疗同步胸部放疗为标准治疗。

八、为什么没有脑转移的小细胞肺癌也要做脑部放射治疗？

本章中确诊小细胞肺癌的老林，他虽然没有脑转移，但是我建议他进行脑部放射治疗，其实这是一种预防性的放射治疗，已被纳入小细胞肺癌

---

[1] NICHOLSON A G, CHANSKY K, CROWLEY J, et al. The International Association for the Study of Lung Cancer Lung Cancer Staging Project: Proposals for the Revision of the Clinical and Pathologic Staging of Small Cell Lung Cancer in the Forthcoming Eighth Edition of the TNM Classification for Lung Cancer[J]. Journal of Thoracic Oncology, 2016, 11(3): 300-311.

治疗指南，旨在减少小细胞肺癌病人发生脑转移的风险[1]。由于小细胞肺癌病人在病程中极易发生脑转移，且脑转移病人可出现颅内压增高和神经功能缺失等中枢神经系统并发症，严重影响病人生活质量。预防性颅脑照射可以有效降低脑转移的发生率以及延缓出现脑转移的时间，提高病人的生存率和生活质量。

九、肺癌转移后，有哪些症状和对策？

淋巴转移是最常见的转移方式。而在血行转移方式中，最常见的转移部位是脑、肝、骨和肾上腺。因此，除了全身 PET/CT 检查，当我们需要了解肺癌全身情况时，还可采取胸部 + 上腹增强 CT、全身骨扫描和头颅 CT 或 MR 的检查组合。出现这些部位转移时，一般遵循全身治疗为主，并根据情况辅以局部治疗的原则。表 11-4 总结了常见部位转移可能出现的症状和局部治疗策略。

表 11-4　肺癌常见远处转移部位症状及局部治疗策略

转移部位	症状	局部治疗策略
大脑	头痛、恶心、呕吐、视力障碍、精神异常	• 单发或少量转移灶可选择立体定向放疗 • 多发转移可选择全脑放疗 • 对于有敏感基因突变的病人，部分靶向药物对脑转移有良好疗效
骨骼	局部疼痛、压痛、病理性骨折	• 双膦酸盐：抑制破骨细胞活性 • 椎体转移导致脊髓受压时，可考虑局部“骨水泥”固定
肝脏	食欲下降、上腹肿块、腹部疼痛	• 肝脏介入治疗 • 射频消融 • 精准放疗

---

[1] SIO T T, ERNANI V, SAVVIDES P, et al. Role of prophylactic cranial irradiation in extensive-stage small cell lung cancer[J]. Journal of the National Comprehensive Cancer Network, 2021, 19(12): 1465-1469.

续表

转移部位	症状	局部治疗策略
肾上腺	多为检查时发现，可能会出现腰痛、腹痛、触及腹部包块等症状	• 手术切除 • 立体定向放疗 • 射频消融

十、为什么肺癌会导致手指头肿大，像“鼓槌”一样？

杵状指（图 11-9）是手指或脚趾末端发生的一种独特变化，其特征是指节明显肥大、指甲变形和指尖肿大。通常，这种现象与慢性呼吸系统和心血管系统的疾病有关，如肺癌、慢性肺脓肿、支气管扩张和法洛四联症等。在这些疾病中，血管内皮生长因子（vascular endothelial growth factor，VEGF）被认为是一个关键因素。

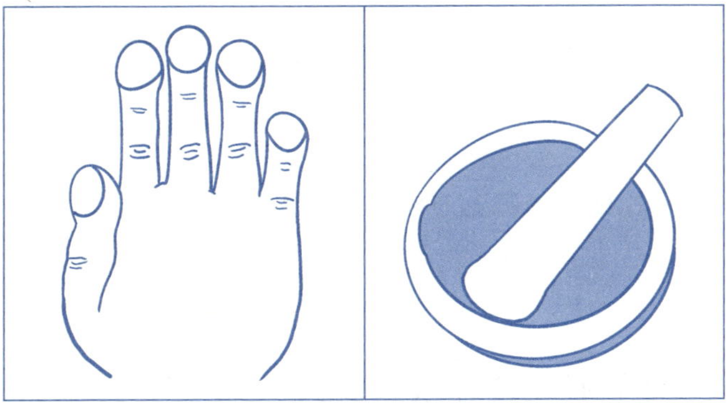

图 11-9　杵状指示意图

VEGF 是一种由血小板衍生的生长因子，其产生可受到缺氧状况的刺激。此外，某些恶性肿瘤细胞也会分泌 VEGF。该因子通过外周血液循环作用于指甲区域，导致血管增生和水肿。与此同时，它还促进成纤维细胞和成骨细胞的增殖，从而导致杵状指的形成。

十一、什么情况下肺癌会导致声音嘶哑?

喉返神经是迷走神经的重要分支神经，向下穿过胸腔，绕过主动脉弓，最后向上返回颈部，主要负责控制声带的运动。当纵隔内的淋巴结因为肺癌转移而肿大时，可能会压迫喉返神经（图 11-10），导致同侧声带麻痹，造成声音嘶哑或失声，甚至呼吸困难等并发症。

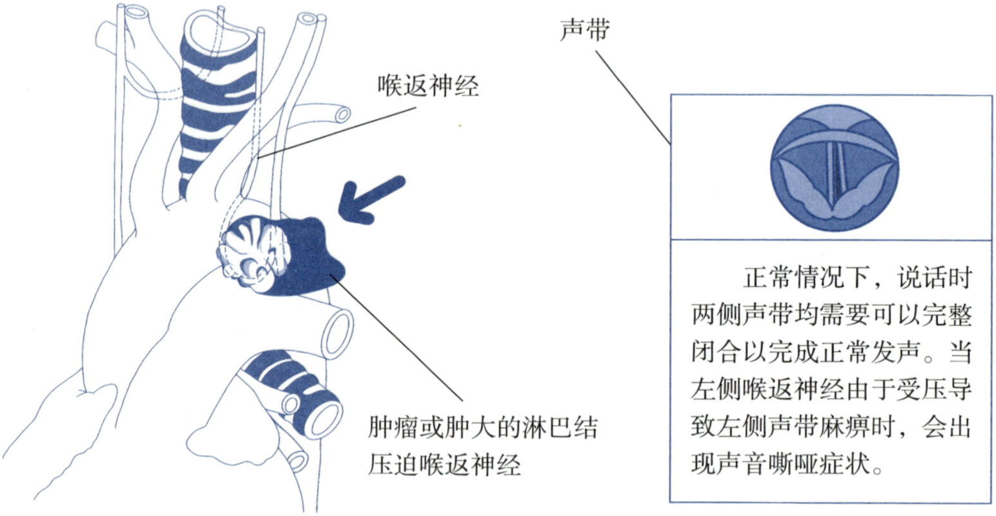

图 11-10　喉返神经压迫导致声音嘶哑示意图

十二、什么情况下肺癌会导致“头大”“脸肿”?

上腔静脉综合征（图 11-11）是肺癌严重并发症之一，常见于右肺上叶恶性肿瘤，是由上腔静脉受到压迫或阻塞而引起的临床综合征。由于上腔静脉血液回流受阻，头颈部和上肢的静脉压升高，会引起面部、颈部和上肢的水肿；面部、颈部和上胸部的表浅静脉明显扩张；脑血流受影响引起头痛头晕，甚至晕厥昏迷。

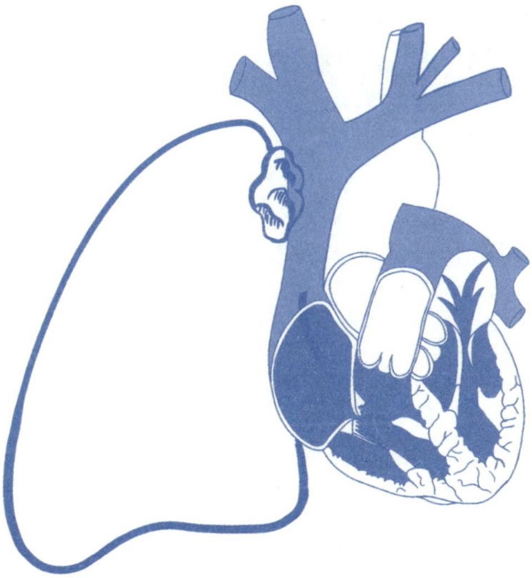

图 11-11　上腔静脉综合征示意图

十三、化疗的毒副反应有哪些？

化疗是治疗癌症的常见手段，化学药物通过杀死快速分裂的肿瘤细胞来发挥抗肿瘤作用。然而，化疗药物对人体正常细胞也会产生影响，导致各种毒副反应。这些毒副反应的类型和严重程度因药物种类、剂量、个体差异而异，但多数的副作用为轻度且可以通过现代医疗技术和治疗策略进行预防和管理。常见的毒副反应及其应对措施见表 11-5。

表 11-5　化疗毒副反应及其应对措施

毒副反应	描述	应对措施
恶心与呕吐	常见的毒副反应	使用止吐药物，少量多餐，避免油腻食物
疲劳	可导致身体疲惫，影响日常活动	适当休息，均衡饮食，轻度锻炼
脱发	可影响毛囊，导致脱发	可以选择佩戴假发或头巾，心理支持
食欲减退	可能影响食欲，导致体重下降	提供高热量、高蛋白的食物，少量多餐

续表

毒副反应	描述	应对措施
骨髓抑制	可能导致白细胞、红细胞、血小板减少	定期监测血常规，必要时输血或使用生长因子
口腔溃疡	可引起口腔内黏膜损伤，导致溃疡	注意口腔卫生，使用温和漱口水，避免刺激性食物
腹泻或便秘	可能导致消化系统不适	饮水充足，适量运动，必要时使用药物调整
皮肤反应	可能出现皮疹、干燥或瘙痒等	保持皮肤清洁，避免使用刺激性产品
神经毒性	可能导致手脚麻木或刺痛感	定期监测症状，避免接触冷物体，保持温暖

现代医疗技术的飞速发展和治疗方案的持续优化，已经极大地提高了化疗的安全性和可控性，从而最小化了毒副反应的发生。对于大多数接受化疗的病人来说，化疗带来的毒副反应通常是可以忍受的。我们拥有多种常规且有效的预防和治疗措施，例如使用止吐药物来控制恶心和呕吐，提供营养支持以维持体力和免疫力，以及采取护胃和护神经的策略来减轻胃部不适和神经损伤。此外，定期的健康监测对于及时发现并管理化疗可能引起的不良反应至关重要，这有助于提高病人的治疗效果和生活质量[1]。

[1] KUDERER N M, DESAI A, LUSTBERG M B, et al. Mitigating acute chemotherapy-associated adverse events in patients with cancer[J]. Nature Reviews Clinical Oncology, 2022, 19(11): 681-697.

第十二章

新辅助靶向治疗

看病手记

——精准施策，柳暗花明

这天，病人特别多，邻居老黄和老伴陈阿姨突然推开我的诊室，请求我给他加个号："我老伴儿，她……她出事了！"老黄的声音带着明显的颤抖，结结巴巴地说道，脸上写满了焦急与无助。陈阿姨则坐在一边一言不发，脸色发白。

"你先冷静一下，慢慢说，是哪方面的问题，和我们胸科有关吗？"

"是啊，本来以为是乳腺癌复发，没想到又得了一个肺癌，而且还已经是晚期了。"

老黄与陈阿姨是一对携手多年的夫妻，刚退休不久。儿子在国外工作，夫妇俩承担起照顾孙辈的重任，与儿媳一道，将家务料理得井井有条。每天清晨上班时，我总能见到陈阿姨在楼下花园中与邻居们随音乐节奏打太极拳、跳舞，身姿轻盈，神采飞扬；老黄则忙前忙后，或拎着新鲜食材，或下楼倒垃圾。原本温馨幸福的一家人，如今却笼罩在病痛与不安之中。

其实陈阿姨在七八年前就曾被诊断乳腺癌，而且不是早期，当时前哨淋巴结（图 12-1）已经出现了转移。手术后，为了彻底清除可能残留的癌细胞，防止病情复发，她还接受化疗与放疗的双重"考验"。

前哨淋巴结是原发肿瘤引流区域淋巴结中的特殊淋巴结，是原发肿瘤发生淋巴结转移所必经的第一批淋巴结。作为阻止肿瘤细胞从淋巴道扩散

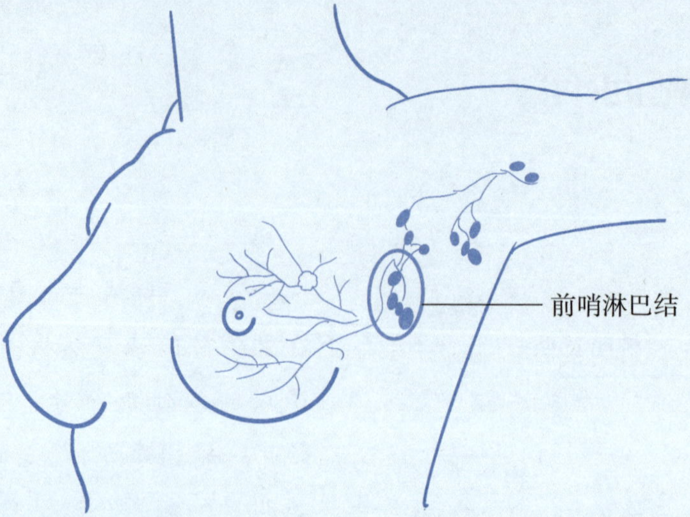

图 12-1　前哨淋巴结示意图

的屏障，其临床意义已受到人们的重视。前哨淋巴结这个概念在乳腺癌应用较多。而肺癌的淋巴转移途径与淋巴结引流方向有关，肺原发肿瘤的位置在一定程度上可以决定纵隔淋巴结转移的位置。

虽然患病后一家人都很担心复发和转移，但这么多年过去了，复查一直没发现问题，大家也就觉得越来越安全了，渐渐地，大家心中的那块大石头终于落了地，以为生活终于彻底摆脱了疾病的阴霾，重新回到了正轨。

但一个月前，陈阿姨在洗澡时，无意间摸到脖子上有一个拇指大小的肿物。她的心头猛地一紧，第一反应便是乳腺癌转移了。一家人顿时乱了方寸，接下来的几天，他们心急如焚，带着陈阿姨四处奔走，做了一系列的检查。然而，检查结果却比他们想象的还要糟糕。

PET/CT 检查显示，陈阿姨肺部长了一个 2 厘米多的肿物，而且纵隔淋巴结和锁骨上淋巴结也有肿大的情况，考虑已经发生淋巴转移。随后，颈部淋巴结穿刺活检进一步证实，这是肺腺癌合并颈部淋巴结转移。肿瘤科医生的诊断是局部晚期肺腺癌，建议陈阿姨尽快做化疗。

于是夫妻俩匆忙赶来向我咨询。

我仔细研究了陈阿姨所有的检查资料，轻声安慰他们："虽然陈阿姨很不幸在乳腺癌痊愈后又患上了肺癌，而且存在淋巴结转移，但幸运的是脑、肝和骨等全身组织脏器并没有转移迹象。而且肿瘤相对较小，这意味着肿瘤负荷不大，还是很有希望能取得较好治疗效果的。"我稍微停顿了一下，话锋一转，接着说道："而且，我建议先不急着化疗。"

"不化疗？难道还能做手术吗？"老黄迫不及待地问道。

我耐心地解释："由于存在颈部淋巴结转移，陈阿姨目前的情况属于不可手术的局部晚期肺癌，单纯手术并不能带来明显益处。但是，现在医学技术不断进步，已经有了靶向药物，如果基因检测结果显示能够匹配靶向药，就不需要化疗，直接服用靶向药或许能取得更好的治疗效果。"

陈阿姨一听，眼中顿时闪过一丝光亮，忙不迭地说道："我最害怕化疗了。当年乳腺癌术后化疗，那些化疗毒副反应把我折磨惨了，所以一提到化疗，我心里就直发怵。"

我告诉她："女性肺癌病人中，有一半以上存在基因突变，如果能配上靶向药，就不用再承受化疗的痛苦了。"

"乔医生，那还有机会做手术吗？要是能把肺里这个肿瘤切掉，是不是效果会更好？"老黄还是对手术抱着很大期望。

"还是有机会的。陈阿姨属于局部晚期肺癌，如果靶向治疗后，肿瘤对药物反应良好，转移病灶也得到有效控制，那么还是有机会做手术的。"我鼓励他们要对治疗充满信心："已经有一些研究表明，这类局部晚期肺癌病人如果对药物敏感，联合手术治疗可以进一步提高疗效。"

不久后，基因检测结果显示存在靶向药物敏感的驱动基因突变，陈阿姨随即开始靶向治疗。

一个月复查时，尽管她面部出现散在痤疮，并伴有轻度腹泻，但总体耐受良好；胸部 CT 示肺部病灶及纵隔淋巴结均明显缩小。

我让陈阿姨继续按时服用靶向药，并告知她三个月后再做一次 PET/CT 评估。如果届时肿瘤能进一步缩小，且没有新发的转移病灶，就可以考虑手术。

三个月后的 PET/CT 检查显示锁骨上淋巴结已消失，纵隔淋巴结代谢和体积明显降低。

我帮陈阿姨分析下一步治疗方案："按照目前指南，标准的治疗方案是继续吃药，也可以同时联合放疗。但结合我自己的临床经验以及一些国内外的最新研究报道，对于这种经过靶向治疗能够降期的局部晚期病人，手术切除既可以提高疗效，还可以获取组织样本，为准确分期和下一步治疗提供有力帮助。"

之后，我们对她进行了血浆循环肿瘤 DNA（ctDNA）检测，结果为阴性，提示体内可能不存在微小残留病灶。经过慎重讨论，我和我的团队决定为她施行左上肺叶切除术加纵隔淋巴结清扫术。

术中发现，肺部的肿瘤和纵隔淋巴结已明显缩小，因此我们进行了彻底的切除。最终病理结果显示肿瘤有显著退缩，但仍有部分残余。

术后一个月，我们组织肿瘤科、放疗科和病理科医生进行了多学科会诊，综合考虑后，陈阿姨在继续吃靶向药的同时，接受了纵隔淋巴结和锁骨上淋巴结区域的放疗。

迄今，距手术已逾七载，陈阿姨状态良好，孙辈渐长，夫妻常邀亲友游山玩水，安享晚年；至今尚无肿瘤复发迹象。

随着靶向治疗的不断发展，肺癌的治疗也愈发精准，更重要的是能让病人少受罪。若是在以往，这类病人的平均生存期也就是 1~2 年，但现在综合治疗后，在不同阶段采用合适的干预手段，也能长期存活。因此，查出肺癌也并不意味着"判了死刑"，即使在偏晚期，随着现代治疗手段的发展，手术技术的成熟，以及我们对肺癌认识的深化，有些晚期病人同样有机会迎来治愈的曙光。

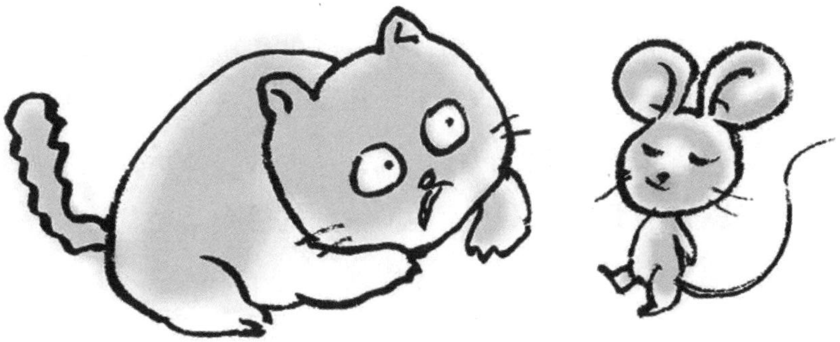

生活的不确定性
正是我们希望的来源

一、什么是辅助治疗？什么是新辅助治疗？

辅助治疗，通俗地理解就是来帮忙的。几十年前，人们开始研究这种方法，以期提升手术治疗的效果。具体来说，辅助治疗是在切除原发肿瘤病灶后，使用药物消灭那些肉眼无法检测到的微小肿瘤细胞，其目的是巩固手术效果并降低复发风险。

相比之下，新辅助治疗则出现较晚，因而得名“新辅助”。它是在手术之前实施的，其目的在于缩小肿瘤体积，降低扩散风险，从而提高主要治疗的效果。这种方法不仅可以使手术操作更容易进行，还能测试肿瘤对药物的敏感性，并清除看不见的转移病灶，从而让整体治疗更加高效。

新辅助治疗联合手术治疗及术后辅助治疗的综合策略，称为围手术期治疗，也被形象地称为“三明治”治疗模式。

二、新辅助治疗适合哪些肺癌病人？

新辅助治疗适用于以下几类非小细胞肺癌病人：

对于可手术切除的ⅠB期至ⅢA期病人，虽然这些病人具备直接手术的条件，但新辅助治疗带来更多的生存获益。

对于潜在可手术切除的局部晚期病人（如ⅢA或ⅢB期病人），这些病人可以在手术前接受新辅助治疗，以减少肿瘤负担，并在治疗后重新评估手术的可能性。

而对于不可切除的Ⅲ期病人，这些病人需要经过多学科团队（MDT）的讨论和评价，以确定诱导治疗后是否能够进行手术。诱导治疗的目的是通过各种治疗手段（如化疗、放疗等）来缩小肿瘤，从而使手术成为可能。一旦评估认为能够做到完全性切除，则可以考虑诱导治疗后进行手术治疗。

为了更清晰了解以上内容，需要了解几个概念：

1. 局部晚期非小细胞肺癌　此类病人肿瘤负荷大，常伴随纵隔淋巴结转移（ⅢA 至ⅢB 期）。在第八版 TNM 分期系统中，包括对侧肺门和纵隔淋巴结或双侧锁骨上淋巴结转移的ⅢC 期也属局部晚期。具体情况见图 12-2。

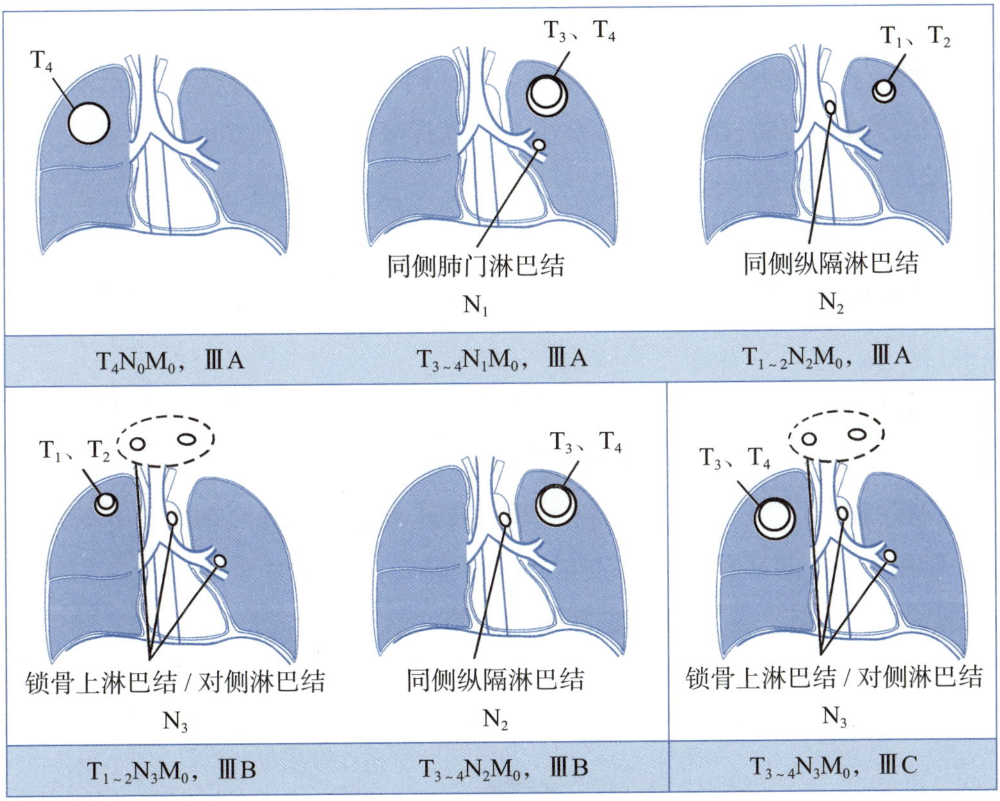

图 12-2　局部晚期肺癌示意图

2. 可切除的非小细胞肺癌　指肿瘤及其相关淋巴结可以通过手术彻底切除（即 R0 切除），且手术风险较低。通常包括ⅢA $N_{0\sim1}$ 阶段，或单站纵隔淋巴结转移但短径小于 2 厘米的 N_2 病人。

3. 潜在可切除的非小细胞肺癌　经过新辅助或诱导治疗后，能够达到手术切除标准的病人。随着手术技术和新辅助治疗手段的进步，越来越多的病人被归为这一类。

4. 不可切除的非小细胞肺癌　包括部分ⅢA和ⅢB期以及所有ⅢC期病人，通常指单个区域的 N_2 纵隔淋巴结短径超过或等于 3 厘米，或多个区域淋巴结及融合成团的 N_2 病人。这还涵盖肿瘤侵入食管、心脏或大血管的 T_4 病人。

本章提到的陈阿姨，尽管已发展至ⅢC期并出现颈部淋巴结转移，仍属局部晚期疾病。她虽然被诊断为不可切除的非小细胞肺癌，但经过诱导治疗和综合评估后，仍可能具备手术条件。由于陈阿姨接受了靶向药治疗，治疗效果显著，肿瘤明显缩小，从而提高手术的成功率和效果。

三、靶向治疗的原理是什么？

靶向治疗，顾名思义，是指使用专门设计的药物精准地选择并杀死肿瘤细胞，同时尽量减少对周围正常组织的损伤。靶向治疗就像是为肿瘤细胞量身定制的“精准导弹”。科学家们通过研究发现肿瘤细胞生长背后的“关键枢纽”，即那些发生突变的基因或异常活跃的分子通路，它们就是靶向治疗的目标。示意图参见图 12-3。

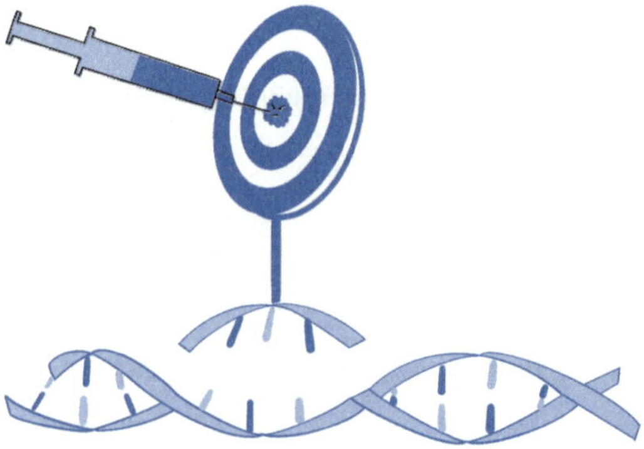

图 12-3　靶向治疗示意图

一旦确定这些目标，就可以设计出针对性的药物——靶向药物。在进入人体后，这些药物能够精准识别并攻击肿瘤细胞中的特定突变，而不会像传统疗法如化疗和放疗那样对周围正常细胞造成太多伤害。通过这种方式，靶向治疗不仅能有效阻止肿瘤细胞的生长和扩散，还能减少治疗带来的副作用，为病人带来更舒适的治疗体验。

四、如何确定靶向治疗的靶点并进行治疗？

癌症的发生常常与基因突变有关，其中一些突变可能导致正常细胞失控地生长并扩散。如果这些突变发生在被称为“驱动基因”的关键位置，细胞就可能在体内不受控制地分裂，甚至转移到身体的其他部位。这些突变的驱动基因成为靶向治疗的目标。为了识别这些关键位置，科学家们使用基因检测技术，找出这些致癌位点，它们可能是肿瘤细胞内的某个蛋白分子或者基因片段。了解了这些信息后，可以设计出相应的靶向药物，这些药物进入体内后，能够精准地针对这些突变进行干预，并抑制致癌基因的作用，从而使肿瘤细胞逐渐死亡。

五、靶向治疗的毒副反应有哪些？

肺癌靶向治疗常见毒副反应包括皮肤反应（如皮疹、皮肤干燥）、腹泻、口腔溃疡等。此外，还有较少数病人会出现治疗后肝功能异常、高血压、肺间质病等情况。与化疗相比，靶向治疗的副作用通常较轻，但仍需密切监测。病人在接受治疗期间应定期随访，及时处理副作用，必要时调整剂量或更换药物，以确保治疗的安全性和有效性。

六、有基因突变的局部晚期非小细胞肺癌病人是先化疗好还是先靶向治疗好？

根据 CTONG 1103 研究❶结果，在 EGFR 敏感突变和伴有纵隔淋巴结转移的ⅢA 期非小细胞肺癌病人中，术前使用靶向药的病人在治疗后存活更久且肿瘤进展的时间明显后移，相比之下，术前使用传统化疗的病人肿瘤更容易复发。因此，新辅助靶向治疗在降低手术后肿瘤进展风险和延缓进展时间方面显示出明显优势，能够更有效地控制癌症进展，并且副作用较少，是治疗 EGFR 突变肺癌的一种更优选择。而针对 ALK 突变的新辅助治疗目前也有临床试验在开展中，但缺乏大型随机试验结果的数据，已有一些病例报告和小型临床研究支持使用新辅助 ALK 靶向治疗。

七、有基因突变的非小细胞肺癌病人术后辅助治疗是化疗好还是靶向治疗好？

根据 ADAURA 研究❷结果，ⅠB 期～ⅢA 期 EGFR 突变（外显子 19 缺失或 L858R）的非小细胞肺癌病人中，手术后接受靶向治疗的病人在四年内癌症复发的可能性大大降低（只有 30% 发生复发），相比之下，未使用该药的病人复发率高达 71%。术后辅助使用靶向药物显著降低了 EGFR 突变非小细胞肺癌病人的复发风险，极大地延长了无病生存期。已作为术

❶ ZHONG W Z, CHEN K N, CHEN C, et al. Erlotinib versus gemcitabine plus cisplatin as neoadjuvant treatment of stage ⅢA-N2 EGFR-mutant non-small-cell lung cancer (EMERGING-CTONG 1103): a randomized phase Ⅱ study[J]. Journal of Clinical Oncology, 2019, 37(25): 2235-2245.

❷ HERBST R S, WU Y L, JOHN T, et al. Adjuvant osimertinib for resected EGFR-mutated stage ⅠB-ⅢA non-small-cell lung cancer: updated results from the phase Ⅲ randomized ADAURA trial[J]. Journal of Clinical Oncology, 2023, 41(10): 1830-1840.

后辅助治疗的新标准，纳入治疗指南。此外，对于 ALK 突变，在术后辅助治疗领域，ALINA 研究已经证实与接受术后辅助化疗的相比，术后辅助靶向治疗能够显著改善患者的无病生存率，并使得癌症的复发或死亡风险大大降低了 76%。因此，对于有基因突变的非小细胞肺癌病人，术后若需要辅助治疗，应优先选择靶向治疗。

八、颈部淋巴结肿大就是肺癌转移吗？应如何处理？

在本章手记中，陈阿姨在发现颈部淋巴结肿大后，经过确切的诊断，确认为肺癌转移。然而，在临床实践中，良性病变也可能导致淋巴结肿大，因此需要进行鉴别。颈部淋巴结肿大需要鉴别是炎症性还是恶性，一般有以下鉴别要点。

一看大小，小的淋巴结一般是良性的，若淋巴结短径大于 1.5 厘米，则需要高度考虑恶变的可能。

二看质地，正常淋巴结的质地柔软，恶性淋巴结一般质地坚硬，或有橡皮样感，与周围组织粘连，不易推动。

三看压痛，炎性淋巴结可有压痛，恶性淋巴结一般无压痛。

在肺癌病人中，检测出转移性锁骨上淋巴结（图 12-4）对治疗计划具有重要意义，因为这表明该疾病至少为ⅢB 期（无法直接手术），应尽快明确病理诊断，从而启动除手术以外的其他可用治疗方案。而锁骨上淋巴结位于表层，在超声引导下很容易进行活检，与肺活检相比，并发症发生率非常低[1]。

---

[1] LAMICHHANE S, THAPA A, CHATAUT D, et al. Metastatic Supraclavicular Lymph Nodes among Patients with Lung Carcinoma in a Tertiary Care Centre: A Descriptive Cross-sectional Study[J]. JNMA: Journal of the Nepal Medical Association, 2023, 61(262): 539.

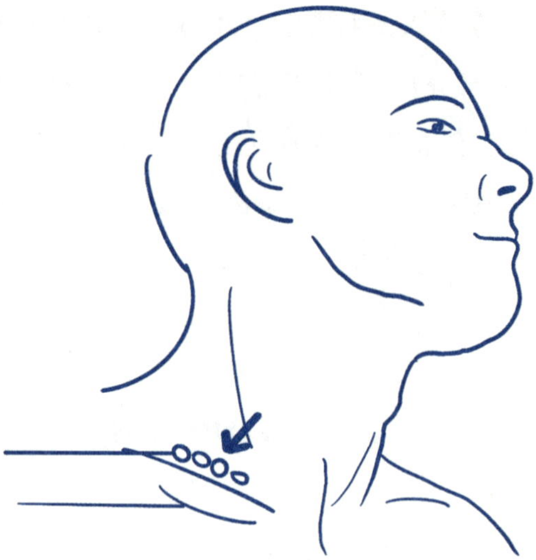

图 12-4　锁骨上淋巴结

第十三章

新辅助化疗联合免疫治疗

看病手记
——“动员”免疫，精准抗癌

老王是一名包工头，带着村里的几十号人来广州做工程，每天在工地上忙碌。他皮肤黝黑，身体健硕，但前一段时间开始咳嗽，起初并未在意。没多久，他的痰中出现了血丝，他以为只是喉咙上火，直到咳嗽越来越严重，甚至开始吐血，才匆忙来到医院检查。

老王和他妻子一同来到我的门诊。还没等我开口，妻子已经泪如雨下，而老王则不停地安慰她：“没事的，我身体好，能扛住。”

他的 CT 影像显示左上肺有一个肿块，位于气管旁，纵隔淋巴结也有些肿大，我考虑这是肺癌的可能性大，而且已经不是早期了。

我进一步询问老王咯血的情况，他轻描淡写地说：“不多，每天就那么三五口。”显然，他尚未充分重视该症状。他解释工地工作繁忙，不仅要组织施工，还要照顾几十名工人的日常起居，并且应酬频繁、烟酒不离手，因此一直未重视咳嗽和咯血。我又询问体重变化，他表示体重无明显下降，身体状态依旧良好。鉴于其整体状况较好，我安慰其妻子称可能尚未出现远处转移，并建议尽快完善相关检查，明确诊断后制订治疗方案。

随后，老王进行了 PET/CT 检查，结果显示没有远处转移，但纵隔淋巴结有转移。进一步的气管镜检查最终确诊为肺鳞癌。

我向他们介绍，近期收治了多例相似患者，其中约 20% 在规范治疗后可实现肿瘤完全缓解。妻子听罢激动起身，迫切表示："太好了，我们尽快开始治疗吧！"而老王则有些腼腆地问我："乔医生，你说的是什么治疗呀？贵不贵？"

"你这种情况需要做化疗联合免疫治疗。免疫药物比较贵，每个疗程要三五万。"当时的免疫药物还比较贵，现在因为药品国产化，药品价格已明显下降。

二人听闻费用后面露为难，但老王的妻子依然坚定地说："不管多少钱，哪怕卖房子也要把病治好。治好病，还能把钱赚回来！"

化疗联合免疫治疗开始后，老王面色略显苍白，出现脱发，但因身体素质良好，整个治疗期间未见明显毒副作用，进展顺利。每次复查时，他总是面带微笑。咳嗽明显减轻，咯血已消失，这让医护团队对疗效充满信心。

经过三个疗程的新辅助化疗联合免疫治疗后，老王再次接受了胸部增强 CT 检查。结果显示，他左上肺的肿块和纵隔淋巴结已经明显缩小。

于是，我为他实施了左上肺叶袖状切除术＋纵隔淋巴结清扫术，手术很顺利，术后恢复也很好。

术后两周，老王夫妇返院复查。当他们看到病理报告显示肿瘤细胞已经完全消失的时候，怎么也不相信自己的眼睛。明明术前检查还看到肺里有肿瘤，怎么术后病理就找不到肿瘤细胞了呢？

我告诉他们这样的情况称为病理学完全缓解（pathologic complete response，pCR），即经过手术、化疗和免疫治疗，肿瘤已经完全消失了，虽然 CT 上还能看到病灶存在，但是里面已经没有肿瘤细胞了，残留病灶只是免疫细胞杀死肿瘤后留下了"残骸"。意味着这个病算是完全治好了，一般来说术后复发转移的概率比较低，具体见图 13-1。

闻言，两口子相拥而泣。

老王说，自从患病以来，他的压力一直很大，家里上有老下有小，工

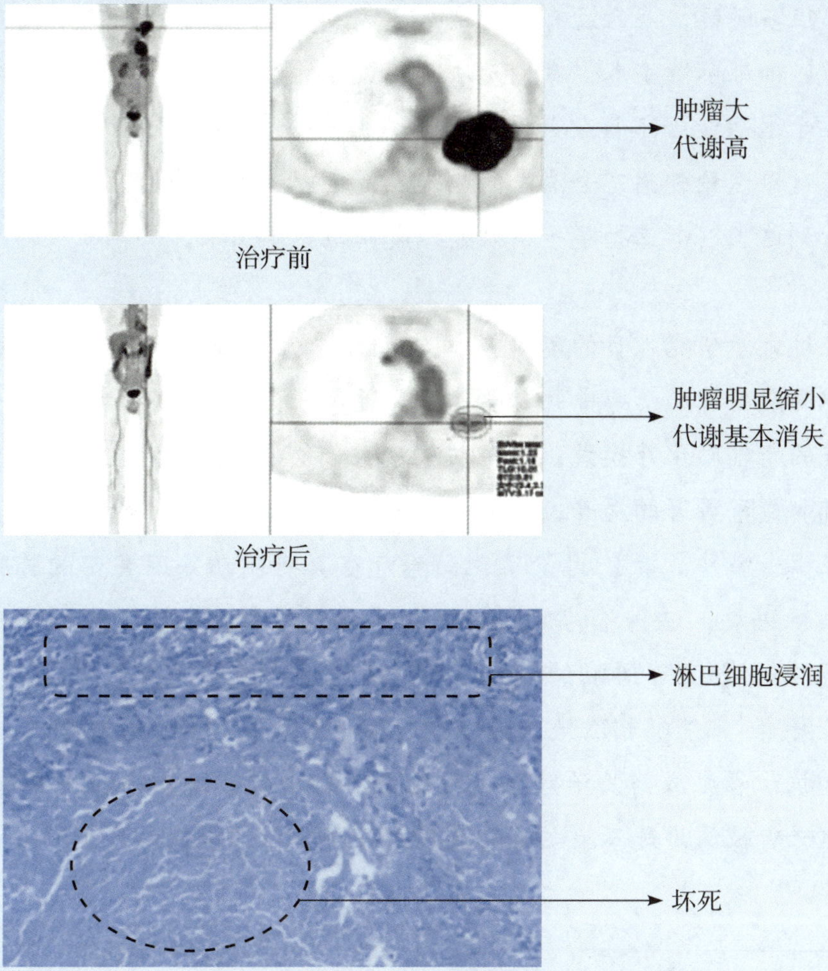

图 13-1　病人治疗后影像变化及病理表现

注：病人经过化学联合免疫治疗后，代谢基本消失，肿瘤明显缩小，虽仍看得到病灶，但病理表明是免疫细胞杀死肿瘤后留下的残骸，由淋巴细胞和坏死灶组成。

地上还有几十口人跟着他吃饭，如果真的倒下了，受影响的绝对不止一个家庭。

最后，老王的妻子还问了我一个问题："乔医生，如果肿瘤完全消失了，之前是不是也可以不做手术？"

我告诉她，**因为术前在 CT 片上还有肿块存在，如果不做手术，按照我们目前的科技水平，无法明确肿瘤是否完全消失。**我们经常遇到类似的情况，很多时候，病人没有老王这么幸运，术后病理检查还是会发现有肿瘤残留。如果不做手术，我们无法确定最终的结果。

至于术后能否不再化疗和免疫治疗。我告诉他们，“根据目前的研究证据，对于这种肿瘤完全消失的病人，是可以不再治疗的。”

听到这里，老王拍了一下大腿，爽朗地笑了出来。

经过大量研究人员的不懈努力，我们愈发清晰地认识到免疫治疗在非小细胞肺癌新辅助治疗中的重要作用。近年来，临床试验数据表明，相较于传统的新辅助化疗模式，新辅助化疗联合免疫治疗在病理反应和生存率方面都取得了显著的提升。

在上一章中，**我们讨论了靶向治疗在具有驱动基因突变的肺腺癌中的突破性进展，这种治疗方式如同为肿瘤的“急驰之车”安装了“刹车装置”，有效阻止了肿瘤的发展。而免疫治疗则像是找到了被肿瘤细胞蒙蔽的“警察”，能够精准地逮捕肿瘤这一“罪犯”。**除了免疫治疗，放疗、手术和抗血管生成药物治疗等手段也在不断发展。随着研究的不断推进，肺癌这一曾被认为是不治之症的疾病，正努力往“慢病治疗”的方向与病人共存。

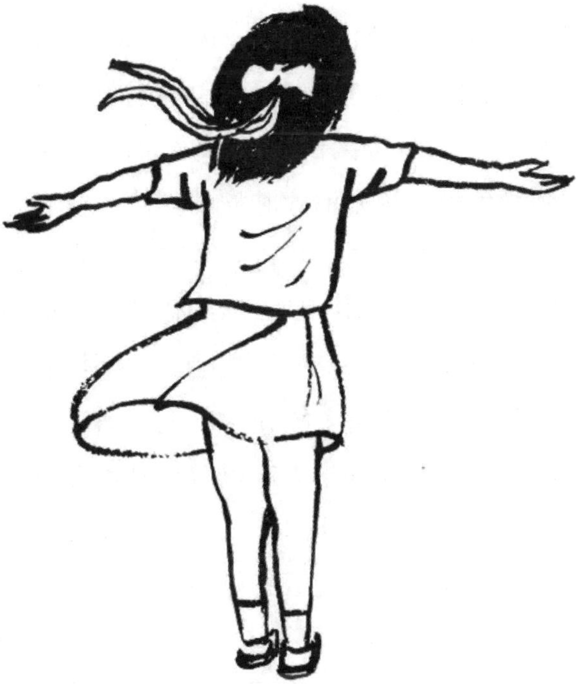

生活不缺难过

哭过就要更坚强地活

一、肿瘤免疫治疗是如何发展而来的？

肿瘤免疫治疗的历史可以追溯到公元前1550年左右。古埃及的埃伯斯纸草文记载了伊姆霍特普治疗肿瘤的方法：先涂抹膏药，再从肿瘤处切开，引发感染，从而促使肿瘤消退。进入18世纪后，这种利用感染治疗肿瘤的方法在欧洲被多次报道并逐渐被接受。1891年，外科医生威廉·布拉德利·科利受到一位因链球菌感染而使肿瘤自发消退的病例启发，提出了通过刺激免疫系统来治疗肿瘤的理论，开启了肿瘤免疫治疗的系统研究。在接下来的40年中，科利对1 000多位包括肉瘤、淋巴瘤和睾丸癌在内的恶性肿瘤病人注射一种灭活的化脓性链球菌和黏质沙雷菌的混合物，现称为“科利毒素”。根据其女儿海伦·科利·诺茨整理的数据，在这1 000多名病人中约半数病人的肿瘤出现了消退。然而，由于这种方法风险高、副作用大，并且科利本人难以解释其治疗机制，许多临床医生对此研究结果持怀疑态度。与此同时，20世纪初，放疗和化疗的快速发展使肿瘤免疫治疗的研究陷入了短暂的停滞。

到了现代，免疫治疗的研究取得了革命性的突破。2018年诺贝尔生理学或医学奖获得者艾利森和本庶佑开创了“免疫检查点阻断”这一革命性疗法，他们提出，治疗癌症不是非得要瞄准消灭肿瘤细胞，还可以通过唤醒人体的免疫细胞，通过“解开”T细胞的束缚，让T细胞能够识别并击杀肿瘤细胞。艾利森的研究揭示了一种免疫系统活性的蛋白质——CTLA-4，本庶佑（Tasuku Honjo）的研究则发现了PD-L1和PD-1，通过针对这些分子可以让免疫细胞重新获得活力，从而有效地攻击肿瘤[1]。

[1] LAHIRI A, MAJI A, POTDAR P D, et al. Lung cancer immunotherapy: progress, pitfalls, and promises[J]. Molecular Cancer, 2023, 22(1): 40.

二、肿瘤免疫治疗的原理是什么？

以目前临床应用最广泛的抗 PD-1/PD-L1 免疫治疗为例。我们常常通过警察与蒙面罪犯的关系来比喻 PD-1/PD-L1 免疫治疗机制。在我们的免疫系统中，T 细胞可以被视作“警察”，它们的任务是巡逻并消灭“犯罪分子”，即体内的异常或癌细胞。正常情况下，T 细胞能识别并攻击这些异常细胞。然而，某些癌细胞非常狡猾，它们就像戴上了“面具”的罪犯。这些“面具”是由 PD-L1 蛋白组成的，它们能与 T 细胞上的 PD-1 受体结合，从而发出一种“不是坏人”的信号，使免疫细胞无法识别它们为异常细胞。结果，T 细胞就像被迷惑的警察，对这些蒙面罪犯束手无策，无法进行有效打击。

抗 PD-1/PD-L1 免疫治疗药物的作用就相当于让警察能够识破罪犯的面具。具体地说，这些药物能够阻断 PD-1 和 PD-L1 之间的相互作用，使 T 细胞重新识别出癌细胞的本质，从而发动攻击。这样一来，免疫系统就能较为有效地追捕并消灭这些癌细胞，恢复正常的免疫监控功能。原理图参见图 13-2。

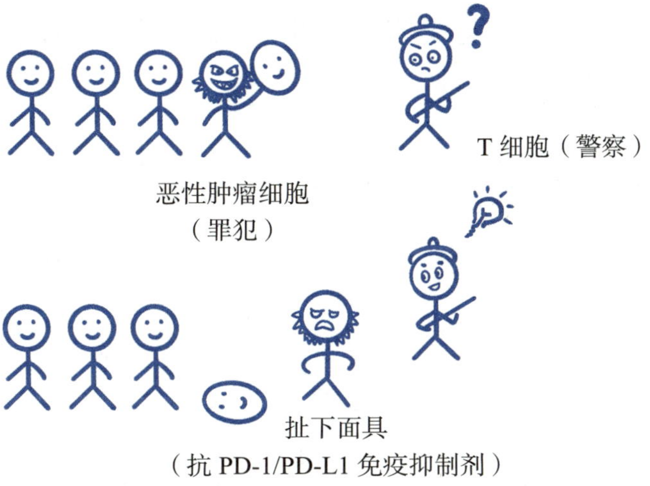

图 13-2　恶性肿瘤免疫治疗机制图

三、没有基因突变的非小细胞肺癌病人手术前的治疗要不要加免疫治疗?

根据目前研究，对于没有基因突变的肺癌病人，若术前需要治疗，新辅助化疗联合免疫治疗可以带来更多的获益。CheckMate-816 研究[1]是一项具有里程碑意义的研究。该研究将ⅠB至ⅢA期的非小细胞肺癌病人随机分为两组：化疗联合免疫治疗组和仅化疗组。结果显示，化疗联合免疫治疗组的效果明显优于仅化疗组。具体而言，化疗联合免疫治疗组中有24%的病人在治疗后肿瘤完全消失，而仅化疗组仅有2.2%。此外，化疗联合免疫治疗组的无事件生存期（EFS）为31.6个月，而仅化疗组为20.8个月。无事件生存期指的是从治疗开始到发生复发、进展或死亡等事件的时间，无事件生存期越长，疗效越好。值得注意的是，化疗联合免疫治疗并未增加不良事件的发生率，也没有影响手术进行，这表明该治疗方案的副作用和手术难度与仅化疗相当。除此之外，其他随机对照研究也同样表明新辅助化疗联合免疫治疗具有明显的优势。

四、手术后没有基因突变的非小细胞肺癌病人辅助化疗后是否还要进行免疫治疗?

对于没有基因突变，并且需要术后辅助治疗的非小细胞肺癌病人，

[1] FORDE P M, SPICER J, LU S, et al. Neoadjuvant Nivolumab plus Chemotherapy in Resectable Lung Cancer[J]. The New England Journal of Medicine, 2022, 386(21): 1973-1985.

IMpower010[1] 和 KEYNOTE-091 研究[2] 均证明了化疗后再维持免疫治疗比化疗后没有免疫治疗要有更多的获益。因此，手术后没有基因突变的非小细胞肺癌病人若需要辅助治疗，建议化疗后维持免疫治疗。

五、病理学是如何判断新辅助治疗效果的?

经过新辅助治疗后，如果病人进行手术，将能获得完整的肿瘤标本。病理科医生会对整个标本进行全面分析，主要通过评估残留肿瘤细胞在瘤床中的占比来评价治疗效果。主要有两个重要的评效指标（图 13-3），分别是 pCR 和 MPR。pCR 为病理学完全缓解，定义为在切除的肿瘤组织和区域淋巴中没有残留的肿瘤细胞。MPR 为主要病理学缓解，定义为术后标本病理检测残留肿瘤细胞≤10%。

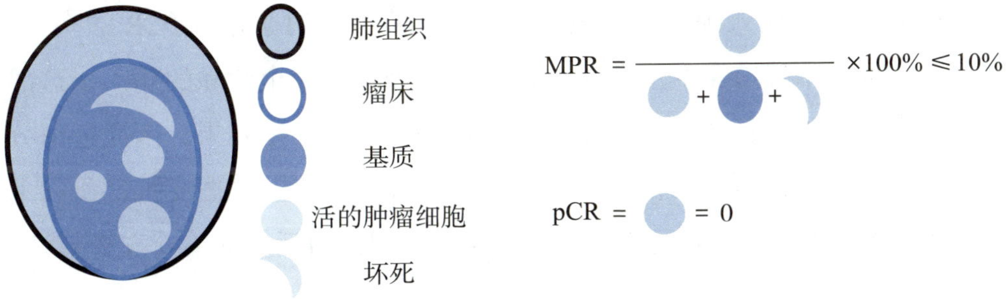

图 13-3　pCR 和 MPR 计算图示

---

[1] FELIP E, ALTORKI N, ZHOU C, et al. Adjuvant atezolizumab after adjuvant chemotherapy in resected stage ⅠB-ⅢA non-small-cell lung cancer (IMpower010): a randomised, multicentre, open-label, phase 3 trial[J]. The Lancet, 2021, 398(10308): 1344-1357.

[2] O'BRIEN M, PAZ-ARES L, MARREAUD S, et al. Pembrolizumab versus placebo as adjuvant therapy for completely resected stage ⅠB-ⅢA non-small-cell lung cancer (PEARLS/KEYNOTE-091): an interim analysis of a randomised, triple-blind, phase 3 trial[J]. The Lancet Oncology, 2022, 23(10): 1274-1286.

研究表明，pCR 和非 pCR 相比，pCR 的病人生存预后明显更佳。同样，MPR 与非 MPR 相比，MPR 也与更好的生存预后相关。因此在很多临床研究中，pCR 和 MPR 常常作为来作为治疗效果的评价标准[1,2]。

六、经过治疗肿瘤细胞完全消失的病人术后是否需要维持免疫治疗?

目前的指南建议对新辅助化疗联合免疫治疗后接受手术的病人进行术后免疫治疗维持[3]。然而，这些指南尚未明确讨论对于已经达到病理学完全缓解（pCR）的病人是否需要继续进行术后免疫治疗。针对这一热点问题，我们团队对现有的临床随机对照研究进行了荟萃分析。研究表明[4]对于接受新辅助化学治疗联合免疫治疗后，接受了根治性手术的病人，术后是否辅助免疫治疗对于预后没有明显的差异，也就是说对于术后额外的辅助免疫治疗能否改善病人预后并无定论。据我们观察，对于达到 pCR 的病人，即对手术前的治疗方案响应非常好，肿瘤已经达到完全清除的病人，这部分病人术后不再进行免疫治疗也可以维持一个好的长期效果，因此这部分病人术后可以不进行辅助治疗，而由于目前没有明确的证据支持，所以术后是否维持免疫治疗应与主治医师进行沟通，以进行后续的治疗方案制订。

---

❶ HELLMANN M D, CHAFT J E, WILLIAM W N, JR., et al. Pathological response after neoadjuvant chemotherapy in resectable non-small-cell lung cancers: proposal for the use of major pathological response as a surrogate endpoint[J]. The Lancet Oncology, 2014, 15(1): e42-e50.

❷ HUYNH C, SORIN M, RAYES R, et al. Pathological complete response as a surrogate endpoint after neoadjuvant therapy for lung cancer[J]. The Lancet Oncology, 2021, 22(8): 1056-1058.

❸ 中国临床肿瘤学会指南工作委员会. 中国临床肿瘤学会（CSCO）非小细胞肺癌诊疗指南 2023[M]. 北京：人民卫生出版社，2023.

❹ HE Z, ZHU Q, XIA X, et al. Immunotherapy in operable non-small cell lung cancer: a systematic review and network meta-analysis of efficacy between neoadjuvant immunochemotherapy and perioperative immunotherapy[J]. Journal of Thoracic Disease, 2024, 16(10): 6699-6712.

七、咯血有哪些原因？

在本章手记中老王的咯血是肺癌导致的，而在临床上，当病人出现咯血时，还需要从多个角度进行鉴别诊断。首先需要明确咯血的定义是指喉及喉部以下呼吸道任何部位的出血经口排出。咯血可能的原因有肺结核、支气管扩张、急性左心衰、肺癌等，但还需与消化道出血引起的呕血以及口、鼻、咽部位出血相鉴别。具体咯血性质及其伴随症状对应的临床意义见表 13-1。

表 13-1　具体咯血性质及其伴随症状对应的临床意义

临床表现		临床意义
咯血性质	大量咯血（每天超过 500 毫升）	空洞型肺结核、支气管扩张症和肺脓肿
	中等咯血（每天 100 ~ 500 毫升）	可见于二尖瓣狭窄引起的肺淤血
	小量咯血（每天少于 100 毫升）	其他原因所致的咯血或仅为痰中带血
伴随症状	咯粉红色泡沫样痰	急性左心衰竭
	咯血量大而骤然停止	支气管扩张
	痰中带血	浸润型肺结核
	多次少量反复咯血	支气管肺癌

八、什么是袖状切除？

在本章手记中老王的肿瘤属于中央型肺癌，虽然长在左肺上叶，但还是有侵犯到左肺下叶支气管起始部，如果单纯切除左肺上叶，就会切不干净，而如果左肺上叶和左肺下叶同时切除，相当于要切除病人整个肺体积的一半，便会造成很大的创伤，因此我给他做了袖状切除术（图 13-4），即在肺叶切除的同时，切除其他肺叶的部分支气管和 / 或肺血管，并保留未受累的肺叶，再通过支气管成形术或血管重建术将剩余的两段支气管或血管重新吻合[1]。这个手术难度极大，但对于老王而言，这是最佳的治疗选择。手术过程需要精确的技术和丰富的经验，团队中的每位成员都高度集中，确保每一步都顺利进行。手术需要在细致的准备下，仔细切除受累的左肺上叶和下叶支气管部分，同时小心地保护邻近的重要血管和神经结构，并仔细修复并重新连接保留下来的支气管和血管，确保它们的功能能够完好无损地延续。

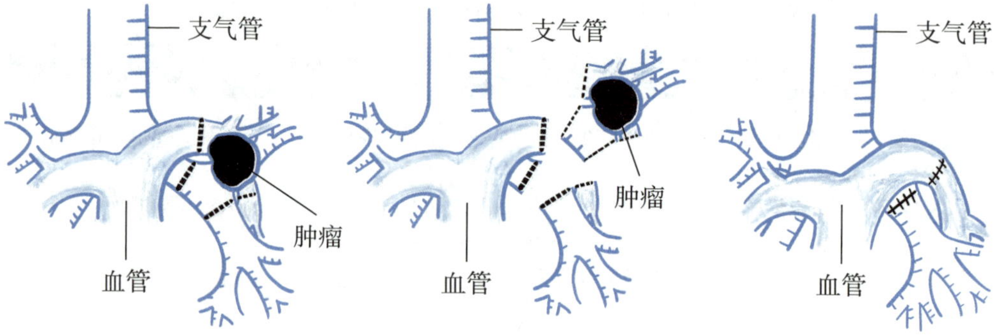

图 13-4　支气管袖状切除术示意图

[1] BEAUCHAMP G. Fundamentals of standard sleeve resection[J]. Thorac Surg Clin, 2018, 28(3): 285-289.

第十四章

全身治疗联合局部治疗

看病手记

——奋力一搏，即见晴天

老周，一位退休军人，因背痛被查出肺部肿瘤。经战友介绍，他从几百公里外坐高铁前来求医。他的右下肺有一个5厘米的肿瘤，胸椎也出现了转移，刚发现时已是晚期，丧失了手术机会。穿刺活检确诊为肺腺癌，遗憾的是，基因检测未发现驱动基因突变，我们为老周拟定了化疗联合免疫治疗的方案。

起初，老周对化疗满心抵触，毕竟化疗的副作用众所周知。但在我和他家人的极力劝说下，他抱着尝试的心态接受了治疗。令人惊喜的是，治疗效果出奇的好。治疗后第三天，严重困扰老周的背痛症状已逐渐缓解。

三个疗程的化疗联合免疫治疗后，胸部CT显示，肺部肿瘤明显缩小，直径已经不足3厘米，骨扫描也表明，原本转移的胸椎已经没有异常代谢迹象。

看着老周能吃能睡，身体状况良好，我与他商讨下一步的治疗方案："如今肿瘤已经大幅缩小，而且没有纵隔淋巴结转移，虽然有骨转移，但属于寡转移，经治疗后转移部位癌细胞已被有效控制，所以我建议手术切除肺部病灶，减轻肿瘤负荷，进一步巩固治疗效果。"

老周刚刚退休不久，原本计划开启悠闲的晚年生活，突如其来的病魔让他措手不及，但他内心对生活充满眷恋，毫不犹豫地决定搏一把，积极接受手术。然而，他的儿子担心手术风险，认为晚期病人手术获益可能性低，对此提出强烈质疑。

为了消除他们的疑虑，我再次详细阐述治疗思路，并展示近年来国内外针对寡转移病人手术治疗的最新研究成果。在充分沟通与专业讲解后，一家人达成一致，同意手术。

手术过程顺利，老周恢复良好。术后病理检查发现肿瘤仍有残留，但不足10%，达到主要病理学缓解。由于老周术后未再出现背部疼痛症状，结合影像学评估结果，决定暂不进行胸椎放疗。鉴于老周术前化疗联合免疫治疗效果显著，说明肿瘤对这些药物敏感，于是术后安排两次化疗联合免疫治疗，并维持一年的免疫治疗。

在老周的世界里，时间如同细沙，从指缝间悄然流逝，术后的四年一晃而过。在最近的复查中，未见肿瘤复发迹象。老周的生活，重新被天伦之乐所填满，曾经的阴霾已彻底消散。

人生常需与命运激烈博弈，每一步皆暗藏未知与艰难。老周的抗癌历程，让我们见证，在看似绝境的人生棋局中，勇敢奋力一搏，或许就能冲破黑暗，迎来阳光。而医生的临床工作犹如下一盘复杂棋局，每一决策都似于悬崖边缘行走，一步之差，命运截然不同。是保全自身名声还是为病人迎接挑战？这始终是一个永恒的话题。

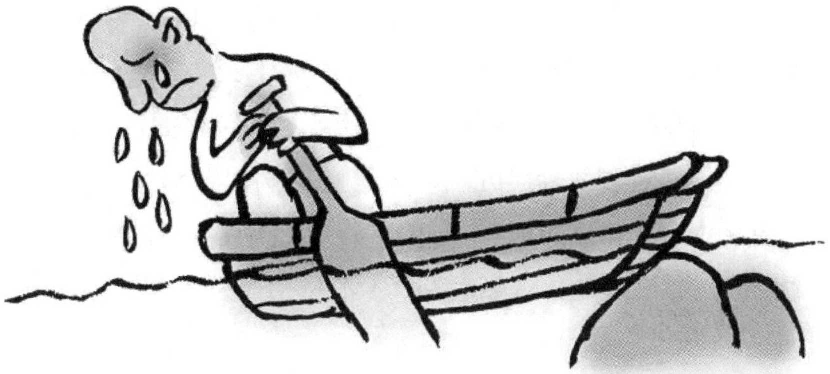

难过这种事
虽然难
但终究是要过的

一、什么是寡转移？

1995 年，美国肿瘤放疗专家 Hellman 和 Weichselbaum 基于 Halsted 的癌症扩散理论提出了寡转移的概念（图 14-1），认为寡转移是介于局限期和广泛转移之间的一种状态[1]。美国放射肿瘤学会（American Society for Radiation Oncology，ASTRO）和欧洲放射肿瘤学会（European Society for Radiotherapy and Oncology，ESTRO）指南[2]对寡转移的定义为转移灶≤5 个。但实际上，目前大部分研究纳入的寡转移病人转移灶数目≤3 个。在 2022 年，美国 MD 安德森癌症中心的一篇文章中，将寡转移定义为初诊未经治疗时转移部位或转移区域≤3 个（不包括原发肿瘤和区域淋巴结）。

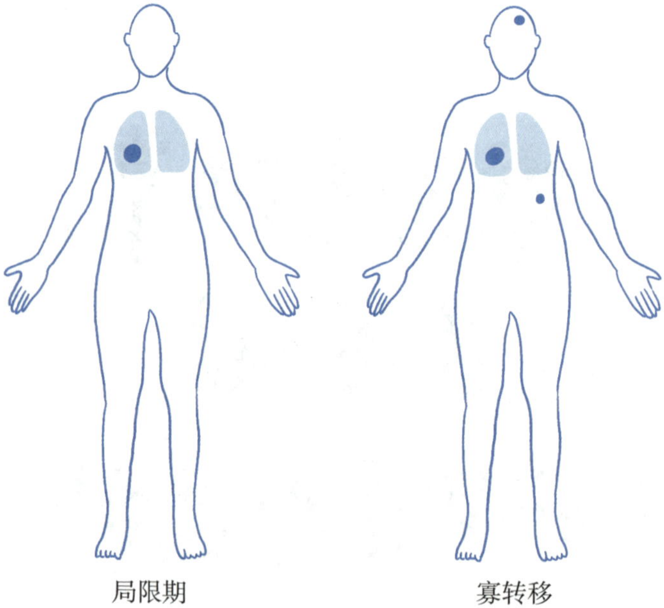

图 14-1　寡转移示意图

[1] HELLMAN S, WEICHSELBAUM R R. Oligometastases[J]. Journal of Clinical Oncology, 1995, 13(1): 8-10.

[2] IYENGAR P, ALL S, BERRY M F, et al. Treatment of oligometastatic non-small cell lung cancer: an ASTRO/ESTRO clinical practice guideline[J]. Practical Radiation Oncology, 2023, 13(5): 393-412.

二、为什么寡转移病人建议在全身治疗的基础上进行局部治疗？

在处理寡转移和寡进展疾病时进行局部治疗主要考虑以下方面的原因。

1．当寡转移局部病灶得到有效控制后，原发灶的治疗效果和整体预后会有所改善。特别是在脑部或肾上腺发生寡转移的情况下，控制局部转移病灶后，可以结合原发灶的局部手术切除以及全身化疗，大幅度提高治疗效果。所以指南建议[1]，对于那些脑部或肾上腺出现寡转移，并且肺部病变不涉及 N_2 淋巴结且可以完全切除的病人，建议采取综合治疗方案：切除脑或肾上腺的转移病灶、完全切除肺部的原发病变，并进行系统性全身化疗。

2．对于已经接受全身治疗的病人，局部治疗可以通过降低肿瘤负荷来缓解对化疗、靶向治疗或免疫治疗的耐药性，也有助于保留未来可能需要的全身治疗选择，以应对未来的复发。

3．在免疫治疗时代，局部治疗方式之一放疗还可能释放肿瘤相关抗原，激发针对肿瘤的免疫反应。

4．局部治疗（尤其是放疗）在缓解症状方面仍然发挥着重要作用，例如某些病人出现骨转移时会伴随强烈的骨痛症状，针对性对该病灶进行放疗，疼痛症状会有明显缓解。

5．对于那些无法耐受或希望暂停全身治疗的病人，局部治疗能够作为一种替代方案，延缓全身治疗的时间，在提高生活质量的同时，提供局部控制的益处。

---

[1] 中国临床肿瘤学会指南工作委员会．中国临床肿瘤学会（CSCO）非小细胞肺癌诊疗指南 2023[M]. 北京：人民卫生出版社，2023.

三、肺癌什么情况下会导致胸背痛?

肺本身没有痛觉神经，因此单纯的肺结节或肺癌通常不会引起症状。只有在癌症侵袭或转移到其他部位时，才可能出现疼痛等明显症状。对于肺癌引起的胸背疼痛，可能有以下三种原因，见表 14-1。

表 14-1　肺癌导致胸背痛的原因

原因	说明
肿瘤侵袭邻近结构	当肺癌直接侵袭邻近的胸膜、神经或骨骼等组织时，可能产生疼痛感。这种疼痛通常比较局部化，并且可能随着呼吸、咳嗽或动作而加剧
转移至其他部位	如果肺癌转移到骨骼、脊柱或其他重要器官，可能会导致相应部位的疼痛。例如，转移到脊柱的肿瘤可能压迫神经，从而引发背痛
肿瘤引发的合并症	较大的肿瘤可能引起胸腔积液或气道阻塞，导致呼吸困难、咳嗽或感染等症状，而这些并发症可能间接引起胸背部不适或疼痛

四、症状负担减轻是否预示治疗效果好?

随着科技的发展，临床上越来越依赖检查结果和化验指标，然而病人的症状感受其实同样能反馈治疗的效果，所有治疗的最终目的是要让病人获得更好的生活质量。因此，也需要重视病人的主观症状感受。

病人报告的结局（patient reported outcomes，PRO）指标是直接来自病人报告的自身健康状况、功能状态及治疗感受等方面的信息，不包括医护人员及其他人员的解释。目前逐渐广泛应用于临床实践中。研究表明，PRO 指标可以预测癌症病人的生存预后，并且比其他指标更早地发现预后相关的病情变化。因此，症状负担的减轻、生活质量的提高往往预示着治疗效果好[1]。

五、手术知情同意需要知道些什么?

手术知情同意是医疗过程中的一项重要程序，它确保病人在充分了解手术相关信息的基础上，自主做出是否接受手术的决定。以下是手术知情同意过程中需要了解的关键问题。

问题 1：目前的病情如何?

与医生沟通时，应该清楚自己的健康状况，包括术前的相关检查结果。这是确认手术必要性和禁忌的重要基础。

问题 2：为什么要做这个手术?

首先应该明确手术是否能带来获益，必须依据现有的研究证据，而非个人意志。医生会基于目前的研究证据和病人的身体状况判断手术的必要性，病人与家属可以就此与医生深入探讨。

问题 3：手术的具体方案是什么?

应了解手术的详细计划，包括切除范围和方式等。如有不明之处，务必与医生确认。

问题 4：术中及术后有哪些风险?

任何手术都伴随一定的风险。医生会告诉病人各种潜在风险及采取的预防措施，病人需要了解这些风险并在风险与利益之间进行衡量。

问题 5：有哪些替代方案?

手术可能不是唯一选择。医生会与病人讨论其他可能的治疗方式，比如药物治疗或非侵入性疗法，因此需要了解选择不同治疗方案的利弊。

---

[1] GOTAY C C, KAWAMOTO C T, BOTTOMLEY A, et al. The prognostic significance of patient-reported outcomes in cancer clinical trials[J]. Journal of Clinical Oncology, 2008, 26(8): 1355-1363.

问题 6：如果不接受手术，会有哪些后果？

在决定不手术前，需要了解疾病可能的发展和症状的变化。这有助于全面评估不手术所带来的健康风险。

六、5 年生存率是不是就是只能活 5 年？

5 年生存率指的是在某种疾病（通常是癌症）被诊断后，病人能够存活至少 5 年的概率。这并不意味着病人只能存活 5 年，而是一个统计学上的指标，用于描述病人在特定时间段内的生存状况。

例如，如果一种癌症的 5 年生存率是 70%，这意味着在进行统计的病人中，有 70% 的病人在被诊断后的 5 年内仍然存活。然而，这不限制个体的生存时间，有些病人可能会活得更长，而有些病人可能会在 5 年内去世。

5 年生存率主要用于评估治疗效果、疾病进展以及在不同阶段或不同条件下的预后，并帮助医生和病人理解疾病的严重程度和可能的治疗结果。

第五篇

科学康复，走出误区

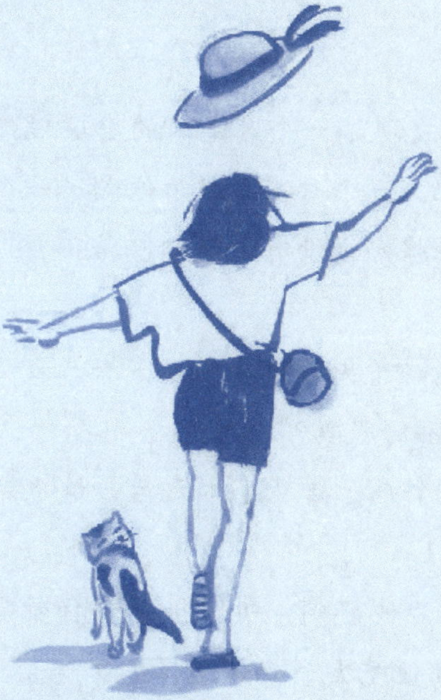

人生缓缓
自有答案

第十五章
肺部手术后的康复

看病手记
——加速康复，没有捷径

在肺癌治疗的漫漫长路中，手术成功只是阶段性的胜利，术后的康复环节同样至关重要。然而，许多病人在康复过程中会陷入各种误区，影响康复效果。

故事一：吃白粥、青菜想“饿死”肿瘤

老周是一位68岁的退休干部，一年前发现了一个8毫米的磨玻璃结节，观察半年后，发现结节出现了一点变化。三个月前，我为他做了一个肺楔形切除术，病理显示这是一个微浸润性腺癌，没有发现淋巴转移。

术后三个月复查时，老周面色蜡黄，精神不振，体重明显下降。我关切地询问：“怎么瘦了这么多？是身体哪里不舒服吗？”

老周无奈地叹了口气，“还不是因为这个病，自从手术之后，这也不敢吃，那也不敢吃。”

一旁的老周太太也忍不住抱怨：“我是为他好啊，听说很多食物都是‘发物’，吃了会引起肿瘤复发，所以我就让他吃素，想着这样更保险。”

老周立刻反驳：“天天青菜白粥，我都快吃吐了，再这样下去，不是饿死肿瘤，而是饿死我自己了！”

老两口你一言我一语，在诊室里争吵起来。

老周太太一脸委屈地透露，她听人说，这种手术后的病人，要吃得清淡一些，把肿瘤“饿死”。所以“大鱼大肉”、鸡、鸭、鱼、海鲜等“发物”，一概不让老周吃。

我赶紧看了老周的CT复查结果，肺部恢复得不错，除了少量积液，并无其他异常。我耐心地向他们解释：“从检查结果来看，手术很成功，肿瘤已经彻底清除干净。像老周这种最早期的肺癌，术后饮食和正常人一样就行，不需要刻意忌口。而且，术后更要加强营养，多吃肉蛋奶等高蛋白食物。如果体内蛋白水平低，积液吸收就会慢，反而不利于康复。”

老周一脸惊讶：“什么都能吃？这是真的吗？”

我笑答：“是的，没有什么不能吃的，不过要注意适量，饮食越健康越好。另外，最重要的是一定要戒烟，酒也尽量少喝。”

我又对老周太太语重心长地说：“您的出发点是好的，只是方法有些偏差。营养均衡是保证身体免疫功能的基础，只有摄入足够的营养，才能提高免疫力，有效对抗肿瘤。肉蛋奶提供蛋白质，新鲜蔬菜水果提供维生素，缺一不可。”

老周太太这才恍然大悟：“原来是这样，我还以为吃素对他更好呢。乔医生，我每天都给老周煲汤，里面有冬虫夏草和灵芝，还经常给他吃海参，这些都有好处吧？”

“从营养学的角度看，虽然这些都是传统意义上的补品，但除了海参的蛋白质含量高外，都没有太大功效。当然，补品发挥作用是一个长期的过程，如果条件允许都可以吃。”

老周夫妇的误区反映了传统观念与科学康复的冲突。许多病人误信“饿死肿瘤”的偏方，却忽视了营养是免疫力的基石。**术后身体需要大量蛋白质修复组织，长期低蛋白饮食会导致肌肉流失、免疫力下降，反而可能加速病情恶化。**值得肯定的是，老周妻子用心良苦，但康复需以科学为指导，而非道听途说。

故事二：年轻小伙肺癌术后想加速康复，每天坚持跑5千米！

小陈35岁，个子不高，瘦瘦的，是一位中学物理老师。

一年多前，他在体检中发现右肺有一个9毫米的磨玻璃结节，因为考虑原位癌或微浸润性腺癌的可能性大，且结节靠近肺的外周，在他的要求下，我为他进行了手术切除，术后病理显示为微浸润性腺癌。

肺术后我们通常会建议病人当天晚些时候或者第二天一早下床活动，以促进身体恢复。小陈年轻，身体素质好，手术创伤也小，术后第二天就下床活动、生活自理，第三天就拔除胸部引流管后出院了。

出院的时候，小陈反复向我请教怎么进行康复锻炼才能尽快恢复肺功能。我建议他选择散步、慢跑、打太极拳等有氧运动。**运动锻炼要循序渐进、逐渐加强，以自己不感觉疲劳为标准。**这些运动可以加强肺组织的代偿功能，提高心肺功能，加速康复。

按临床常规，我们建议早期肺癌病人术后一个月再返院做胸部X线复查。然而，术后半个月左右，小陈却愁眉苦脸来到了我的诊室。他说："乔医生，我术后一直恢复挺好，没什么不舒服的感觉。可是，昨天跑步的时候突然胸痛，本来以为休息一下就会好，没想到快一天了，疼痛一直没有缓解，还有点胸闷，呼吸的时候感觉胸腔里有声音。"

我马上意识到可能是发生气胸了，连忙拿出听诊器进行了听诊："没有听到呼吸音，应该是气胸。你别急，放松一些，走路慢一点，去拍个胸部X线确认一下。"

不出所料，胸部X线（图15-1）证实是气胸，肺压缩80%以上。

我告诉他："现在已经大量气胸了，我们要给你置管引流，就是放一根细管子把气体排出来。"

小陈一脸疑惑："医生，我术后一直都恢复很好，切口和肺都已经愈合了，怎么还会发生漏气？"

我问他："你是在跑步的时候突然发生漏气的吗？"

他回答："是啊，最近一周已经可以跑5千米了。昨天才跑了一半，就突然胸痛了"。

我大吃一惊："什么？5千米？你才手术后半个月。"

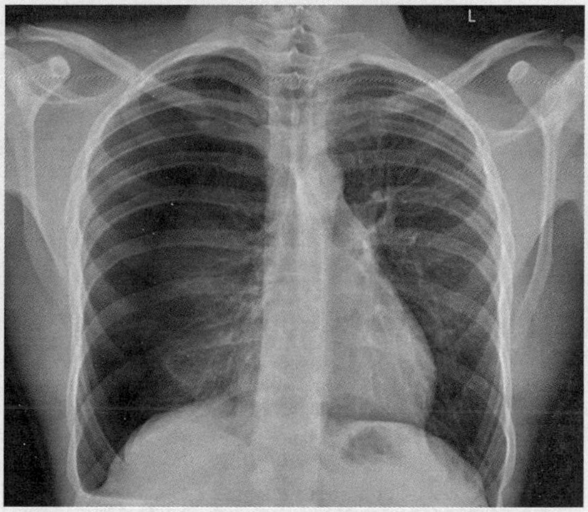

图 15-1　病人胸部 X 线

小陈自豪地说："术前我就是马拉松选手，体力很好，术后一周就开始跑步了。一开始跑一两千米很轻松，逐渐提高到现在每天坚持跑 5 千米，他希望通过加大运动量，快速恢复到术前水平。"

我问他："跑 5 千米累不累?"

他说："累，但咬咬牙还是能坚持下来"。

"难怪会发生气胸，术后短期内经过切除愈合的肺还没有长牢靠，你在剧烈运动、做深呼吸和憋气的时候，脆弱的愈合部位发生破裂，引起了气胸。"我有点替他紧张了，"累就不要跑这么多。一下子太高强度的运动，不利于身体恢复。"

小陈瞪大了眼睛，没料到自己好心办了坏事，有些沮丧地摇着头："我以为术后康复锻炼是越多越好。"

我给他解释，虽然肺楔形切除术切除的肺组织少，对肺功能影响不大，但毕竟还是对肺造成了损伤，切除病变组织后，残余肺组织的切缘愈合需要过程，术后的康复一定要循序渐进，太急迫地进行高强度运动，不但让身体吃不消，还有引起气胸等并发症的风险。

经过放置胸腔闭式引流管排气，小陈的肺复张良好，胸痛和胸闷的症状也完全消失了。出院前，我再次向他强调：术后短期内的康复运动要逐步加强，切忌剧烈运动，运动强度要根据自身感受调整。总的原则是运动后没有明显疲劳感。手术三个月后，在身体没有特殊不适的情况下，可以逐渐恢复到术前体能状态的运动。

故事三：年轻女白领术后不敢运动，怕肿瘤细胞扩散

与小陈的高强度锻炼不同，刘女士术后的“不动”也很令我意外。

35 岁的刘女士是一家公司的白领，手术前是一个酷爱运动的人，定期跑步、健身，身材也保持得很好，三个月前因发现肺结节，接受了早期肺癌手术。

术后复查时，她告诉我，由于最近出现了比较严重的咳嗽，怕牵拉到伤口，也担心手术后有“漏网之鱼”，运动会加速肿瘤细胞扩散，因此一直没有好好运动，胃口也不好，术后三个月瘦了 4 千克（8 斤）。

我告诉她：“的确，运动带来的血液流速加快，很容易让人联想到血行转移，但肿瘤是否转移关键在于其能否突破其所在组织的屏障，例如基底膜和细胞外基质，进入血液中。从现有的知识来看，运动不会促进肿瘤细胞转移。”

而咳嗽是正常的术后反应，由于手术切除了一部分肺组织，导致肺的结构发生了改变，气体进入肺时，对气道产生了刺激，从而出现咳嗽。另一方面，手术后气道容易出现分泌物，咳嗽排痰也是正常的生理反射。

我看了刘女士的影像学检查结果，恢复得很好，便提醒她：“手术已经过去三个月了，不用再害怕牵拉伤口和咳嗽。现在可以适当地做些运动，比如散步、快走或其他有氧运动。等身体适应了，也可以重新开始跑步。运动不仅不会导致肿瘤细胞扩散和转移，还能锻炼心肺功能，促进新陈代谢，提高免疫力，创造抑癌的身体环境。如果每天不动，身体机能下降，胃肠不蠕动，食欲也会降低，更不利于康复。大量的研究也显示，适当的运动对预防肿瘤复发转移具有积极作用。”

刘女士听后释然，表示将按医嘱开展康复锻炼。很多病人像刘女士一样，因为过度担忧而不敢运动，这种“不动策略”体现了病人对肿瘤转移机制的误解。其实只要掌握好度，适度运动对肺癌术后康复是大有裨益的。过度担忧的“静止”会导致肺活量下降，对康复无益。

故事四：手术后还可以过性生活吗？

那天，做完三台肺的手术，我匆忙吃了几口盒饭，又投入到下午的门诊工作中。一直持续至晚上 7 点多，还有 10 个病人在等待。此时我已疲惫不堪，说话都有些吃力，只盼早点结束工作。

这时，诊室里进来一位男士，我看挂号资料显示，病人姓丁，50 岁，3 个月前诊断出早期肺癌，刚刚做了肺癌根治术。他先是问了一些术后常见问题，然后就开始左顾右盼，眼神闪烁，欲言又止。

过了一会，他略显扭捏地凑近我，压低声音问道：“乔主任，手术后我还可以过正常的夫妻生活吗？”

我微微一愣：“只要身体状况无异常，当然是可以的，这并不属于术后禁忌。”

丁先生又问：“夫妻生活应该不会伤身体吧？”

我笑着说：“别不好意思，这是人之常情。手术后恢复正常的生活，自然也包括夫妻生活。已有研究表明，**肿瘤病人在体能状态恢复正常后，适度的性生活可以加速康复，没有坏处。**”丁先生听后，露出惊讶的表情。

这让我想起此前另外一位病人，45 岁的王女士。她是当天门诊排号靠前、却是最后一位就诊的病人。为了能够跟我多聊一会儿，她特意等其他病人都看完才进来。

王女士做完肺癌根治术已有半年多，复查资料显示她恢复得非常好，基本看不出来做过手术。

一开始，她也问了很多跟早期肺癌相关的常识性问题，问诊快结束时，我以为她要离开了，没想到她突然神神秘秘地轻声说，“乔主任，我还有两个问题想问你。”

王女士环视了一下诊室，看到助理在忙着收拾东西，便快速从口袋里掏出一张纸条，展开递给我看。上面写着两句话，笔迹略显潦草，应该是在很慌乱的情况下写的——“肺癌术后可以同房吗？会不会传染？”

我有些哭笑不得，但还是认真告诉她，“可以同房的，**肺癌不会通过性接触传染。**”

王女士这才松了口气，坦言自从确诊肺癌以来，她一直担心亲密行为可能会加速病情进展。同时也担心会传染给丈夫，夫妻俩一直分房而居，但近来她又担心长此以往，会影响夫妻感情，因此忍不住来门诊征求一下我的意见。

像丁先生、王女士，总倾向于将自己视作特殊病人，总觉得“这也不行”“那也不行”，顾虑很多。其实，在早期肺癌术后，经过短期的康复和锻炼，大多数病人都能迅速恢复体力，回归正常生活。

千万不要把自己当成病人，特殊对待反而不利于病情恢复。回归正常生活，保持愉悦心情，有助于增强免疫力，改善康复效果。

康复的本质是重建生活的平衡。康复并非单纯的疾病治愈，而是一场从“疾病生存”回归“完整生活”的旅程。在康复过程中，我们要尊重身体的愈合规律，既不能“拔苗助长”，也不可“因噎废食”。**康复不仅要关注器官的修复，更要让病人重建生活的秩序，重拾对生活的信心。**

在医学安全范围内，病人可以适当保留生活乐趣，适度地喝上一杯小酒，品尝美味的食物，拥有和谐的性生活，这些看似平常的生活点滴，实则意义非凡。

每一位肺癌病人都怀揣着对健康生活的渴望，我衷心希望他们都能在科学、正确的康复指导下，顺利地走过这段艰难的旅程，重新拥抱美好的生活。

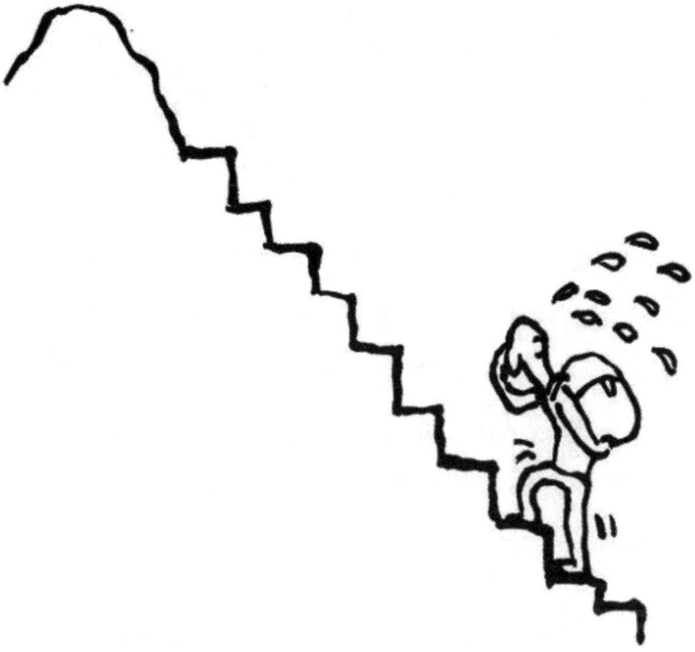

如果你想走到高处
要用自己的双脚
不能靠别人抬和背

一、术后不能吃“发物”吗？什么营养食物可以吃？

“发物”是一种民间说法，现代医学和传统医学都没有这一概念。归纳起来，民间相传的发物，主要是指容易诱发某些疾病（或不舒服的症状）或者容易加重已有疾病的食物，海鲜、牛羊肉、鸡蛋、牛奶等被列其中。在民间广为流传一种说法，就是吃了这些发物会让伤口不愈合，因此成为术后的饮食禁忌。但这一说法缺乏科学依据。

根据《临床营养学》中关于感染和外伤病人的营养治疗原则中，强调“热量和蛋白质的含量应略高于正常水平，优质蛋白质应作为蛋白质来源”。为什么蛋白质摄入在术后恢复中非常关键？有多种因素，可以大致分为内因和外因两大方面。内因是伤口愈合的过程中需要大量蛋白质参与合成、修复；而外因是伤口在术后容易受各种病原菌感染，影响愈合，因此需要强大的免疫系统抵御这些外来的病原菌，而免疫细胞和免疫成分的生成都需要蛋白质。

根据中国营养学会发布的《2022年中国居民膳食指南》对常见食物进行的营养评价，鸡蛋、牛奶、虾肉、鱼肉、鸡肉、鸭肉、瘦牛肉、瘦羊肉、瘦猪肉、大豆均富含优质蛋白。优质蛋白更有利于蛋白吸收利用，因此术后推荐吃这些富含优质蛋白的食物，并不存在术后“发物”的饮食禁忌。

二、少吃营养物质可以把肿瘤“饿死”吗？

不少病人不敢“吃太好”，担心把吃下去的营养都补给了肿瘤，肿瘤会生长得更快，所以他们认为要吃少一点、素一点，才能“饿死”肿瘤细胞。然而，减少营养摄入是不能饿死肿瘤的，肿瘤细胞的生长并不是依赖外源的营养物质，也就是说就算不吃不喝，肿瘤细胞仍然能从身体偷走营养物质而放肆生长。因此，减少营养摄入只会使自身免疫力下降，抵抗肿瘤能力大大降低，削弱治疗效果，导致预后更糟糕。需要明白的是不只肿瘤细胞需要营养，人体正常细胞更需要营养。大量的科学研究已证实，充足的营养支持可以有效地增加机体抗肿瘤免疫力，降低化放疗的毒副反应，延长肿瘤病人的生存期[1]。

此外，我们在临床中也经常观察到一个现象，大部分非早期的肺癌病人经过药物治疗后，如果营养和免疫力跟得上，“不掉称”，这些病人往往肿瘤控制效果更佳，但这个现象需要后续更深入的研究来证实。

三、吸烟、饮酒是否更容易导致肺癌复发?

首先，吸烟会增加肺癌病人的复发风险。众所周知，吸烟是肺癌的主要危险因素之一，烟草中有多种致癌物质，抽烟时这些物质会被吸入肺部，对肺部组织产生有害影响，造成细胞 DNA 损伤导致基因突变。当经过手术或其他治疗实现肺癌治愈后，继续吸烟会增加复发的概率。研究人员发现，由吸烟引起的慢性炎症，会导致中性粒细胞过度增加，虽然中性粒细胞是抗感染的重要细胞，但长期的炎症浸润反而驱动肿瘤细胞的生成并抑制免疫细胞，从而造成癌症复发[2]。

对于肺结节术后病人，本身肺功能或多或少已经受损，吸烟会进一步损害肺功能，会对身体恢复和后续治疗继续造成影响。

此外，酒精饮品已知是至少 7 种癌症的诱因。酒精饮品中的乙醇和经代谢后的乙醛的致癌机制包括 DNA 和蛋白质损伤和改变、氧化应激、

---

❶ ROCK C L, THOMSON C, GANSLER T, et al. American Cancer Society guideline for diet and physical activity for cancer prevention[J]. CA: a cancer journal for clinicians, 2020, 70(4): 245-271.

❷ ALBRENGUES J, SHIELDS M A, NG D, et al. Neutrophil extracellular traps produced during inflammation awaken dormant cancer cells in mice[J]. Science, 2018, 361(6409): eaao4227.

DNA修复抑制和细胞死亡等[1]。因此，长期过量饮酒不免会对身体产生不良影响，应尽量限制摄入。

四、术后应该怎么做康复运动？

不少病人术后会觉得气短、疲乏，科学的肺康复运动可以在一定程度上改善这些症状。康复需要结合个体实际情况，分阶段循序渐进，选择适宜的运动方式和强度。

首先，术后第1、2天是康复的关键时期，在这个时期，家属应多帮助病人拍背使其咳嗽，将支气管内淤滞的血和痰液咳出，有利于肺膨胀。咳嗽时应注意节奏，在深吸气后用力咳出（图15-2）。术后第1天在身体耐受的情况下要尽可能下地活动，以降低血栓形成风险和促进体能恢复。

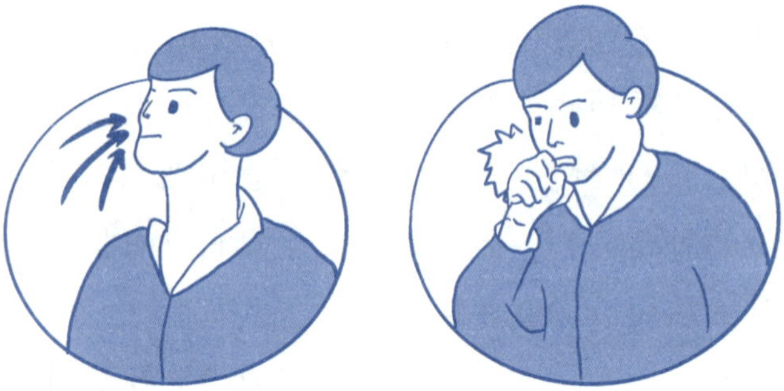

图15-2　有效咳嗽示意图

手术出院后，可以根据自身情况适当进行步行、慢跑、游泳、骑车、瑜伽、打太极等有氧训练，适当的有氧运动可提高心肺功能，使人体通气量和换气量增加，同时起到舒缓心情、缓解压力的作用（图15-3）。除此

[1] SEITZ H K, STICKEL F. Molecular mechanisms of alcohol-mediated carcinogenesis[J]. Nature Reviews Cancer, 2007, 7(8): 599-612.

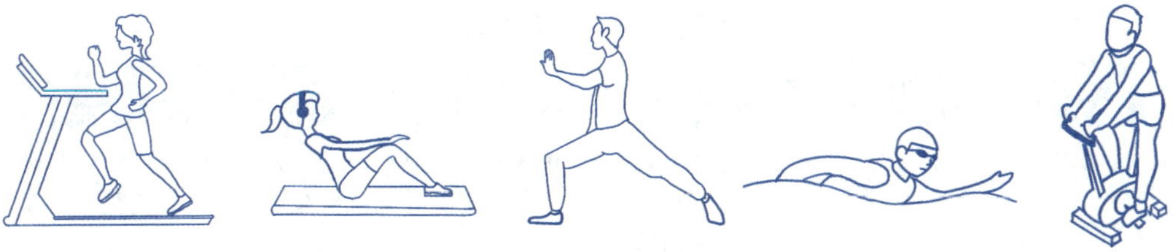

图 15-3　有氧运动图示

之外，适当运动对预防肿瘤复发也有一定的帮助。对于肿瘤病人而言，除了直接面对疾病和抗癌治疗所带来的急性和慢性副作用外，他们还需要应对疲劳、焦虑、抑郁、淋巴水肿、神经肌肉功能障碍、健康状况下降等一系列负面影响[1]。为了解决这些问题，国内外学者进行了大量临床研究，发现提高肿瘤病人的健康意识，并通过有效的运动干预，有助于减轻和解决上述困扰。并且，在乳腺癌[2]、结肠癌[3]等研究中提示，每周较长时间有氧运动的病人生存率明显高于没有或运动较少的病人，并且降低了复发率。因此，运动不仅能有效减轻癌症治疗的副作用，还有助于降低癌症复发风险和死亡率，提升病人生活质量。

另外，术后病人还可以进行呼吸功能锻炼，具体方式见表 15-1。

除了这些呼吸锻炼的方式，胸廓康复训练操结合呼吸同样可以达到肺功能康复的效果，以下介绍 4 个胸廓康复训练操（图 15-4 至图 15-7）。

---

❶ CRAMP F, BYRON-DANIEL J. Exercise for the management of cancer-related fatigue in adults[J]. The Cochrane Database of Systematic Reviews, 2012, 11(11): Cd006145.

❷ HOLMES M D, CHEN W Y, FESKANICH D, et al. Physical activity and survival after breast cancer diagnosis[J]. JAMA, 2005, 293(20): 2479-2486.

❸ MEYERHARDT J A, HESELTINE D, NIEDZWIECKI D, et al. Impact of physical activity on cancer recurrence and survival in patients with stage Ⅲ colon cancer: findings from CALGB 89803[J]. Journal of Clinical Oncology, 2006, 24(22): 3535-3541.

表 15-1　呼吸功能锻炼的方式

类型	方式
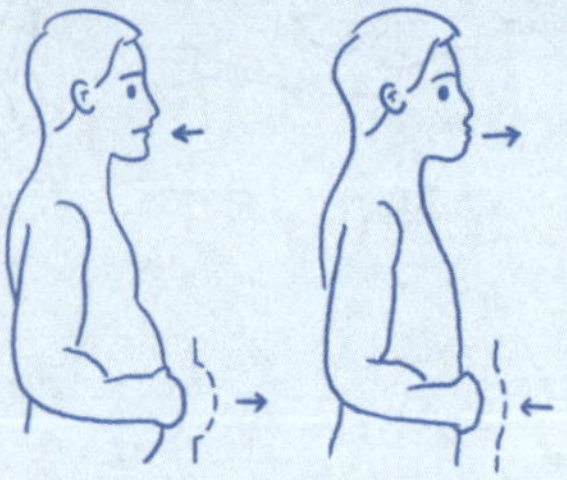 腹式呼吸练习	1．双手放腹部，鼻深呼吸，每次吸气保持肩稳，腹膨胀，憋气 3 秒后缓慢呼气，排空胸气，收紧腹肌，感受腹下降 2．每次 10 ~ 15 分钟，每天 2 次，逐渐增加时间 3．从仰卧位或半卧位开始，熟练后可坐位或站位
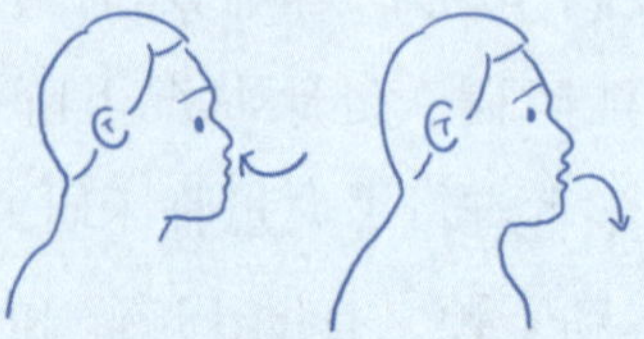 缩唇呼吸练习	1．仅使用鼻腔深吸气，保持吸气状态 30 ~ 40 秒后，将嘴做吹口哨状，缓慢呼气 2．呼气与吸气时间比以 1：2 或 1：3 为宜，10 ~ 15 分钟 1 次，每天 2 次，循序渐进
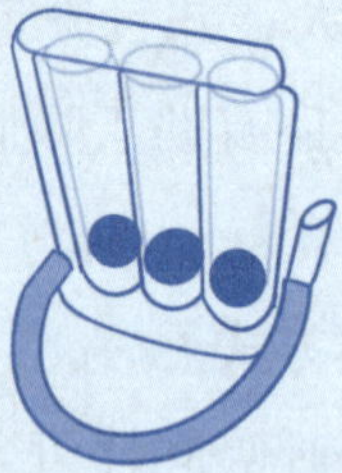 呼吸训练器练习	1．深呼气，尽可能将肺内的空气排出，然后含住咬嘴，以深长均匀的吸气使指示球并尽长时间地保持升起状态，再移开呼吸训练器深呼气 2．重复以上步骤，10 ~ 15 分钟 1 次，每天 2 次，循序渐进

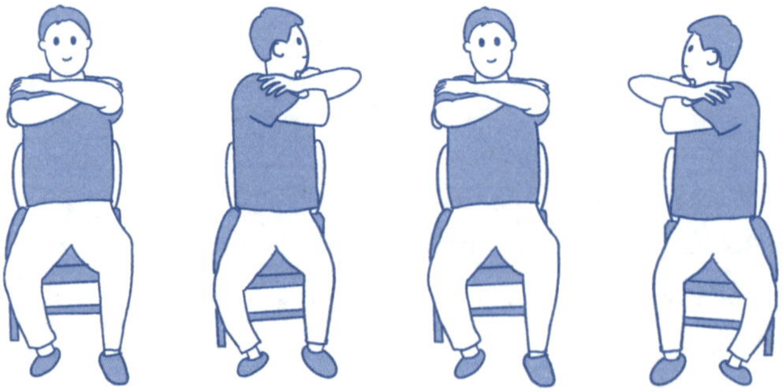

第一步：取坐位，双手抱肩。
第二步：向左侧旋转，同时用鼻深吸气，再慢慢呼气回到中立位。
第三步：向右旋转，重复以上步骤。

图 15-4　胸廓康复操 1：抱肩旋转

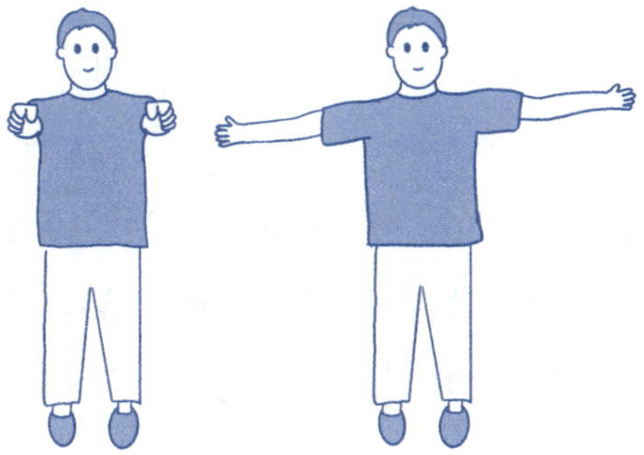

第一步：站立位，双上肢水平向前举，外展扩胸，同时深吸气。
第二步：慢慢呼气，回到起始位置。

图 15-5　胸廓康复操 2：扩胸运动

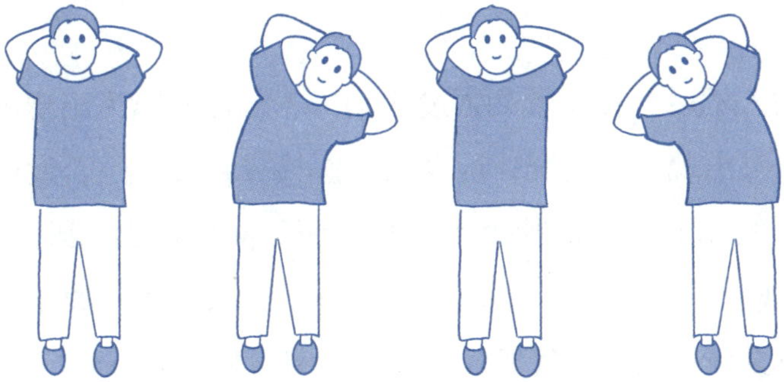

第一步：站立位，双手抱头。
第二步：向左侧屈身体，同时吸气，再慢慢呼气，回到中立位。
第三步：向右侧屈身体，重复以上步骤。

图 15-6　胸廓康复操 3：左右侧曲

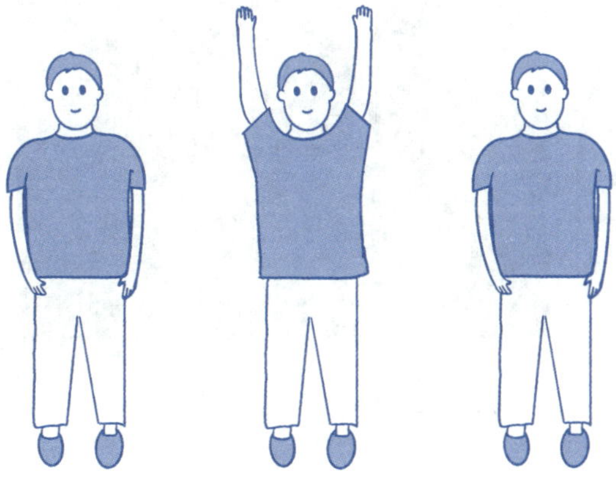

第一步：站立位，双上肢上举至头顶，同时深吸气。
第二步：慢慢呼气，回到起始位置。

图 15-7　胸廓康复操 4：上举上肢

五、术后可以进行性生活吗?

在术后身体恢复后，性生活是不影响康复的。并且研究表明，性生活对于心血管健康有明显益处，包括静息心率水平、血压等方面，甚至有性生活者在冠心病发病率上较没有性生活者低，此外，适当的性生活也与更好的心理状态和身体功能相关[1]。

六、术后突然胸痛、胸闷、气短可能是什么情况?

非常少数的肺结节病人术后会在比较高强度运动或者剧烈咳嗽后出现胸痛、胸闷、气短症状，如果出现这种情况，应及时就医检查，确认是否发生气胸。我们的胸腔是一个密闭的空间，肺手术后肺表面可能出现小的破口，因此我们正常吸气时，本应进入肺部的气体就会进入胸腔，挤压了肺原本的空间，导致肺萎缩，出现胸痛、胸闷、气短症状，这就是气胸（图 15-8）。

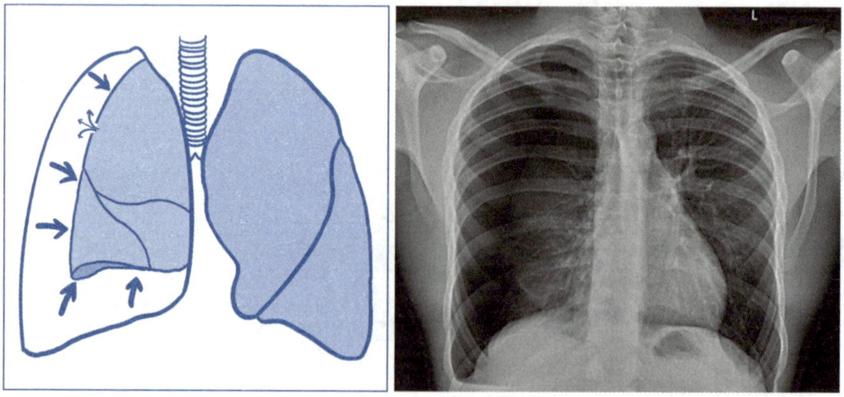

图 15-8　气胸示意图

[1] BRODY S. The relative health benefits of different sexual activities[J]. The Journal of Sexual Medicine, 2010, 7: 1336-1361.

七、术后突然出现胸痛、胸闷、气短时，如何处理？

术后如果突然出现这些症状，一定要引起重视，因为很有可能是气胸，需要及时就诊，下面是关于出现气胸的处理方法介绍。

如果只是少量气胸，也就是胸腔内气体较少，呼吸正常，可选择保守治疗，安静卧床休息，充分吸氧，减少活动，有利于气体的吸收及肺复张。

但当呼吸困难明显、肺压缩程度较重时，胸腔闭式引流术是气胸的最常用治疗手段。胸腔闭式引流术（图 15-9）是通过胸腔引流瓶让胸腔内气体可以顺利排出。当气胸经常规引流后胸膜破口仍未愈合时，需要加快气体的引流，可使用负压吸引装置。如果没加负压吸引装置，气体完全靠胸膜腔正压往外推排出，而加上负压吸引装置，可对胸腔内气体增加一个往外拉的力，这一推一拉，更有利于气体排出，加速气胸破口的愈合。

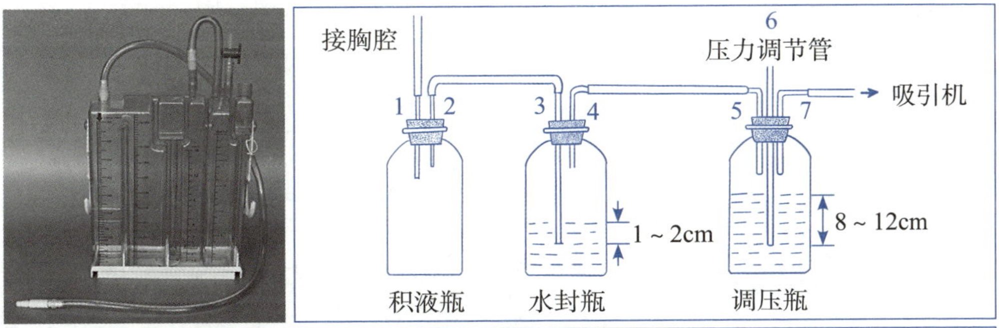

- 气体的路线：胸腔→ 1 号管→ 2 号管→ 3 号管→水下→ 4 号管→ 5 号管→ 7 号管→负压吸引机→大气
- 胸水的路线：胸腔→ 1 号管→积液瓶

图 15-9　胸腔闭式引流机制图

需要注意的是，留置胸腔引流瓶时，应注意保护引流管，避免其脱落或打折；下床活动时引流瓶要垂直放置，切勿将引流瓶提高或放于床上，造成逆行感染；另外应观察水封瓶内水柱波动，当一呼一吸间水柱的波动较大，或咳嗽时有明显气泡溢出时，均表明胸腔内负压尚未建立，气胸尚未痊愈；而当水柱在水平面以上并比较稳定时，则证明负压已建立。注意，当水柱消失并与水平面静止不动，应考虑可能是管道漏气或者引流管打折受压等造成的。

附录

肺结节八大实用要点

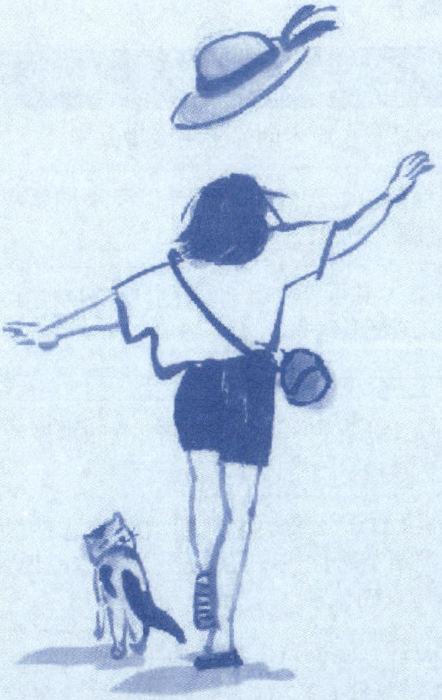

人生缓缓
自有答案

肺结节的发现，常常伴随着病人的疑惑与担忧。肺结节是肺癌的早期信号吗？需要立即手术吗？还是可以安心观察？为了帮助您快速、系统地认识肺结节，我们特别整理了“肺结节八大实用要点”，参见附表 1-1 至附表 1-6，附图 1-1 和附图 1-2。

然而，要点内容力求精炼，无法涵盖所有细节。更加严谨、全面的分类、评估与诊疗方案，请务必到院咨询专科临床医生或参考最新的临床指南。让我们以科学的态度，共同守护肺部健康。

一、肺结节概述

附表 1-1　肺结节概述

要点		概述
肺结节定义		在影像上，肺内小于或等于 3 厘米的异常密度增高影
肺结节病因		肺结节的病因包括炎症反应、肿瘤性增生，以及长期暴露于粉尘油烟环境导致的颗粒沉积
肺结节分类	按大小分类	小于 3 厘米的为肺结节，其中小于 1 厘米的叫肺小结节，而小于 5 毫米的称为肺微小结节；大于 3 厘米的称为肺肿物
	按密度分类	磨玻璃结节的密度略高于正常肺组织，实性结节的密度较高，而混合磨玻璃结节则兼具两者的特征
	按恶性风险分类	影像科医生利用 Lung-RADs 分级系统判断结节的恶性风险。一般而言，1 ~ 3 类结节恶性概率极低，4 类结节（4A、4B、4X）则需进一步检查确认
肺结节就诊须知	找谁看	可以找胸外科、呼吸内科、影像科医生咨询，或者部分医院也有开设的“肺结节专科门诊”或者“肺结节多学科联合门诊（MDT）”
	带什么资料	历次影像报告、电子影像资料（影像二维码或拷贝的光盘）、提前准备好相关问题

二、肺结节检查

附表 1-2　肺结节检查

检查类型		检查用途	
影像学检查	CT	低剂量 CT	适用于健康人群的体检筛查和对辐射敏感的人群
		常规剂量薄层 CT	适用于肺结节的跟踪随访
		增强 CT	适用于判断实性病灶是炎性还是恶性，并了解纵隔淋巴结转移情况
	PET/CT	磨玻璃结节	PET/CT 对磨玻璃结节诊断价值低，不推荐
		实性结节	PET/CT 对于 1 厘米以上的高危实性结节诊断价值高，还可以了解有无全身转移
其他检查	肺结节三维成像	在高分辨率 CT 检查的基础上对肺结节进行三维重建成像，以此呈现结节的立体图像，作为辅助判断手段	
	人工智能	通过大量影像学习来辅助鉴别良恶性，具有潜在优势，但当前准确性尚不能代替临床医生的判断	
	基因检测	通过抽血分析基因突变并结合机器学习预测结节良恶性，但技术仍在验证阶段	
	循环肿瘤细胞检测	通过血液中循环肿瘤细胞的变化来辅助早期发现肺癌及评估病情，但目前技术尚不成熟，且不适用于惰性肺结节检测	
	肿瘤标志物	肿瘤标志物的升高除了肿瘤引起外，炎症、生理改变、服用部分药物药材等也可能导致肿瘤标志物的异常升高，因此并不特异	
	肺癌七项抗体	与肿瘤标志物一样，当结果阳性时并不等于确诊肺癌	

注：肺结节仍然主要依赖影像学检查作为主要诊断手段；新兴检查方法可作为辅助，但尚不能单独用于诊断。

三、肺结节随访

附表 1-3　肺结节随访

随访要点		随访内容
需要每年进行肺癌筛查的人群	年龄≥50 岁；且有一项额外的危险因素	吸烟史
		二手烟或环境油烟吸入史
		职业致癌物质暴露史
		一级亲属肺癌家族史
		慢性肺部病史（慢性阻塞性肺疾病、肺结核、肺纤维化等）
如何判断结节性质	大小	一般来说，结节越大，恶性概率越高；但大小并不是唯一决定良恶性的因素，还需结合多方面因素
	形态	当结节伴随分叶、毛刺等征象时，可能提示恶性风险高，但并不绝对
	变化	结节大小明显增大、新增实性成分或实性成分明显增多，则考虑结节进展，往往需要及时干预处理
	遗传背景	如果有肿瘤家族史，结节更有可能是恶性的，但是同样不能作为判断的直接依据
首次发现肺结节怎么办		• 多数结节进展缓慢，短期内不易发生显著变化，动态观察是常见且安全的处理方式 • 对于肺小结节，通常建议通过短期随访观察其变化，有助于进一步判断结节的性质，避免因过度诊断而进行不必要的手术，减少创伤和经济负担 • 对于部分风险较高的结节，应进行个体化评估，必要时尽早深入检查，甚至实施干预
肺结节随访建议		主要根据结节密度和大小制订随访计划，不同病人具体情况不同

四、肺结节手术

附表 1-4 肺结节手术

要点	内容		
术前准备	普通病人	术前 12 小时禁食，4 小时禁水，避免术中麻醉诱导时呕吐反流至气管出现窒息和吸入性肺炎	
	吸烟者	术前 1～2 周戒烟，降低手术及术后并发症的发病风险	
	高血压病人	控制血压，多数病人应在围手术期将血压控制在正常范围内	
	糖尿病病人	口服降糖药者服用至术前一天，使用长效胰岛素者提前 2～3 天停用，调整为短效胰岛素，并使用至手术当天早上	
	抗凝、抗血小板病人	术前 5～7 天开始停用阿司匹林及氯吡格雷等抗血小板药物，可桥接预防剂量的低分子量肝素皮下注射，降低围手术期出血风险	
手术选择	手术方法	开胸手术	传统的肺手术方式，创伤大且精细度不足
		胸腔镜手术	一种微创的手术方式，通过微小切口下进行腔镜下的观察和器械操作
		机器人辅助胸腔镜手术	主刀医生在控制台远程操控机械臂进行精细操作，增加了操作的灵活性和精度，但目前较为昂贵
	常见术式	肺叶切除术	
		肺段切除术	
		肺楔形切除术	
	技术细节	胸腔镜手术孔数的选择	切口越少，创伤一般更小，但切口数量选择取决于手术安全和医生习惯
		肺结节术前定位	适用于当肺结节较小、密度低、距离肺表面较远且不易触及时
		术前三维重建	适用于需要明确结节所在的肺段位置及肺段血管、支气管走向的肺段手术；需要精准定位和切除路径规划的多发结节
	研究进展	JCOG0804 研究	直径＜2 厘米且磨玻璃成分高的病人术后生存率高，支持使用肺楔形或肺段切除术

续表

要点	内容		
手术选择	研究进展	JCOG1211 研究	磨玻璃为主的 2～3 厘米结节适用肺段切除术，提供高生存率的选择
		JCOG0802 研究	直径≤2 厘米且实性成分>50% 的结节，肺段切除术表现出更好的生存率
手术病理	病理类型	不典型腺瘤样增生	≤5 毫米的肺泡上皮局限增生灶
		原位癌	>5 毫米且≤30 毫米的肺泡上皮局限增生灶，无侵袭性
		微浸润性腺癌	病灶≤30 毫米且浸润成分≤5 毫米
		浸润性腺癌	浸润成分>5 毫米，分不同病理亚型 贴壁型（高分化、恶性程度最低） 腺泡型、乳头型（中分化、恶性程度居中） 微乳头型、实体型（低分化、恶性程度最高）
	胸膜侵犯	PL_0：未突破胸膜弹力层 PL_1：突破胸膜弹力层 PL_2：肿瘤侵犯达到脏层胸膜表面 PL_3：胸膜侵犯达到壁层胸膜	PL_1、$PL_2 \rightarrow T_2$ $PL_3 \rightarrow T_3$
	病理分期	病理分期需要考虑肿瘤本身的情况（T 分期）、淋巴结是否转移（N 分期）和全身转移情况（M 分期）	
	免疫组化	用于明确肿瘤类型，帮助病理医生做出准确诊断；报告中的阴性或阳性结果无须过多解读	
术后复查	术后 1 月	胸部 X 线片	评估术后恢复情况
	术后 3 月	胸部平扫 CT、腹部 CT 或 B 超	留下术后基线图像便于后续对比
	术后 2 年内每半年、术后 2 年后每年	胸部平扫 CT、腹部 CT 或 B 超	随访监测
术后治疗	对于小于 3 厘米的肺结节，其术后病理分期多为 I A 期，通常不建议辅助治疗。如结节侵犯胸膜，为 I B 期，且存在高危因素时，可考虑术后辅助治疗，包括靶向和化疗。I B 期病人术后建议进行基因检测，有靶向基因突变的优先选择靶向治疗，无则需慎重考虑化疗		
	如果术后病理提示淋巴转移，则考虑为中晚期肺癌，这种情况是需要术后辅助治疗的		

要点	内容		
术后康复	呼吸功能康复	术后初期康复	家属帮助拍背，促进咳痰；节奏咳嗽：深吸气后用力咳出；尽早下地活动，防血栓，促体力恢复
		出院后康复	有氧运动，包括步行、慢跑、游泳、骑车、瑜伽、太极等，注意循序渐进，量力而行
			呼吸功能锻炼：腹式呼吸、缩唇呼吸、呼吸训练器
			胸廓康复训练操，结合呼吸提升肺功能
	饮食康复	术后推荐吃富含优质蛋白的食物，包括鸡蛋、牛奶、虾肉、鱼肉、鸡肉、鸭肉、瘦牛肉、瘦羊肉、瘦猪肉、大豆	
		加强营养，营养均衡，合理搭配	

五、多发肺结节

附表 1-5　多发肺结节

要点	概述	
多原发肺癌和肺转移瘤鉴别	多原发结节形态不一，密度也不尽相同，且主要都是以磨玻璃为主要成分，而肺内转移病灶往往是呈均匀的类圆形实性结节	
多发肺结节管理策略	多发结节越多发，治疗越保守；如果结节不生长或非常缓慢生长，仍建议定期观察以保护肺功能，避免不必要的干预，以保证病人长期生活质量	
多发肺结节手术原则	符合肿瘤治疗原则、保留肺功能的前提下，尽可能通过一次麻醉同期手术切除更多病灶	
	优先处理主病灶，兼顾次要病灶	
	治疗时机和方式基于结节特征、病人健康状况及病史，主要采用楔形、亚段、肺段或肺叶切除术组合，避免全肺或复合肺叶切除术	
多发肺结节其他治疗	靶向治疗	尽管多发磨玻璃结节常有高 EGFR 突变率，但由于对靶向药物反应不一且疗效不确定，加之其耐药性和副作用风险，不建议用靶向药治疗多发结节

续表

要点	概述	
多发肺结节其他治疗	免疫治疗	由于磨玻璃成分结节对免疫治疗反应较差且可能进展，同时存在不良反应风险，不推荐多发结节进行免疫治疗
	消融治疗	肺结节射频消融术适用于无法耐受或拒绝手术的病人，尤其是主要病灶较大风险且不适合随访观察的结节，但需严格适应证限制，因其存在并发症风险且缺乏长期预后数据
	精准放疗	立体定向放疗适用于无法耐受或拒绝手术且结节明确进展的病人，但由于费用高及效果不如手术，不推荐用于可观察的惰性多发结节
	肺移植	肺移植通常禁用于肺癌，但在多发结节弥漫分布导致不可逆肺功能损伤时，可作为肺腺癌病人（以贴壁型为主）的症状控制选项，5 年生存率约 50%

六、关于肺结节的迷思

附表 1-6　关于肺结节迷思

迷思	真相
一年做几次 CT 安全	每年 2 ~ 4 次常规剂量的 CT 检查是安全的
什么情况下认为肺结节的位置好	一般指其位于外周、易于局部切除，手术难度小且肺组织损失少
有肺结节是否可以怀孕	大多数肺结节病人怀孕是安全的，而怀孕前是否处理肺结节主要取决于其恶性风险，高风险结节应切除后再备孕，低风险结节则可先备孕
肺部术后可以坐飞机吗	肺部术后可以乘坐飞机，但一般建议待术后恢复 2 ~ 3 周，肺楔形切除术后 1 周即可
运动会不会导致肿瘤扩散和转移	运动不仅不会导致肿瘤扩散和转移，还能增强心肺功能，改善体内代谢和免疫平衡，创造抑癌的身体环境
肺癌是否会遗传给下一代	肺癌并不会直接遗传给下一代，即使父母患有肺癌，子女也不一定会患肺癌
肺癌是否会传染	肺癌是由多阶段转化过程形成的恶性疾病，不具传染性，因此与病人一起吃饭不会被传染

七、非早期肺癌诊疗思路

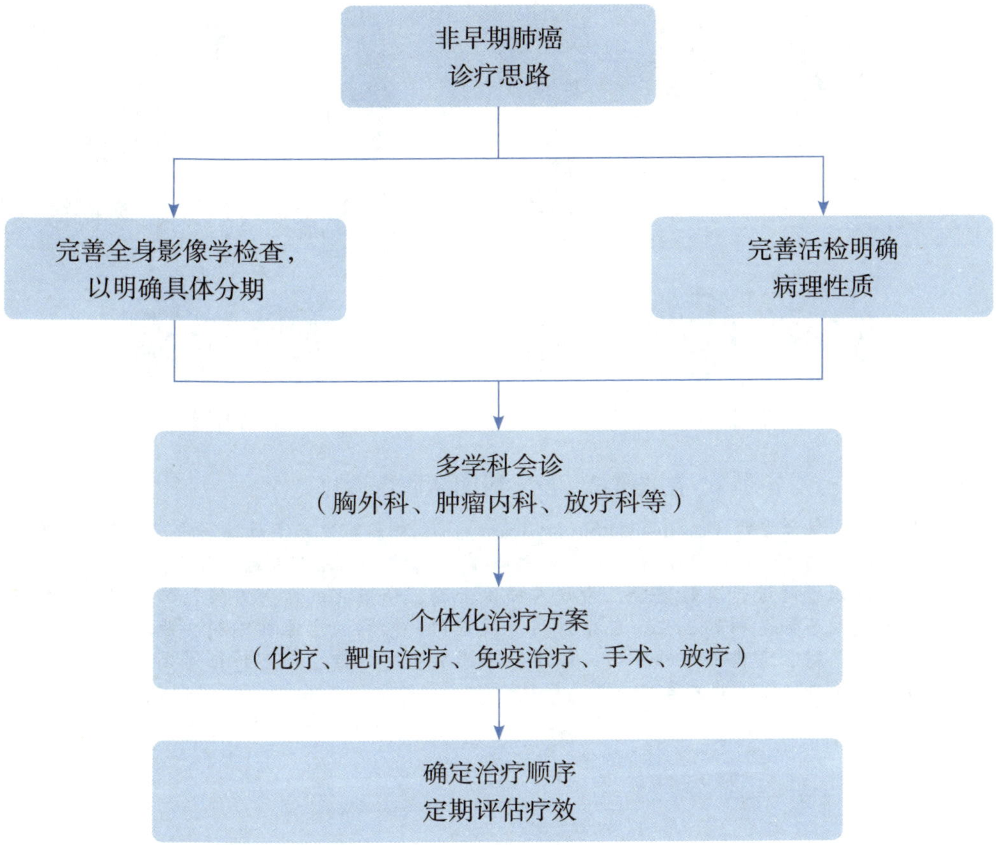

附图 1-1　非早期肺癌诊疗思路

八、多学科团队联合诊疗

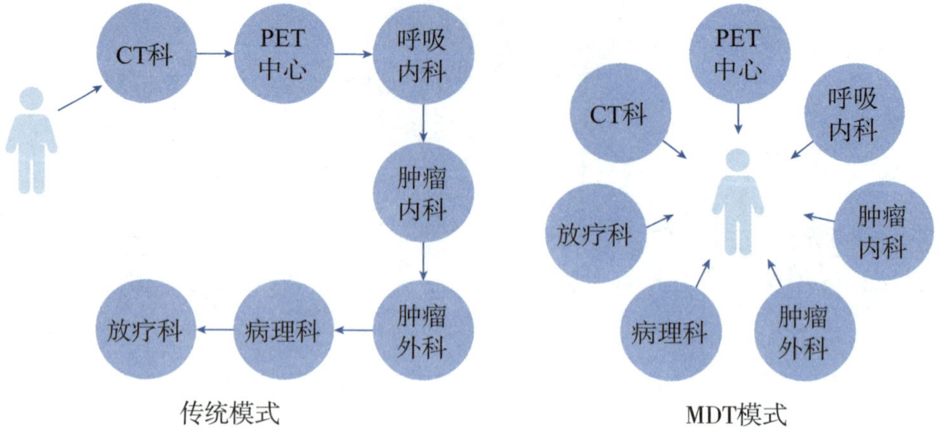

附图 1-2　多学科团队联合诊疗

注：多学科团队联合诊疗（multi-disciplinary team），因为其英文首字母缩写为“MDT”，所以平常也常称为 MDT。MDT 是一种针对肿瘤病人的综合性治疗策略。MDT 将多个学科的专家和知识资源进行有效整合，为病人提供全面、个性化的诊疗方案。肺癌领域多学科会诊将汇聚不同专科的医生，包括外科、放疗科、内科、影像诊断科、病理科等，通过集思广益，综合考虑病人的年龄、体质、肿瘤类型、分期、病理特征等因素，制订出最适合病人的个体化治疗方案。